AI 200세 무병장수

AI 200세 무병장수

발행일   2026년 3월 20일

지은이   이희원, 박상철, 강시철, 임규성
펴낸이   손형국
펴낸곳   (주)북랩

출판등록 2004. 12. 1(제2012-000051호)
주소   서울특별시 금천구 가산디지털 1로 168, 우림라이온스밸리 B동 B111호, B113~115호
홈페이지 www.book.co.kr
전화번호 (02)2026-5777   팩스   (02)3159-9637

ISBN   979-11-7598-171-3 03510 (종이책)   979-11-7598-172-0 05510 (전자책)

작가 연락처 문의 ▸ ask.book.co.kr

전용 게시판에 문의를 남기시면 저자에게 직접 전달됩니다.

(주)북랩 성공출판의 파트너

북랩 홈페이지와 SNS에서 다양한 출판 솔루션을 만나 보세요!

홈페이지 book.co.kr • **블로그** blog.naver.com/essaybook • **출판문의** text@book.co.kr
카톡채널 북랩

세포 과학과 인공지능이 여는 200세 건강 수명 혁명

AI 200세 무병장수

이희원, 박상철, 강시철, 임규성 지음

오래 사는 것이 아니라
다르게 살아야 할 때다!
세포 과학과 AI 혁명이 만나 다시 설계하는
200세 시대의 삶과 노화 역전의 과학

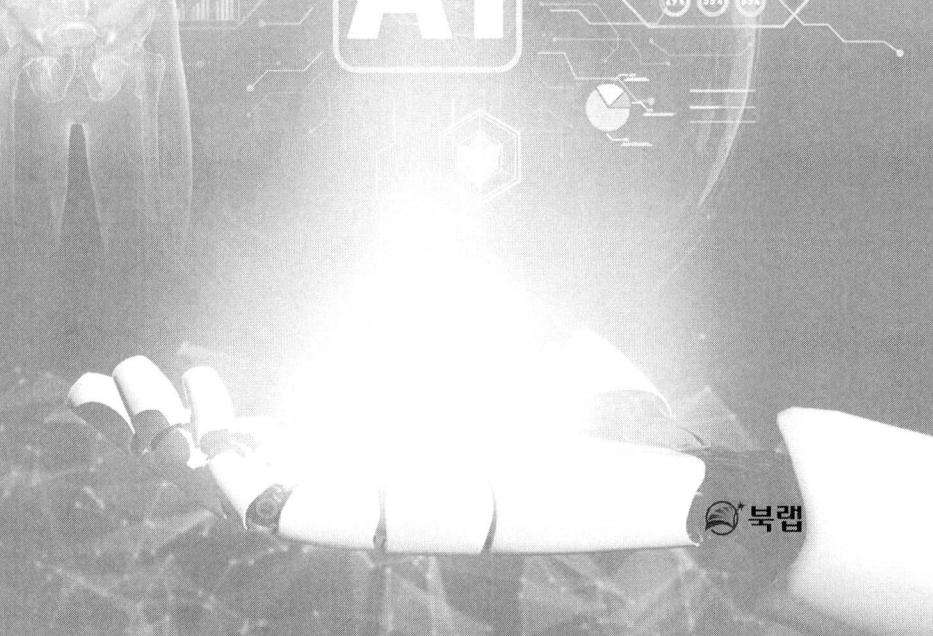

북랩

프롤로그

당신은 곧 죽을 것입니다.

그것도 생각보다 훨씬 빨리 말이죠. 통계적으로 보면 당신에게 남은 시간은 약 70만 시간 정도입니다. 많아 보이나요? 하루 8시간씩 잠을 자면 실제로 깨어 있는 시간은 47만 시간에 불과합니다. '넷플릭스' 보는 시간, 출퇴근 시간, SNS 스크롤 하는 시간을 빼면… 실제로 '당신의 인생'을 사는 시간은 얼마나 될까요?

하지만 잠깐, 이건 2026년입니다. 당신의 중조할아버지가 50대에 돌아가셨을 때, 그건 '당연한' 일이었습니다. 결핵, 독감, 혹은 그냥 '나이듦'이 사망 원인이었죠. 2026년에 50대에 죽는다면? 그건 사고입니다. 비극입니다. 뉴스거리입니다.

우리는 역사상 가장 기묘한 시대를 살고 있습니다. 실리콘밸리 억만장자들은 불로장생 연구에 한화로 수조 원을 쏟아붓고 있고, 70대 노인이 에베레스트를 등반하며, 90대 할머니가 TikTok 인플루언서로 활동합니다. 한편으로는 30대가 당뇨병 진단을 받고, 40대가 치매 초기 증상을 보이며, 20대가 '만성 피로'에 시달립니다.

"뭔가 잘못됐습니다."

문제는 간단합니다. 우리 몸은 여전히 10만 년 전 사바나에서 사냥하던 그 몸인데, 우리는 하루 12시간 의자에 앉아 블루라이트를 쬐며 초가공식품을 먹고 있다는 것이죠. 당신의 DNA는 "왜 사자 안 쫓아?

왜 베리 안 먹어? 왜 해 안 보여?"라며 혼란스러워하고 있습니다.

그래서 이 책을 씁니다.

이 책은 당신에게 200년을 '약속'하지 않습니다. 솔직히 말해서, 저도 200살까지 살지 못할 겁니다. 하지만 이것만은 확실합니다. 당신은 지금보다 훨씬 더 오래, 훨씬 더 건강하게 살 수 있습니다. 그리고 그 방법은 생각보다 단순합니다.

이 책에는 복잡한 의학 용어나, 하루 16시간 명상하라는 비현실적인 조언이 없습니다. 대신 당신이 오늘 당장 실천할 수 있는, 과학적으로 검증된 구체적인 전략들이 담겨 있습니다.

예를 들어 볼까요? 그린란드 상어는 400년을 삽니다. '400년'이요. 390살 정도 된 상어가 태어났을 때, 셰익스피어는 막 『햄릿』을 쓰고 있었다는 겁니다. 어떤 해파리는 생물학적으로 '불멸'이라 합니다. 늙으면 다시 어려지거든요. 자연은 이미 답을 알고 있습니다. 우리는 지금도 그 답을 알려고 달려가고 있습니다.

물론, 인간은 상어가 아닙니다. 우리는 해파리처럼 회춘을 할 수도 없습니다. 하지만 우리에게는 다른 무기가 있습니다. 바로 지능과 선택권입니다.

70세에 마라톤을 완주할 수 있습니다. 90세에 새로운 언어를 배울 수 있습니다. 120세에 증손자와 여행을 갈 수 있습니다. 이건 공상과학이 아닙니다. 이미 그렇게 살고 있는 사람들이 있습니다. 그들과 당신의 차이는 '유전자'가 아닙니다. '선택'입니다.

이 책의 목표는 간단합니다.

첫째, 당신의 몸이 어떻게 작동하는지 이해하게 만드는 것.

둘째, 노화와 질병의 실제 메커니즘을 명확히 설명하는 것.

셋째, 당신이 실천할 수 있는 구체적인 행동 계획을 제시하는 것.

당신의 나이는 중요하지 않습니다. 20대든 70대든, 건강을 되찾고 수명을 연장하기에 '너무 늦은 때란 없습니다'. 실제로 연구에 따르면 80세에 운동을 시작해도 근육량이 증가하고, 90세에 식단을 바꿔도 인지 기능이 개선됩니다.

하지만 공짜는 없습니다. 이 책은 마법의 알약이나 기적의 치료법을 팔지 않습니다. 대신 당신에게 정직한 진실을 전합니다. 변화는 노력을 요구합니다. 하지만 그 노력은 당신이 생각하는 것보다 훨씬 적고, 그 보상은 당신이 상상하는 것보다 훨씬 큽니다.

200년? 비현실적으로 들립니다. 맞습니다. 하지만 1900년에 사는 사람에게 "2026년엔 평균 수명이 80세가 될 거야."라고 했다면 그들도 비웃었을 겁니다. 200년은 '목표'가 아니라 '방향'입니다. 우리가 도달할 수 있는 잠재력의 상징입니다.

"진짜 질문은 이겁니다."

당신은 지금처럼 살다가 70세에 병들고, 80세에 죽고 싶으신가요? 아니면 90세에 하프마라톤을 뛰고, 100세에 손자와 체스를 두고, 110세에 "글쎄, 아직 할 일이 남았어."라고 말하고 싶으신가요?

선택은 당신의 몫입니다. 하지만 선택하려면 먼저 알아야 합니다.

"그럼, 시작해 볼까요?"

목차

부록

장수 과학의
새로운 패러다임

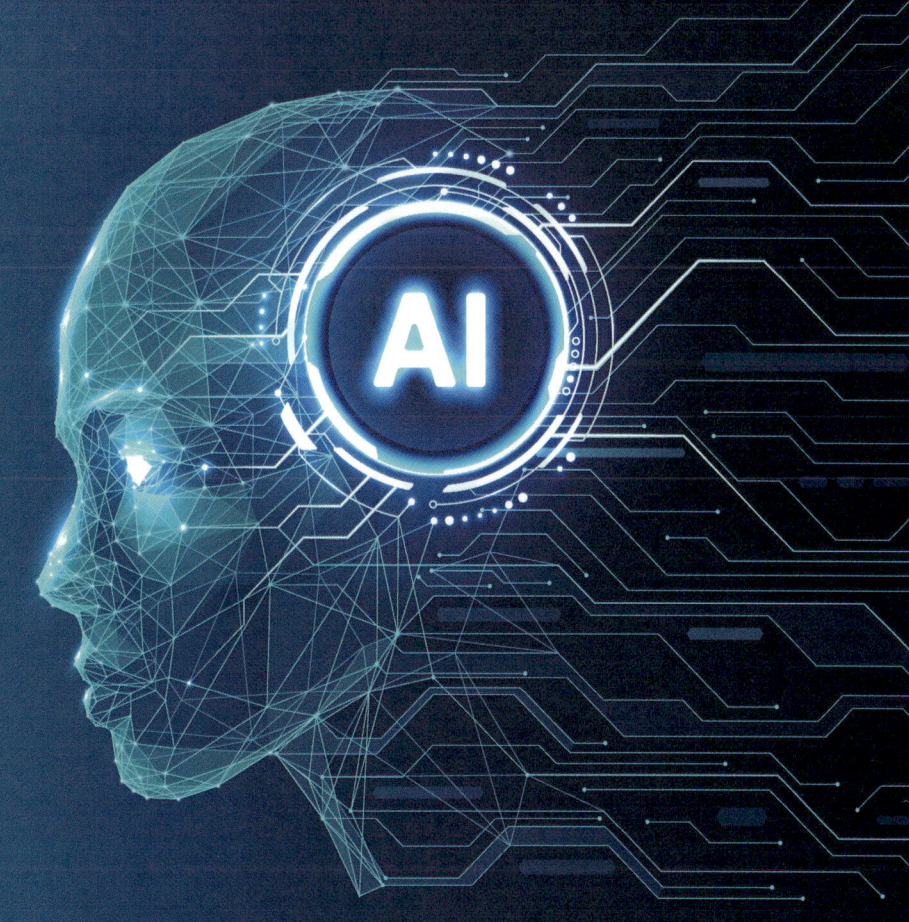

1. 노화는 질병이다: 게임의 룰이 바뀌었다

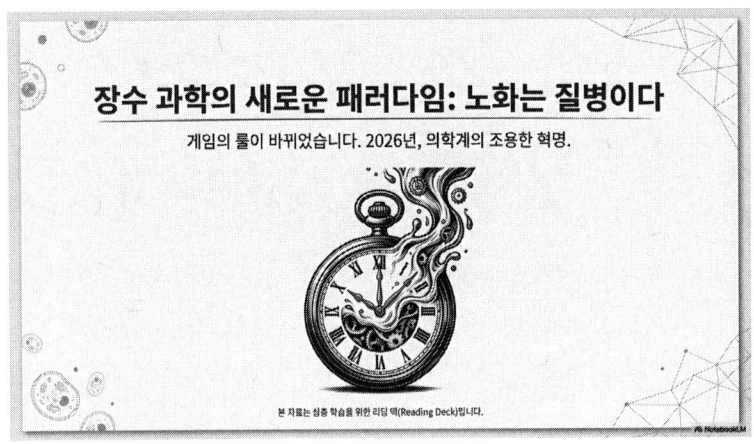

2026년, 의학계에 조용한 혁명이 일어나고 있습니다. 그동안 우리가 '어쩔 수 없는 것'으로 받아들였던 노화를, 이제 '고칠 수 있는 것'으로 보기 시작한 겁니다.

하버드대학교 의과대학의 데이비드 싱클레어 교수는 대담하게 선언했습니다.

"노화는 인류가 겪는 가장 큰 질병이다."[1]

그리고 2022년, WHO는 실제로 노화 관련 질환 코드를 국제질병 분류에 공식 등재 했습니다.[2] 단순한 말장난이 아닙니다. 이건 전쟁 선포입니다.

왜 이게 중요할까요? 질병으로 분류된다는 건 연구비가 투입되고, 치료법이 개발되고, 보험이 적용될 수 있다는 뜻이니까요. 더 중요한 건 관점의 전환입니다. 암, 심장병, 치매, 당뇨병…. 우리가 두려워하는 이 모든 질병들은 사실 노화라는 거대한 나무에서 자라난 가지들일 뿐입니다. 뿌리를 치료하면 가지들도 함께 해결됩니다.

과거 우리는 노화를 시계추처럼 일방향으로만 흘러가는 과정으로 여겼습니다. 하지만 최신 연구는 충격적인 사실을 밝혀냈습니다. 노화는 양방향 도로였던 겁니다. 2020년 스탠퍼드대학교 연구팀은 생쥐의 생물학적 시계를 실제로 되돌리는 데 성공했고,[3] 지금 이 순간에도 인간을 대상으로 한 임상시험이 진행되고 있습니다. SF 영화 같다고요? 이건 현실입니다.

2026년, 인류는 마침내 '노화'라는 가장 오래된 적과 정면 승부를 벌이기 시작했습니다.

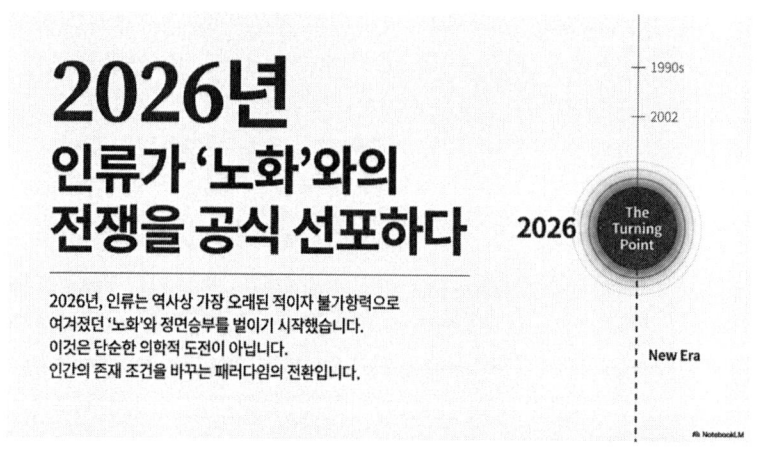

이야기는 1990년대로 거슬러 올라갑니다. 당시 서울대 의대 생화학과 교수였던 박상철 교수는 이상한 현상을 발견했습니다. 실험실에서 늙은 세포를 관찰하던 중, 모든 이의 상식을 뒤집는 결과가 나온 겁니다. 늙은 세포가 젊은 세포보다 특정 외부 스트레스에 더 강하게 반응한다는 사실이었죠.

박 교수는 이 발견을 2002년 세계 최고 권위의 학술지에 발표하며 선언했습니다.[14]

"노화는 죽어 가는 현상이 아니라 잘 살기 위한 적응 과정이다."

당시만 해도 이단에 가까운 주장이었습니다. 하지만 그는 흔들리지 않았습니다. 전국을 돌며 100세 어르신 1,700여 명을 직접 만났고, 그들의 삶에서 놀라운 공통점을 발견했습니다. 90세에 중국어를 배워 중국에서 특강을 하는 일본 교수, 마지막 순간까지 밭을 일구며 한학을 공부한 한국의 백세인들….

"노화는 병이 아니라 생존을 위한 전략입니다."

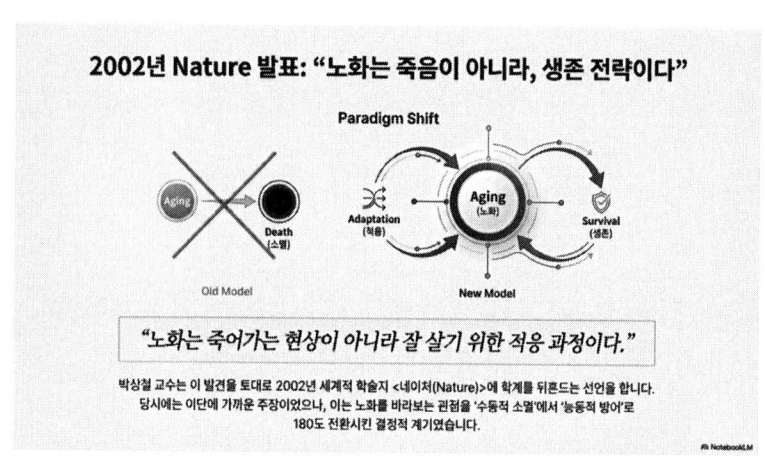

박상철 교수의 이 말은 단순한 수사가 아니었습니다. 그로부터 20년 이상 흐른 지금, 세계 의학계는 그의 통찰이 옳았음을 증명하고 있습니다.

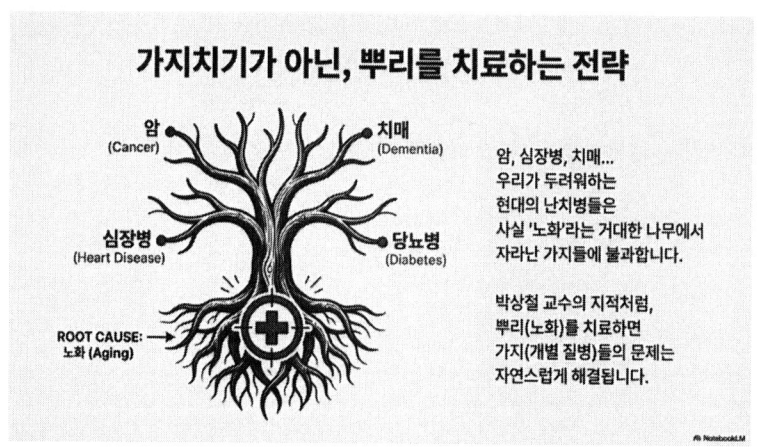

"늙은 것과 아프다는 것은 서로 다른 개념입니다. 나이가 든다고 병이 생기는 건 아닙니다."

"'노화는 돌이킬 수 없다'는 정설이 바뀌고 있습니다. 인간 수명 200세도 불가능하지 않다고 봅니다."

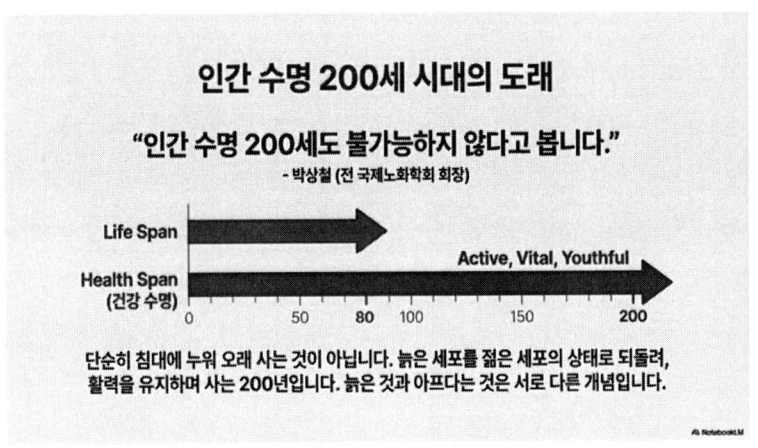

국제노화학회 회장을 역임한 박상철 교수의 이 발언이 나왔을 때, 많은 이들이 과학 소설 같다고 생각했습니다.

2. 당신 몸속에서 노화의 삼총사가 전개하는 미스터리

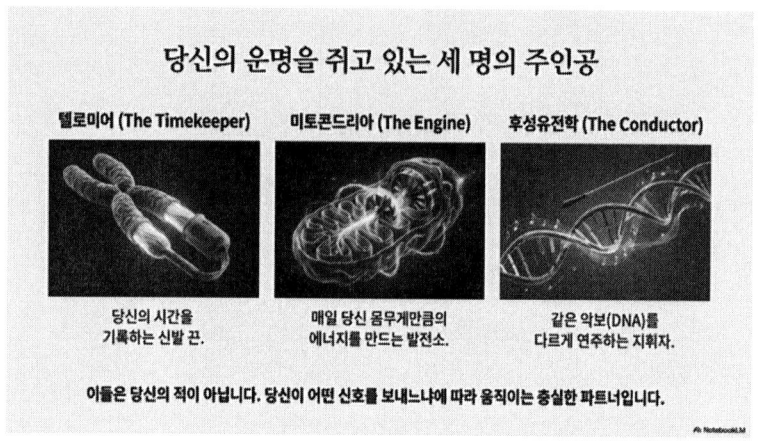

일본의 한 대학 교수는 은퇴 후 한글을 배웠습니다. 그것도 70대에 요. 그리고 90세가 되어서는 중국어를 마스터해 중국에서 특강을 했 습니다. 한국의 한 백세 어르신은 낮에는 밭을 일구고, 밤에는 한학을 공부했습니다. 99세까지요.

박상철 교수가 전국을 돌며 1,500여 명의 100세 어르신을 직접 만 나면서 발견한 사실은 놀라웠습니다. 이들은 "늙었다"는 말을 거부하 고 있었습니다. 90대 어머니가 70대 아들에게 한 말이 모든 걸 말해 줍니다.

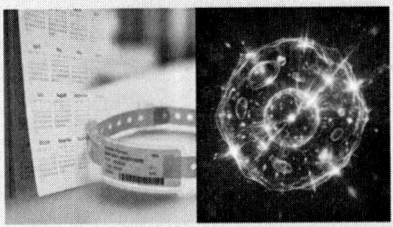

"일흔 살도 나이냐?"

어떻게 가능할까요? 똑같이 태어난 인간인데, 어떤 사람은 60대에 병원을 전전하고, 어떤 사람은 90대에 새로운 언어를 배울까요? 답은 당신 몸속 세 개의 주인공에게 있습니다.

•1막: 텔로미어, 신발 끈이 들려주는 인생 이야기

당신의 세포 하나하나에는 작은 시계가 달려 있습니다. 바로 텔로미어입니다.

이걸 신발 끈 끝의 플라스틱 마개에 비유하면 이해하기 쉽습니다. 신발 끈을 계속 쓰다 보면 끝의 플라스틱이 닳아 없어지죠. 그러면 끈이 풀어지기 시작합니다. 세포도 똑같습니다. 분열할 때마다 텔로미어가 조금씩 짧아지고, 일정 길이 이하가 되면? 게임 오버.

하지만 여기 반전이 있습니다.

2023년 미국 솔크 연구소는 놀라운 발견을 했습니다. 텔로미어가 짧아지면 미토콘드리아에게 신호를 보낸다는 겁니다.

"이봐, 친구, 나 이제 한계야. 이 세포 정리해 줄래?"

그러면 미토콘드리아 표면의 특수 단백질(ZBP1, MAVS)이 활성화되어 손상된 세포를 깔끔하게 제거합니다.

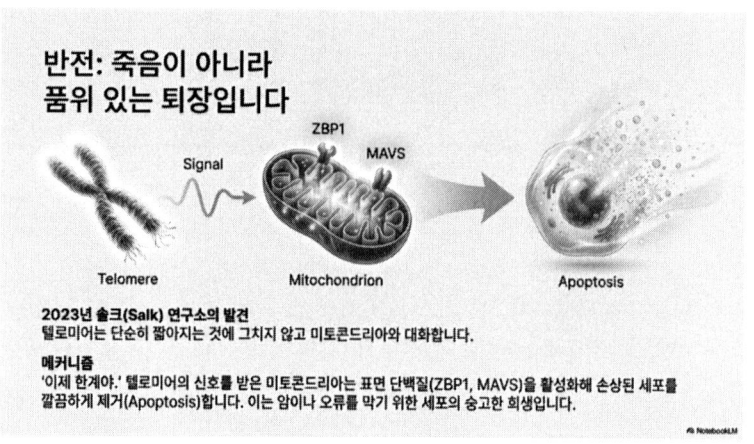

반전: 죽음이 아니라
품위 있는 퇴장입니다

2023년 솔크(Salk) 연구소의 발견
텔로미어는 단순히 짧아지는 것에 그치지 않고 미토콘드리아와 대화합니다.

메커니즘
'이제 한계야.' 텔로미어의 신호를 받은 미토콘드리아는 표면 단백질(ZBP1, MAVS)을 활성화해 손상된 세포를
깔끔하게 제거(Apoptosis)합니다. 이는 암이나 오류를 막기 위한 세포의 숭고한 희생입니다.

"세포는 죽는 게 아닙니다. 자신의 역할을 다했다는 신호를 보내고 품위 있게 퇴장하는 겁니다."

더 놀라운 건 이겁니다. 한 연구에서 참가자들에게 단 3개월간 집중적인 생활 습관 개선(운동, 명상, 지중해식 식단)을 시켰더니, 텔로미어가 평균 10% 길어졌습니다.[6] 마치 닳아 빠진 신발 끈에 새로운 플라스틱 마개를 끼운 것처럼요. 시간이 거꾸로 흐른 겁니다.

•2막: 미토콘드리아, 발전소 관리인의 반란

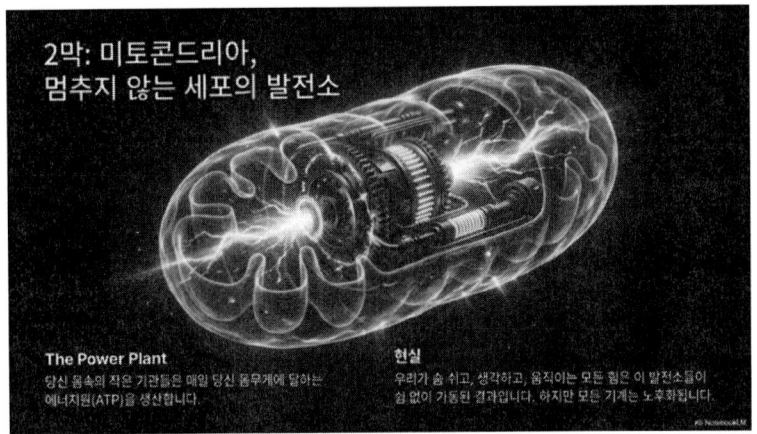

중학교 생물 시간, 선생님이 말했습니다.

"미토콘드리아는 세포의 발전소다."

맞는 말입니다. 이 작은 기관들은 매일 당신 몸무게만큼의 에너지(ATP)를 만들어 냅니다.

문제는 발전소가 노후화된다는 겁니다.

박상철 교수 연구팀이 DGIST에서 수행한 연구는 가설로만 알려져 온 '염증 축적 노화설'을 실험으로 증명했습니다. 미토콘드리아가 제대로 작동하지 않으면 염증 물질이 쌓입니다. 이 염증은 다시 미토콘드리아를 공격합니다. 악순환의 시작이죠.

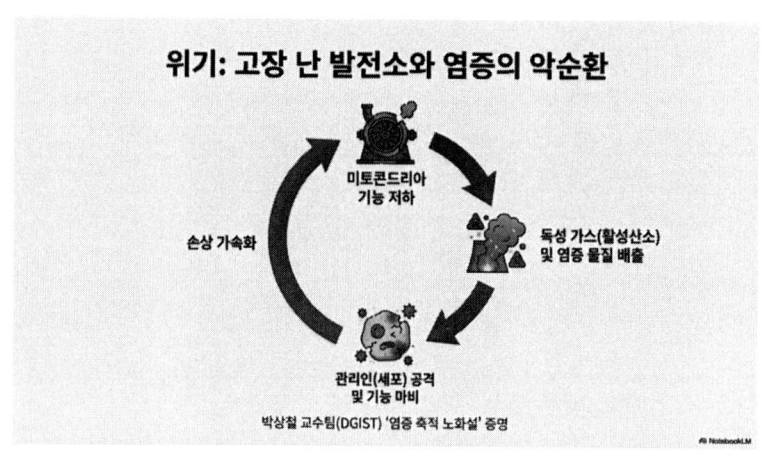

위기: 고장 난 발전소와 염증의 악순환

박상철 교수팀(DGIST) '염증 축적 노화설' 증명

상상해 보세요. 발전소 관리인이 과로로 쓰러집니다. 발전소는 오작동하며 독성 가스(활성산소)를 뿜어냅니다. 그 가스가 다시 관리인을 해칩니다. 반복해서 쓰러집니다. 더 오작동합니다.

하지만 여기 희망이 있습니다.

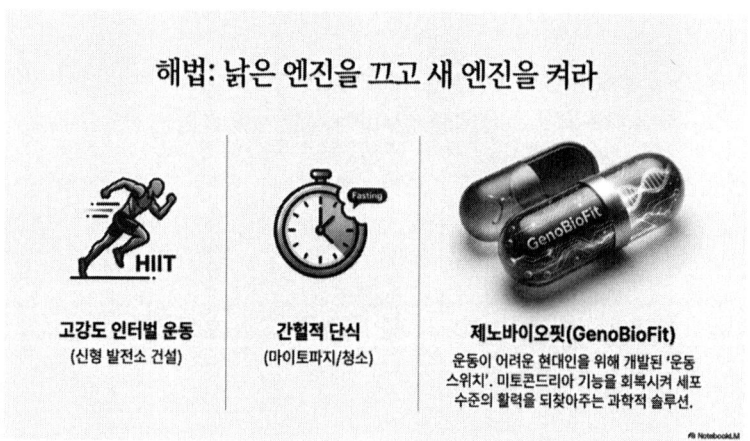

해법: 낡은 엔진을 끄고 새 엔진을 켜라

고강도 인터벌 운동
(신형 발전소 건설)

간헐적 단식
(마이토파지/청소)

제노바이오핏(GenoBioFit)
운동이 어려운 현대인을 위해 개발된 '운동 스위치'. 미토콘드리아 기능을 회복시켜 세포 수준의 활력을 되찾아주는 과학적 솔루션.

고강도 인터벌 운동은 새로운 미토콘드리아를 만들어 냅니다.[8] 마치 낡은 발전소 옆에 신형 발전소를 짓는 것처럼요. 간헐적 단식은 '마이토파지'라는 청소 시스템을 가동해 손상된 미토콘드리아를 제거합니다.[9]

박상철 교수가 만난 100세 어르신들의 첫 번째 공통점, 기억하시나요? '움직이자'.

지게를 지고, 친구를 만나러 산을 넘고, 마지막 순간까지 밭을 일구던 그들. 그들의 미토콘드리아는 은퇴를 모릅니다. 매일 새로 태어나고, 매일 청소되고, 매일 일하니까요.

박 교수는 이 연구를 바탕으로 제노바이오핏(GenoBioFit)을 개발했습니다. '운동 스위치'를 활성화하는 이 혁신적인 제품은 움직이지 못하는 현대인들에게 미토콘드리아 기능을 회복시키는 과학적 해법을 제시합니다. 운동이 어려운 환경에서도 세포 수준의 변화를 일으킬 수 있다는 증거입니다.

•3막: 후성유전체, 당신은 운명의 연주자다

DNA는 악보입니다. 하지만 같은 악보로 쇼팽을 연주할 수도, 재즈를 연주할 수도 있습니다. 차이는? 연주자입니다. 바로 이것이 후성유전체의 혁명입니다. DNA 서열(악보)은 평생 똑같지만, 어떤 유전자를 켜고 끄느냐(어떻게 연주하느냐)는 당신의 선택에 달렸습니다. 먹는 것, 운동, 스트레스, 수면, 심지어 당신의 생각까지도 유전자 발현에 영향을 줍니다.

신분증 나이는 가짜다: 스티브 호바스의 시계

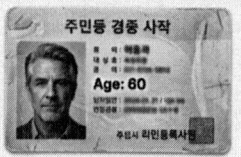
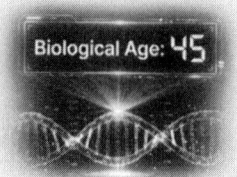

후성유전학적 시계(Epigenetic Clock)
DNA 메틸화 패턴을 분석해 측정하는 진짜 나이.

The Reality
주민등록상 나이가 60세라도, 생물학적 나이는 45세일 수 있습니다. 당신의 몸은 당신이 살아온 방식을 정확한 시간으로 기록하고 있습니다.

스티브 호바스 박사가 개발한 '후성유전체 시계'는 DNA 메틸화 패턴을 분석해 당신의 진짜 나이를 측정합니다.[11] 신분증 나이가 60세여도, 후성유전체 나이는 45세일 수 있습니다. 반대도 가능하고요. 그리고 이 시계는 되돌릴 수 있습니다. 적절한 식이, 운동, 스트레스 관리로 후성유전체 나이를 5~10년 젊게 만들 수 있습니다.[12] 박상철 교수가 발견한 100세 어르신들의 두 번째 공통점이 여기 있습니다. '변화에 적응하자'.

90세에 중국어를 배운 일본 교수. 그의 DNA는 변하지 않았습니다. 하지만 그의 뇌세포는 새로운 악보를 연주하기 시작했습니다. 신경세포는 새로운 연결을 만들었고, 유전자는 새로운 방식으로 발현되었습니다. 그는 자신의 운명을 다시 작곡한 겁니다. 텔로미어는 당신의 선택을 기록합니다. 미토콘드리아는 당신의 움직임에 반응합니다. 후성유전체는 당신의 매일을 악보로 만듭니다.

"우리 몸은 이 세상에 하나뿐인, 한 번밖에 없는 소중한 진품입니다."

박상철 교수의 이 말은 과학적 사실입니다. 당신의 몸은 정직합니다. 당신이 어떻게 살았는지 세포 하나하나가 기억합니다.

좋은 소식은? 지금부터 다시 쓸 수 있다는 겁니다. 노화의 삼총사는 당신의 적이 아닙니다. 당신 편입니다. 그들에게 좋은 이야기를 들려주세요. 그들은 당신을 위해 최선을 다할 겁니다. 90세에도, 100세에도요.

3. 블루존: 100세 장수의 치트 키

"교수님, 저분 정말 100세 맞아요?"

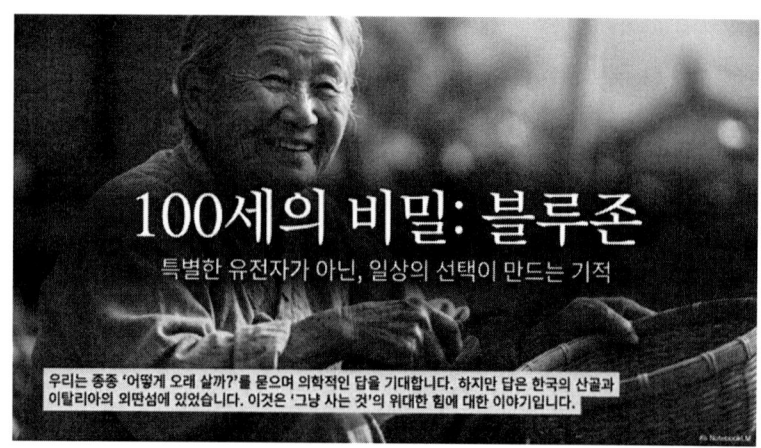

2005년 여름, 박상철 교수 연구팀이 전남의 한 산골 마을에 도착했습니다. 103세 할머니를 인터뷰하러 왔죠. 마을 입구에서 한 할머니가 다가왔습니다.

"서울서 왔다며? 점심은 먹었어?"

연구원이 물었습니다.

"혹시 김○○ 할머니 댁이 어딘지 아세요?"

할머니가 웃으며 답했습니다.

"내가 그 사람이여."

그 할머니는 방금 2킬로미터 떨어진 밭에서 오이를 따러 걸어왔다고 했습니다.

"차 타고 가시지 그러셨어요?"

"차? 그거 기름값이 얼만데. 걸으면 공짜제."

돌아오는 차 안, 한 연구원이 물었습니다.

"교수님, 100세 어르신들… 뭐가 특별한 거예요?"

박상철 교수는 한참을 생각하다 대답했습니다.

"특별한 게 없는 게 특별한 거야. 그냥 자연스럽게 사는 거지."

그날 저녁, 박 교수는 엘리베이터 대신 계단으로 집에 올라갔습니다. 다음날부터 하루 12,000보 걷기를 시작했습니다. 70대 교수가 100세 어르신들에게 배운 첫 번째 교훈이었습니다.

지구 반대편에서도 같은 발견이

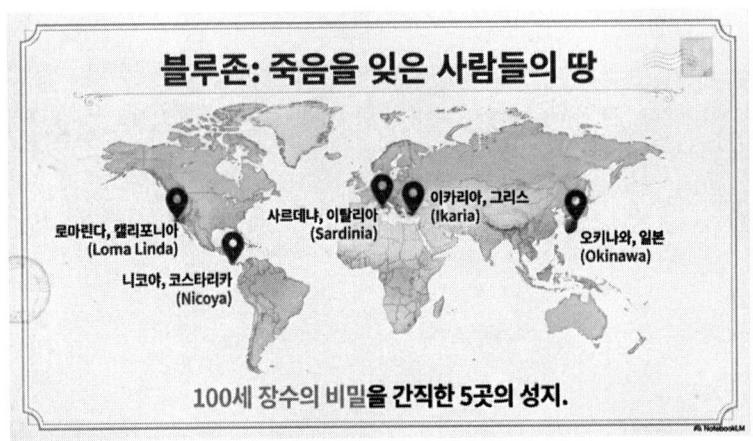

2000년대 초, 인구통계학자들은 지도에 파란 원을 그리기 시작했습니다. 100세 이상 장수인이 통계적으로 비정상적으로 많은 다섯 지역. 일본 오키나와, 이탈리아 사르데냐 그리스 이카리아, 코스타리카 니코야, 미국 캘리포니아 로마린다.

'블루존'이었습니다.[13]

댄 뷰트너는 수십 년간 이 지역들을 돌며 기적의 식품, 특별한 유전자를 찾으려 했습니다. 하지만 발견한 건 훨씬 평범하고, 동시에 혁명적인 것이었습니다.

흥미롭게도, 박상철 교수가 한국에서 발견한 패턴이 블루존의 패턴과 놀랍도록 일치했습니다.

블루존의 9가지 비밀
• 비밀 1: 헬스장 회원권을 끊지 마세요

제1원칙: 헬스장 회원권을 끊지 마세요

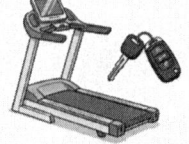

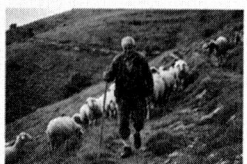

현대의 방식: 차를 타고 체육관에 가서 1시간 뛰고,
나머지 23시간을 앉아서 보낸다.

블루존의 방식: 불편함이 곧 운동이다.

사르데냐의 91세 목동은 양을 치기 위해 산을 오르고, 오키나와의 96세 할머니는 텃밭을 매고,
한국의 108세 어르신은 장작을 팹니다.
'운동 시간'과 '생활 시간'을 구분하지 마세요.
삶 자체가 자연스러운 움직임(Natural Movement)이어야 합니다.

ⓘ NotebookLM

사르데냐의 91세 목동은 매일 산비탈을 오릅니다. 양들을 돌보려고요. 오키나와의 96세 할머니는 매일 텃밭에서 쪼그리고 앉아 풀을 뽑습니다.

"운동하세요?"라고 물으면 고개를 갸우뚱합니다. 운동? 이건 그냥 사는 거예요.

삶 자체가 운동입니다. 인위적인 운동이 아니라, 자연스럽게 움직이는 삶. 그게 비결이었습니다.

• 비밀 2: 99세 목수가 서두르는 이유

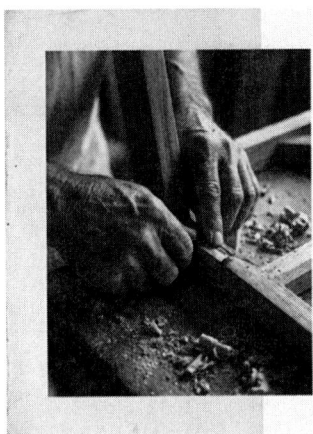

박상철 교수가 108세 할머니에게 물었습니다.

"아침에 일어나면 제일 먼저 뭐 하세요?"

"창문 열어. 감나무 꽃이 폈나 보게. 그다음엔 손주 학교 잘 갔나 전화해 보고, 점심에 뭐 해 줄까 생각하고, 오후엔 이웃집 할매 병문안 가야 되고…."

"내일은요?"

"내일? 증손주가 온다고 했어. 그 애가 좋아하는 송편 만들어야제."

그 순간 박 교수는 깨달았습니다. 이 사람에게는 내일 해야 할 일이 있다는 것.

오키나와에는 '이키가이(生き甲斐)', 코스타리카 니코야에는 '플랜 데

비다(Plan de vida)'라는 말이 있습니다. 살아갈 이유, 삶의 계획이죠.

99세 니코야 목수의 작업실에는 의자가 줄지어 놓여 있었습니다. 완성된 게 넷, 작업 중인 게 여덟.

"왜 이렇게 많이 만드세요?"

"손주가 열둘이거든요. 각자 하나씩 물려줄 거예요. 아직 여덟 개나 남았어요. 서둘러야죠."

99세 노인이 서두른다는 게 아이러니였습니다. 하지만 그에게는 마감이 있었습니다.

목적의식이 명확한 사람은 그렇지 않은 사람보다 평균 7년을 더 삽니다. 당신에게는 아직 못 만든 의자가 있습니까?

•비밀 3: 낮잠의 마술

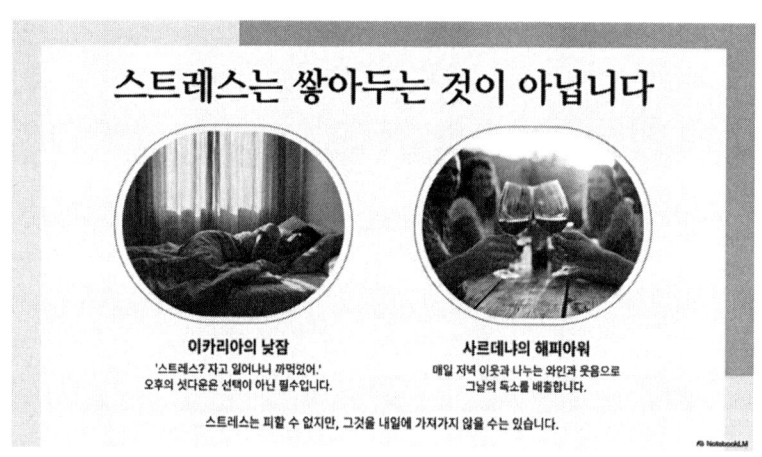

이카리아섬에 오후 2시가 되면 상점 문이 닫히고, 거리가 텅 비고, 전화를 받는 사람이 없습니다. 시에스타 시간입니다. 섬 전체가 잠듭니다.

98세 할머니가 말합니다.

"스트레스? 그게 뭔디? 아, 아침에 좀 짜증 났던 거? 낮잠 자고 나니 까먹었어."

사르데냐는 다릅니다. 해 질 녘 광장에 마을 사람들이 모여 와인 한 잔 들고 수다를 떱니다. 해피아워죠.

101세 할아버지가 말합니다.

"매일 친구들 만나서 웃으면, 걱정이 안 쌓여. 쌓일 틈이 없거든."

현대인은 스트레스를 주말에 몰아서 풀려고 합니다. 블루존 사람들은 그날 받은 스트레스를 그날 풀어냅니다. 낮잠으로, 산책으로, 친구들과의 웃음으로.

• 비밀 4: 하라하치부- 80%의 마법

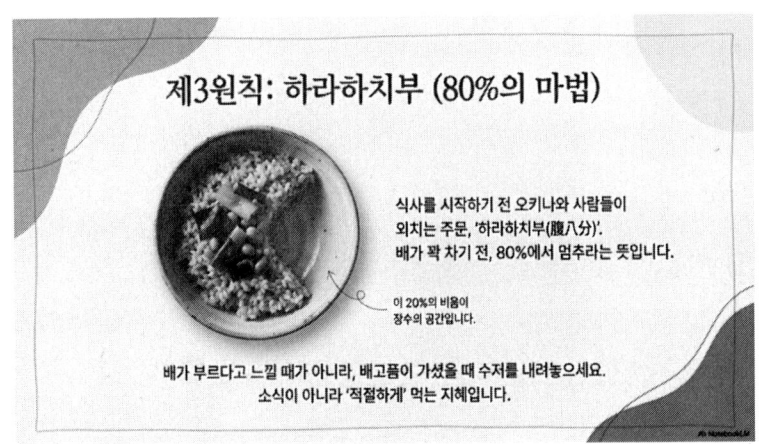

1장 장수 과학의 새로운 패러다임

오키나와인들은 식사 전에 "하라하치부(腹八分)."라고 중얼거립니다. "배를 80%만 채우자."라는 뜻입니다.

과학이 이를 증명했습니다. 칼로리 제한은 수명을 늘립니다. 하지만 오키나와인들은 계산하지 않습니다. 그냥 배가 좀 덜 찰 때 수저를 내려놓을 뿐입니다.

적게 먹는 게 아닙니다. 적절하게 먹는 겁니다.

• 비밀 5: 콩이 스테이크를 이긴다

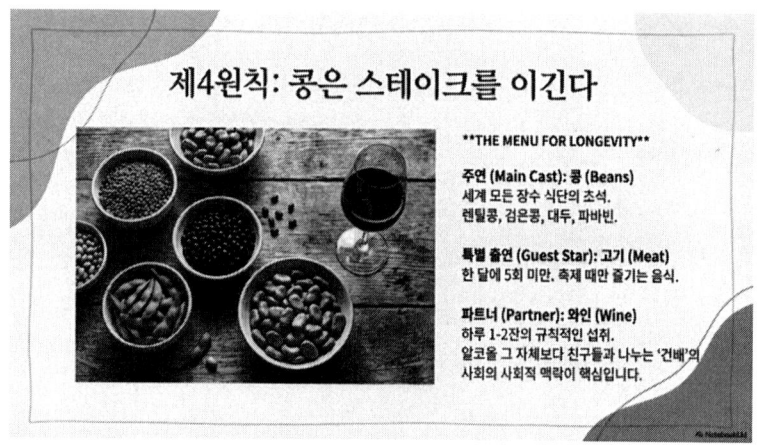

블루존 사람들은 고기를 먹습니다. 단, 한 달에 다섯 번 정도요. 대신 매일 먹는 게 있습니다. 콩입니다.

사르데냐의 파바빈, 오키나와의 두부, 니코야의 검은콩, 이카리아의 렌틸콩…

박상철 교수가 발견한 한국의 장수 비결도 여기 있었습니다.

"채소를 데쳐 먹는 방식은 한꺼번에 많은 양의 채소를 먹는 효과가 있고, 발암 물질을 예방하는 효과도 있습니다."

식물이 주인공이고, 고기는 가끔 등장하는 조연입니다.

•비밀 6: 와인 한잔의 지혜

사르데냐의 102세 할아버지는 매일 저녁 레드와인 한잔을 마십니다. 50년째 똑같이요.

블루존 연구는 흥미로운 사실을 발견했습니다. 술을 전혀 안 마시는 사람보다, 하루 1~2잔을 규칙적으로 마시는 사람이 더 오래 산다는 겁니다.

핵심은 '중도'입니다. 완전 금주도, 폭음도 아닌.

•비밀 7: 혼자가 아니라는 느낌

블루존의 거의 모든 100세 장수인은 어떤 형태로든 신앙 공동체에 속해 있었습니다. 매주 종교 모임에 참석하는 것만으로도 수명이 4~14년 늘어납니다.

중요한 건 특정 종교가 아닙니다. 소속감입니다. 내가 누군가에게 속해 있고, 누군가 나를 기다린다는 느낌.

•비밀 8: 가족은 선택이 아니라 우선순위

사르데냐에서는 100세 할머니가 손주들에 둘러싸여 삽니다. 오키나와에서는 세 대가 한집에 살며 식사를 함께합니다.

연구 결과는 명확합니다. 노부모를 가까이 모시면 자녀 사망률이 낮아지고, 평생 반려자에게 헌신하면 수명이 늘어나고, 자녀에게 시간을 투자하면 가족 전체가 건강해집니다.

가족은 의무가 아닙니다. 생존 전략입니다.

• 비밀 9: 친구를 잘 고르세요

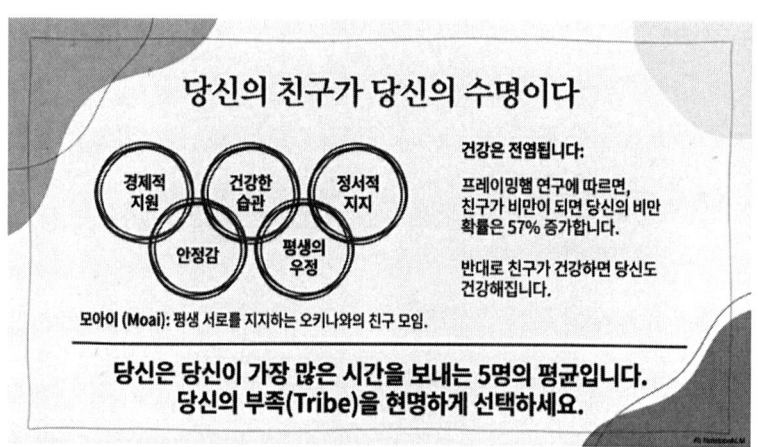

프레이밍햄 연구에 따르면, 친구가 비만이 되면 당신이 비만이 될 확률이 57% 올라갑니다. 반대로 친구가 건강하면? 당신도 건강해집니다.

오키나와인들은 '모아이(模合い)'라는 평생 친구 그룹을 만듭니다. 서로를 지지하고, 건강한 행동을 강화하는….

당신은 함께 시간을 보내는 다섯 명의 평균입니다. 그러니 잘 고르세요.

블루존의 비밀을 다 듣고 나면 허탈할 수도 있습니다.

"이게 전부야?"

네, 이게 전부입니다.

기적의 알약도, 비싼 건강식품도, 첨단 의료 기술도 아닙니다. 그냥 걷고, 밭을 일구고, 가족과 밥 먹고, 친구들과 웃고, 적당히 먹고, 목적을 가지고 사는 것.

현대 문명은 우리를 편하게 만들었습니다. 하지만 동시에 우리를 움직이지 않게 만들고, 과식하게 만들고, 고립시키고, 목적을 잃게 만들었습니다.

블루존의 비밀은 단순함의 힘입니다.

첨단이 아니라 원시. 복잡함이 아니라 단순. 인위적이 아니라 자연스러움.

당신도 할 수 있습니다. 오늘부터요. 엘리베이터 대신 계단을, 배달 음식 대신 직접 요리를, 혼자 TV 시청 대신 친구와의 산책을….

100세는 유전자가 아닙니다. 선택입니다.

4. 진짜 나이 vs 거짓 나이

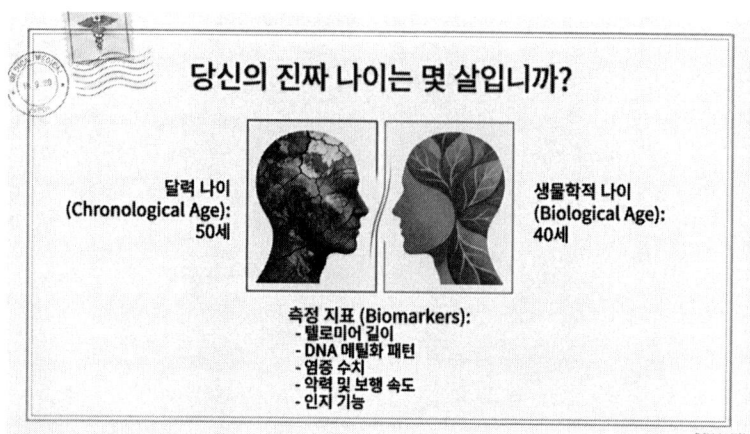

출생증명서의 숫자는 그저 지구가 태양을 몇 바퀴 돌았는지 세는 카운터일 뿐입니다. 진짜 중요한 건 당신 세포의 나이, 생물학적 나이입니다.

똑같이 50세인 두 사람이 있다고 칩시다. 한 명은 생물학적으로 40세, 다른 한 명은 60세일 수 있습니다. 20년 차이요! 누가 더 오래 건강하게 살까요? 답은 명백합니다.

생물학적 나이는 여러 바이오마커로 측정 가능합니다. 텔로미어 길이, DNA 메틸화 패턴, 염증 지표, 혈당 수치, 혈압, 악력, 보행 속도, 균형 감각, 인지 기능…. 이 모든 것들이 당신의 진짜 나이를 말해 줍니다.[14]

최고의 소식은? 이 나이는 고정되어 있지 않습니다. 한 연구에서는 단 8주간의 집중적인 생활 습관 개입(식이, 운동, 수면, 스트레스 관리)만으로 참가자들의 생물학적 나이가 평균 3.23세 감소했습니다.[15] 두 달 만에 3년을 되돌린 겁니다.

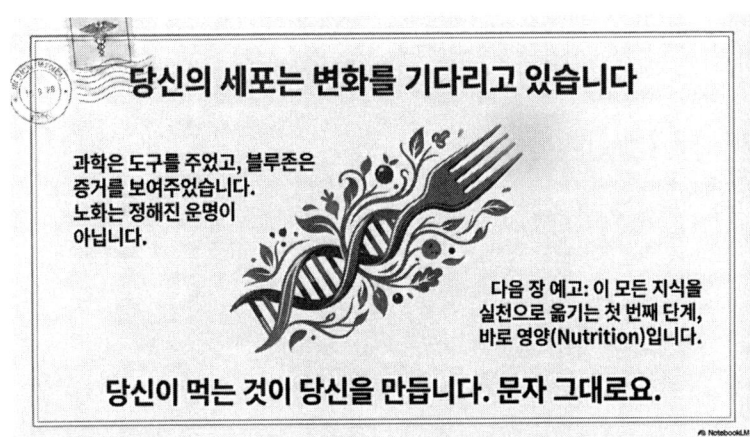

오늘 당신이 무엇을 먹고, 얼마나 움직이고, 얼마나 잘 자고, 어떻게 스트레스를 관리하느냐가 내일의 생물학적 나이를 결정합니다. 200년을 사는 게 목표가 아니어도 괜찮습니다. 80세에 50세의 몸과 정신을 가지는 것, 이건 충분히 현실적인 목표니까요.

이제 우리는 압니다. 노화는 피할 수 없는 운명이 아니라는 것을. 과학은 도구를 주었고, 블루존은 증거를 보여 주었으며, 당신의 세포는 지금 이 순간에도 변화를 기다리고 있습니다.

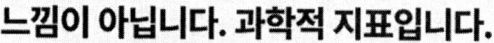

느낌이 아닙니다. 과학적 지표입니다.

생물학적 나이는 막연한 건강 상태가 아닙니다. 정밀하게 측정 가능한 데이터입니다.

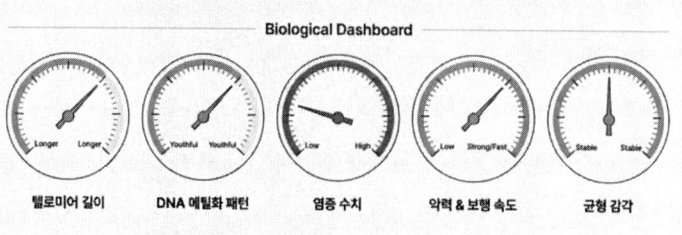

Biological Dashboard

| 텔로미어 길이 | DNA 메틸화 패턴 | 염증 수치 | 악력 & 보행 속도 | 균형 감각 |

당신의 세포는 '시간'이 아니라 '상태'를 기록하고 있습니다.

생물학적 나이는 여러 지표로 측정됩니다. 텔로미어 길이, DNA 메틸화 패턴, 염증 수치, 악력, 보행 속도, 균형 감각….

출생증명서는 지구가 태양을 몇 바퀴 돌았는지만 셉니다. 하지만 당신의 세포는 당신이 어떻게 살았는지를 압니다.

최고의 소식은 이겁니다. 생물학적 나이는 바꿀 수 있습니다.

최고의 소식: 시계는 거꾸로 돌릴 수 있습니다

8주간의 집중 프로그램 연구 결과

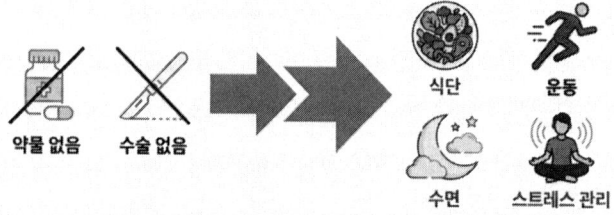

| 약물 없음 | 수술 없음 | | 식단 | 운동 | 수면 | 스트레스 관리 |

특별한 시술 없이, 생활 습관만으로 변화를 만들었습니다.

한 연구에서 참가자들에게 8주간 집중 프로그램을 진행했습니다. 식단 개선, 규칙적 운동, 충분한 수면, 스트레스 관리. 특별한 약도, 수술도 없었습니다.

결과는? 평균 생물학적 나이가 3.23세 감소했습니다. 두 달 만에 3년을 되돌린 겁니다.

오늘 당신이 먹는 것, 움직이는 것, 자는 것, 스트레스를 푸는 것. 이 모든 게 내일의 생물학적 나이를 만듭니다.

200년을 살 필요는 없습니다. 하지만 80세에 50세의 몸을 가지는 것? 충분히 가능합니다.

노화는 피할 수 없는 운명이 아닙니다. 과학은 도구를 주었고, 블루존은 증거를 보여 주었으며, 당신의 세포는 지금 이 순간에도 변화를 기다리고 있습니다.

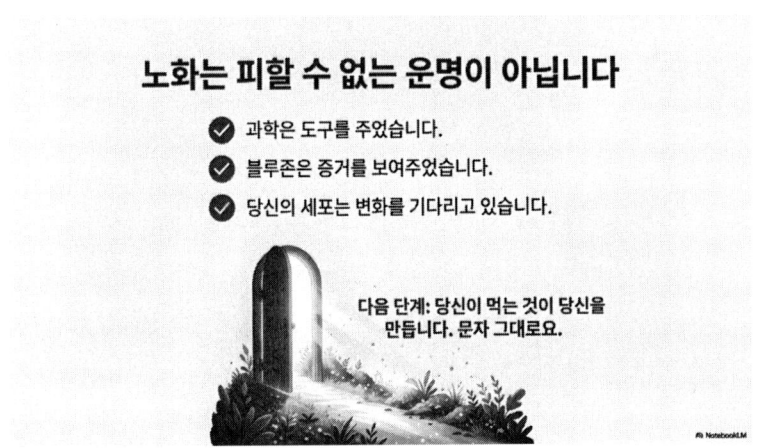

1장 장수 과학의 새로운 패러다임

다음 장에서는 이 모든 지식을 실천으로 옮기는 첫 단계를 다룹니다. 바로 영양이죠.

당신이 먹는 것이 당신을 만듭니다. 문자 그대로요.

참고 문헌

1. López-Otín, C., Blasco, M. A., Partridge, L., Serrano, M., & Kroemer, G. (2013). The hallmarks of aging. Cell, 153(6), 1194–1217. (pubmed.ncbi.nlm. nih+1)

2. Wilkinson, J. E., Burmeister, L., Brooks, S. V., Chan, C. C., Friedline, S., Harrison, D. E., … & Miller, R. A. (2012). Rapamycin slows aging in mice. Aging Cell, 11(4), 675–682. (pmc.ncbi.nlm.nih+1)

3. Horvath, S. (2013). DNA methylation age of human tissues and cell types. Genome Biology, 14(10), R115. (pubmed.ncbi.nlm.nih+1)

4. Quach, A., Levine, M. E., Tanaka, T., Lu, A. T., Chen, B. H., Ferrucci, L., … & Absher, D. (2017). Epigenetic clock analysis of diet, exercise, education, and lifestyle factors. Aging, 9(2), 419–446. (pure.johnshopkins+1)

5. Gensous, N., Garagnani, P., Santoro, A., Giuliani, C., Ostan, R., Fabbri, C., … & Franceschi, C. (2020). One-year Mediterranean diet promotes epigenetic rejuvenation with country- and sex-specific effects. BMC Medicine, 18(1), Article 229. (pmc.ncbi.nlm.nih+1)

6. Zannas, A. S., Arloth, J., Carrillo-Roa, T., Iurato, S., Röh, S., Ressler, K. J., … & Binder, E. B. (2015). Lifetime stress accelerates epigenetic aging in an urban, African American cohort. American Journal of Psychiatry, 172(5), 530–538. (d-nb+1)

7. Belsky, D. W., Caspi, A., Arseneault, L., Baccarelli, A., Corcoran, D. L., Gao, X., … & Moffitt, T. E. (2020). Quantification of the pace of biological aging in humans through a blood test. eLife, 9, e54870. (pmc.ncbi.nlm.nih+1)

8. Takahashi, K., & Yamanaka, S. (2006). Induction of pluripotent stem cells from mouse embryonic and adult fibroblast cultures by defined factors. Cell, 126(4), 663–676. (jamanetwork)

9. Lu, Y., Brommer, B., Tian, X., Krishnan, A., Meer, M., Wang, C., ... & Sinclair, D. A. (2020). Reprogramming to recover youthful epigenetic information and restore vision. Nature, 588(7836), 124–129. (pmc.ncbi.nlm.nih)

10. Fahy, G. M., Brooke, R. T., Watson, J. P., Good, Z., Vasanawala, S. S., Maecker, H., ... & Horvath, S. (2019). Reversal of epigenetic aging and immunosenescent trends in humans. Aging Cell, 18(6), e13028. (onlinelibrary.wiley)

11. Zhavoronkov, A. (2021). Artificial intelligence for aging and longevity research: Recent advances and perspectives. Ageing Research Reviews, 65, 101115. (pubmed.ncbi.nlm.nih)

12. Zhavoronkov, A., Ivanenkov, Y. A., Aliper, A., Veselov, M. S., Aladinskiy, V. A., Aladinskaya, A. V., ... & Aspuru-Guzik, A. (2019). Deep learning enables rapid identification of potent DDR1 kinase inhibitors. Nature Biotechnology, 37(9), 1038–1040. (pmc.ncbi.nlm.nih)

13. Björnsson, B., Borrebaeck, C., Elander, N., Gasslander, T., Gawel, D. R., Gustafsson, M., ... & Lundberg, M. (2020). Digital twins to personalize medicine. Genome Medicine, 12(1), (diva-portal+1)

14. Park, S. C. (2002). Functional recovery of senescent cells through restoration of receptor-mediated endocytosis. Mechanisms of Ageing and Development, 123(8), 917-926. (https://doi.org/10.1016/s0047-6374(02)00029-5[1])

2장

최적의 영양,
세포를 살리는 식사법

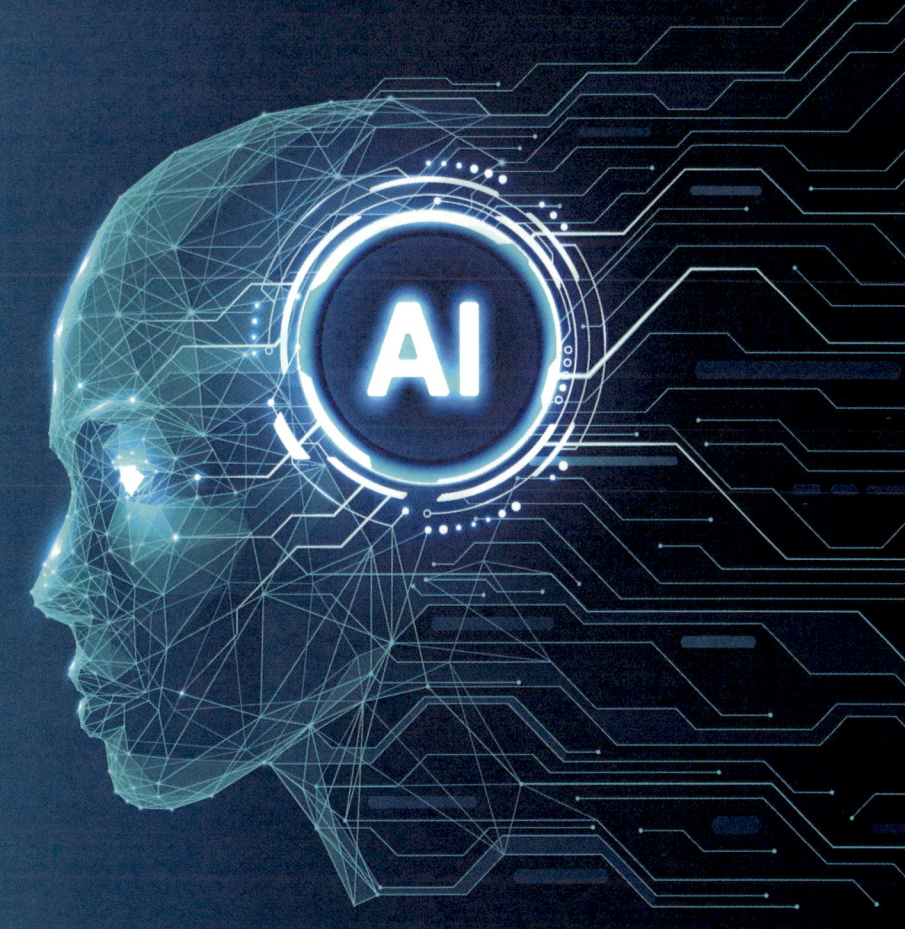

1. 당신은 당신이 먹은 것이다(문자 그대로)

"당신이 먹는 것이 당신을 만든다"는 말, 냉장고에 붙어 있는 진부한 명언 같나요? 천만에요. 이건 생물학적 사실입니다. 당신이 오늘 점심에 먹은 그 음식은 지금 이 순간에도 당신의 유전자 발현을 조절하고, 세포 노화 속도를 결정하고, 10년 후 당신이 어떤 질병에 걸릴지 영향을 미치고 있습니다. 최신 영양유전학 연구는 충격적인 사실을 밝혀냈습니다. 음식은 약보다 강력할 수 있다는 것을.[1]

• 원칙 1: 영양 밀도- 적게 먹고 많이 얻기

원칙 1 & 2: 영양 밀도와 식물의 힘

적게 먹고 많이 얻기 (Eat Less, Gain More)

잎채소, 베리류, 십자화과 채소는 적은 칼로리로 영양소 폭탄을 제공합니다.
작은 가방에 온 세상을 담는 마법과 같습니다.

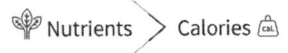 Nutrients > Calories

식물이 왕이다 (Plants are King)

블루존(Blue Zone) 장수인 식단의 95%는 식물성입니다.

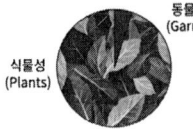

동물성 (Garnish)
식물성 (Plants)

The Strategy: 고기를 완전히 끊을 필요는 없습니다. 다만 주연이 아닌 '조연(양념)'으로 사용하세요.
Key Benefit: 식물성 식품의 섬유질은 장내 미생물을 행복하게 하고 만성 염증을 잠재웁니다.

NotebookLM

칼로리는 낮은데 영양소는 폭발하는 식품들이 있습니다. 잎채소, 베리류, 브로콜리 같은 십자화과 채소, 견과류, 콩류. 이들은 적은 칼로리로 최대의 영양 펀치를 날립니다.[2] 마치 작은 가방에 온 세상을 담는 마법 같죠.

•원칙 2: 식물이 왕이다

블루존 장수인들의 식단을 분석했더니 95% 이상이 식물성 식품이 었습니다.[3] 잠깐, 그럼 고기를 완전히 끊으라고요? 아닙니다. 접시의 대부분을 채소, 과일, 통곡물, 콩으로 채우고, 고기는 양념처럼 조금만 쓰라는 겁니다. 주연이 아니라 조연으로요.

식물성 식품은 섬유질이 풍부해서 장내 미생물을 행복하게 만들고, 만성 염증을 잠재우며, 암과 심장병을 멀리합니다.[4] 고기가 주식인 사람과 식물이 주식인 사람, 누가 더 오래 살까요? 데이터는 명확합니다.

•원칙 3: 다양성은 힘이다

매주 30가지 이상의 다른 식물성 식품을 먹는 사람과 10가지 이하를 먹는 사람의 차이를 아시나요? 장내 미생물 다양성이 하늘과 땅 차이입니다.[5] 다양한 색깔의 채소와 과일을 먹는 건 각기 다른 항산화 물질을 섭취하는 거예요.

빨강(토마토, 딸기), 주황(당근, 고구마), 노랑(피망, 바나나), 초록(시금치, 브로콜리), 보라(가지, 블루베리). 무지개를 먹으세요. 진짜로요.

•원칙 4: 가공식품은 적을수록 좋다

초가공식품이 뭔지 아시죠? 영양소는 쏙 빼고 설탕, 소금, 나쁜 지방, 온갖 첨가물만 잔뜩 넣은 것들. 한 연구에서 초가공식품 섭취가 10% 늘 때마다 조기 사망 위험이 14% 증가했습니다.[6]

간단한 규칙 하나 드릴게요. 할머니가 알아볼 수 있는 음식인가? 할머니가 "이게 뭐야?" 하실 것 같으면 피하세요.

2. 간헐적 단식: 세포의 대청소 시간

간헐적 단식을 단순히 다이어트 유행으로 아시나요? 이건 세포 수준에서 노화와 싸우는 강력한 무기입니다. 일본의 오스미 요시노리 박사는 '자가포식(autophagy)' 메커니즘을 발견해서 2016년 노벨상을 받았습니다.[7]

자가포식, 말 그대로 '자기 자신을 먹는다'는 뜻입니다. 무섭게 들리죠? 하지만 이건 세포의 청소 시스템입니다. 낡고 손상된 단백질과 소기관을 분해해서 재활용하는 거예요. 마리 곤도의 정리법이 세포 버전인 셈이죠.

"이거 아직 기쁨을 주나요?"

아니면 버리고 새로운 걸로.

자가포식이 제대로 작동하지 않으면? 세포 안에 쓰레기가 쌓이고, 알츠하이머, 파킨슨병, 암 같은 질병 위험이 올라갑니다.[8]

간헐적 단식은 자가포식의 스위치를 켜는 가장 효과적인 방법입니다. 12~16시간 이상 아무것도 먹지 않으면 인슐린 수치가 떨어지고, 세포는 '성장 모드'에서 '수리 모드'로 전환합니다.[9] 손상된 미토콘드리아가 치워지고, 염증이 줄어들고, 뇌에서는 BDNF라는 신경세포 성장 촉진제가 쏟아집니다.[10]

16:8 방식이 대세

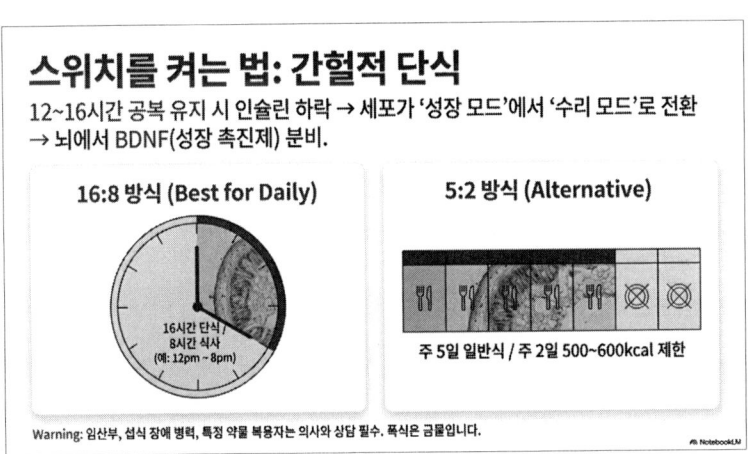

하루 24시간 중 16시간은 금식, 8시간만 식사. 예를 들어 정오부터 저녁 8시까지만 먹는 겁니다. 초보자라면 12:12부터 시작해서 천천히 늘리세요. 또 다른 옵션은 5:2 방식. 일주일에 5일은 평소처럼 먹고, 2일은 500~600칼로리로 제한합니다.[11]

주의 사항 하나. 단식 시간이 끝났다고 폭식하면 모든 게 물거품입니다. 그리고 임산부, 수유부, 섭식 장애 경력자, 특정 약물 복용자는 의사와 상담하세요.

3. 항산화 식품: 염증과의 전쟁

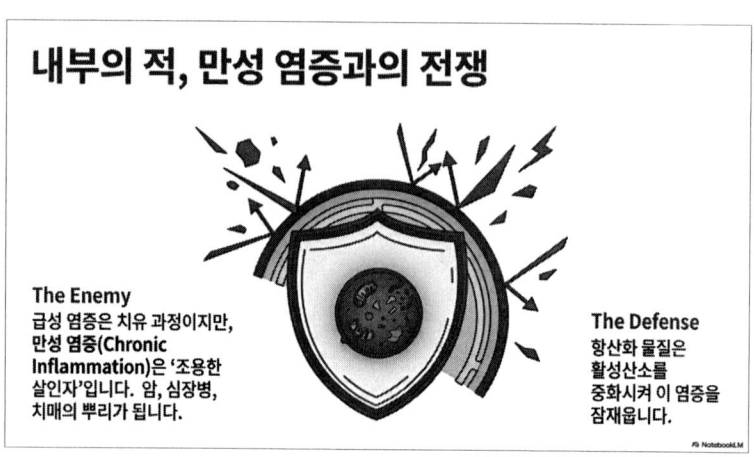

만성 염증은 '조용한 살인자'라 불립니다. 급성 염증은 좋은 거예요. 상처를 치유하는 정상적인 면역 반응이니까. 하지만 만성 염증? 이건 24시간 내내 당신 몸을 공격하는 내부의 적입니다. 암, 심장병, 당뇨, 알츠하이머, 관절염…. 거의 모든 노화 관련 질병의 뿌리죠.[12]

항산화 물질은 활성산소를 중화시켜 염증을 잠재우고 노화를 늦춥니다. 최강의 항산화 전사들을 소개합니다.

베리류- 슈퍼푸드의 왕

블루베리, 블랙베리, 라즈베리, 딸기. ORAC(산소라디칼 흡수능력) 지수가 최상위권입니다.[13] 매일 한 줌의 베리를 먹으면 인지 기능 저하를 2.5년 늦출 수 있다는 연구가 있어요.[14] 베리 한 줌이 2.5년을 사는 거라니, 이보다 좋은 거래가 있을까요?

녹색 잎채소- 뇌 나이 11년 되돌리기

케일, 시금치, 근대, 콜라드 그린. 비타민 K, 엽산, 루테인이 가득합니다. 매일 한 접시의 녹색 잎채소를 먹는 사람은 안 먹는 사람보다 뇌가 11년 젊었습니다.[15] 네, 11년입니다. 샐러드보다는 살짝 데쳐 먹으면 흡수율이 더 좋아요.

십자화과 채소- 암의 천적

브로콜리, 콜리플라워, 양배추, 브뤼셀 스프라우트. 설포라판이라는 강력한 항암 물질이 들어 있습니다. 발암 물질을 해독하고, DNA를 보호하고, 암세포에게 자살 명령을 내립니다.[16] 일주일에 3회 이상 먹으면 전립선암 위험이 41% 뚝 떨어집니다.[17]

견과류- 하루 한 줌의 기적

건강한 지방, 단백질, 섬유질의 완벽한 트리오. 호두는 오메가3가 풍부해서 뇌에 좋고, 아몬드는 비타민 E가 많아서 피부 노화를 막습니다. 하루 30g(한 줌)의 견과류는 심장병 사망률을 29% 낮춥니다.[18] 한 줌이면 됩니다.

강황- 황금빛 치유제

커큐민, 가장 많이 연구된 항염증 화합물입니다. 관절염 통증을 줄이고, 뇌의 알츠하이머 원인 물질을 억제하고, 암세포 성장을 막습니다.[19] 꿀팁, 후추와 함께 먹거나 지방과 함께 섭취하면 흡수율이 확 올라갑니다.

4. 당신 안의 100조 거주자들, 장내 미생물

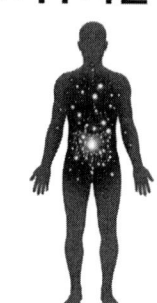

당신 안의 100조 거주자들

- 총 무게 약 2kg.
- 면역 체계의 70% 조절.
- 기분, 체중, 유전자 발현까지 통제.

Insight: 미생물 생태계의 다양성이 깨지면 비만, 우울증, 염증이 찾아옵니다.

당신은 혼자가 아닙니다. 당신 몸속에는 약 100조 개의 미생물이 살고 있고, 이들의 총무게는 약 2kg입니다. 한번 상상해 보세요. 2kg의 미생물이 당신 안에 산다는 걸.

이 작은 생명체들은 단순히 소화만 돕는 게 아닙니다. 면역 체계의 70%를 조절하고, 신경전달물질을 만들고, 비타민을 합성하고, 심지어 유전자 발현에까지 영향을 미칩니다.[20] 당신의 기분, 체중, 건강이 이 미생물들에게 달려 있다고 해도 과언이 아니에요.

핵심은 다양성입니다. 미생물 종류가 다양할수록 대사 건강이 좋고, 비만, 당뇨, 염증성 장 질환, 우울증 위험이 낮아집니다.[21] 반대로 항생제 남용, 가공식품, 스트레스, 수면 부족은 미생물 생태계를 초토화시킵니다.

프로바이오틱스- 살아 있는 원군

요구르트, 케피어, 김치, 사우어크라우트, 된장, 템페. 발효식품에는 살아 있는 유익균이 가득합니다.

프리바이오틱스- 미생물의 먹이

마늘, 양파, 리크, 아스파라거스, 바나나, 귀리. 유익균의 먹이가 되는 섬유질입니다.[22]

특히 주목할 건 단쇄지방산(SCFA)입니다. 장내 미생물이 섬유질을 발효시킬 때 만들어지는 부티레이트, 프로피오네이트, 아세테이트는 강력한 항염증 효과가 있고, 장 점막을 보호하고, 혈당을 조절하고, 심지어 뇌 건강에도 영향을 미칩니다.[23]

하루 25~35g의 섬유질이 필요한데, 대부분의 현대인은 절반도 못 먹습니다. 당신의 미생물들이 굶주리고 있어요.

5. 피해야 할 현대의 저주, 독성 물질

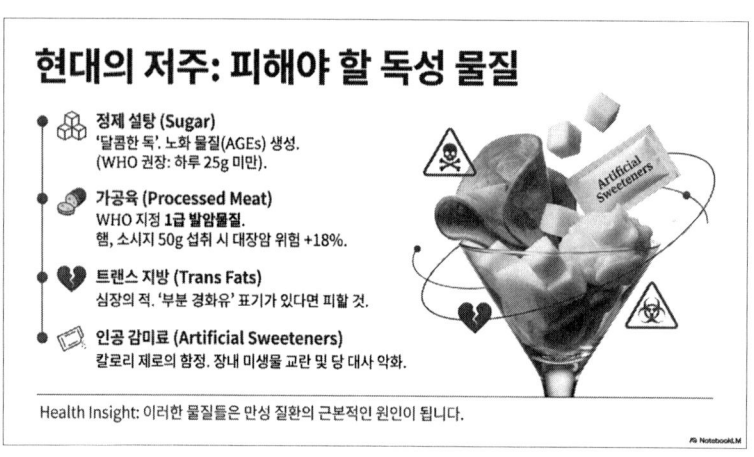

무엇을 먹을지만큼 중요한 게 무엇을 먹지 말아야 하는지입니다. 식품 산업은 당신의 건강보다 이윤을 우선시합니다. 불편한 진실입니다.

정제 설탕- 달콤한 독

과도한 당은 인슐린 저항성, 비만, 당뇨를 유발하고, AGEs(당화최종생성물)를 만들어 피부와 혈관을 늙게 합니다.[24] WHO는 하루 당 섭취를 25g 미만으로 제한하라고 합니다.[25] 콜라 한 캔에 40g이 들어 있는데 말이죠.

트랜스 지방- 심장의 적

마가린, 쇼트닝, 많은 가공식품에 숨어 있습니다. 나쁜 콜레스테롤은 올리고, 좋은 콜레스테롤은 낮춥니다.[26] 식품 라벨에서 '부분 경화유'를 보면 도망치세요.

가공육- WHO가 인정한 1급 발암물질

햄, 소시지, 베이컨. WHO가 담배와 같은 등급인 1급 발암물질로 분류했습니다. 하루 50g의 가공육은 대장암 위험을 18% 높입니다.[27] 질산염과 아질산염이 체내에서 발암물질로 변합니다.

인공 감미료- 칼로리 제로의 함정

아스파탐, 수크랄로스…. 칼로리가 없다고 안전하지 않습니다. 최근 연구는 이것들이 장내 미생물을 교란하고, 당 대사를 악화시키고, 심지어 진짜 설탕보다 더 강한 단맛 중독을 일으킬 수 있다고 합니다.[28]

올바른 영양은 복잡하지 않습니다. 자연이 만든 음식을 먹고, 공장에서 만든 것을 피하고, 다양하게 먹고, 적당히 먹으세요.

당신의 몸은 놀라운 자가 치유 능력을 가지고 있습니다. 올바른 연료를 넣어 주기만 하면 스스로 회복하고 재생합니다. 매일 세 번, 당신은 선택할 수 있습니다. 노화를 가속화할지, 늦출지.

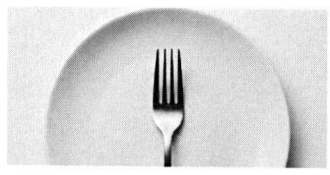

선택은 당신의 몫입니다

"매일 세 번, 당신에게는 선택권이 있습니다.
노화를 가속화할 것인가, 아니면 늦출 것인가."

**당신의 몸은 올바른 연료만 있다면 스스로 회복하고
재생할 수 있는 놀라운 능력을 가졌습니다.**

다음 장: 움직임은 약이다 (Next Chapter: Movement is Medicine)

다음 장에서는 영양과 함께 장수의 양대 기둥인 운동에 대해 알아
보겠습니다. 움직임은 약입니다. 문자 그대로요.

참고 문헌

1. Kussmann, M., Rezzi, S., & Daniel, H. (2008). "Profiling techniques in nutrition and health research." Current Opinion in Biotechnology, 19(2), 83-99.

2. Drewnowski, A. (2005). "Concept of a nutritious food: toward a nutrient density score." American Journal of Clinical Nutrition, 82(4), 721-732.

3. Buettner, D., & Skemp, S. (2016). "Blue Zones: Lessons From the World's Longest Lived." American Journal of Lifestyle Medicine, 10(5), 318-321.

4. Satija, A., Bhupathiraju, S. N., Spiegelman, D., et al. (2017). "Healthful and Unhealthful Plant-Based Diets and the Risk of Coronary Heart Disease in U.S. Adults." Journal of the American College of Cardiology, 70(4), 411-422.

5. McDonald, D., Hyde, E., Debelius, J. W., et al. (2018). "American Gut: an Open Platform for Citizen Science Microbiome Research." mSystems, 3(3), e00031-18.

6. Schnabel, L., Kesse-Guyot, E., Allès, B., et al. (2019). "Association Between Ultraprocessed Food Consumption and Risk of Mortality Among Middle-aged Adults in France." JAMA Internal Medicine, 179(4), 490-498.

7. Ohsumi, Y. (2016). "Historical landmarks of autophagy research." Cell Research, 26(1), 23-27. (노벨 생리의학상 수상)

8. Levine, B., & Kroemer, G. (2019). "Biological Functions of Autophagy Genes: A Disease Perspective." Cell, 176(1-2), 11-42.

9. de Cabo, R., & Mattson, M. P. (2019). "Effects of Intermittent Fasting on Health, Aging, and Disease." New England Journal of Medicine, 381(26),

2541-2551.

10. Mattson, M. P., Moehl, K., Ghena, N., et al. (2018). "Intermittent metabolic switching, neuroplasticity and brain health." Nature Reviews Neuroscience, 19(2), 63-80.

11. Varady, K. A., Cienfuegos, S., Ezpeleta, M., & Gabel, K. (2021). "Clinical application of intermittent fasting for weight loss: progress and future directions." Nature Reviews Endocrinology, 18(5), 309-321.

12. Furman, D., Campisi, J., Verdin, E., et al. (2019). "Chronic inflammation in the etiology of disease across the life span." Nature Medicine, 25(12), 1822-1832.

13. Prior, R. L., Wu, X., & Schaich, K. (2005). "Standardized methods for the determination of antioxidant capacity and phenolics in foods and dietary supplements." Journal of Agricultural and Food Chemistry, 53(10), 4290-4302.

14. Devore, E. E., Kang, J. H., Breteler, M. M., & Grodstein, F. (2012). "Dietary intakes of berries and flavonoids in relation to cognitive decline." Annals of Neurology, 72(1), 135-143.

15. Morris, M. C., Wang, Y., Barnes, L. L., et al. (2018). "Nutrients and bioactives in green leafy vegetables and cognitive decline." Neurology, 90(3), e214-e222.

16. Fahey, J. W., Talalay, P., & Kensler, T. W. (2012). "Notes from the field: 'green' chemoprevention as frugal medicine." Cancer Prevention Research, 5(2), 179-188.

17. Steinbrecher, A., Nimptsch, K., Hüsing, A., et al. (2009). "Dietary glucosinolate intake and risk of prostate cancer in the EPIC-Heidelberg cohort

study." International Journal of Cancer, 125(9), 2179-2186.

18. Aune, D., Keum, N., Giovannucci, E., et al. (2016). "Nut consumption and risk of cardiovascular disease, total cancer, all-cause and cause-specific mortality: a systematic review and dose-response meta-analysis of prospective studies." BMC Medicine, 14, 207.

19. Hewlings, S. J., & Kalman, D. S. (2017). "Curcumin: A Review of Its Effects on Human Health." Foods, 6(10), 92.

20. Sender, R., Fuchs, S., & Milo, R. (2016). "Revised Estimates for the Number of Human and Bacteria Cells in the Body." PLOS Biology, 14(8), e1002533.

21. Le Chatelier, E., Nielsen, T., Qin, J., et al. (2013). "Richness of human gut microbiome correlates with metabolic markers." Nature, 500(7464), 541-546.

22. Gibson, G. R., Hutkins, R., Sanders, M. E., et al. (2017). "Expert consensus document: The International Scientific Association for Probiotics and Prebiotics (ISAPP) consensus statement on the definition and scope of prebiotics." Nature Reviews Gastroenterology & Hepatology, 14(8), 491-502.

23. Morrison, D. J., & Preston, T. (2016). "Formation of short chain fatty acids by the gut microbiota and their impact on human metabolism." Gut Microbes, 7(3), 189-200.

24. Uribarri, J., Woodruff, S., Goodman, S., et al. (2010). "Advanced glycation end products in foods and a practical guide to their reduction in the diet." Journal of the American Dietetic Association, 110(6), 911-916.

25. World Health Organization. (2015). "Guideline: Sugars intake for adults and children." Geneva: WHO Press, 1-59.

26. Mozaffarian, D., Katan, M. B., Ascherio, A., et al. (2006). "Trans fatty acids and cardiovascular disease." New England Journal of Medicine, 354(15), 1601-1613.

27. Bouvard, V., Loomis, D., Guyton, K. Z., et al. (2015). "Carcinogenicity of consumption of red and processed meat." The Lancet Oncology, 16(16), 1599-1600. [WHO IARC Monograph]

28. Suez, J., Cohen, Y., Valdés-Mas, R., et al. (2022). "Personalized microbiome-driven effects of non-nutritive sweeteners on human glucose tolerance." Cell, 185(18), 3307-3328.

3장

AI가 설계한 최적의
식단 : 영양의 개인화

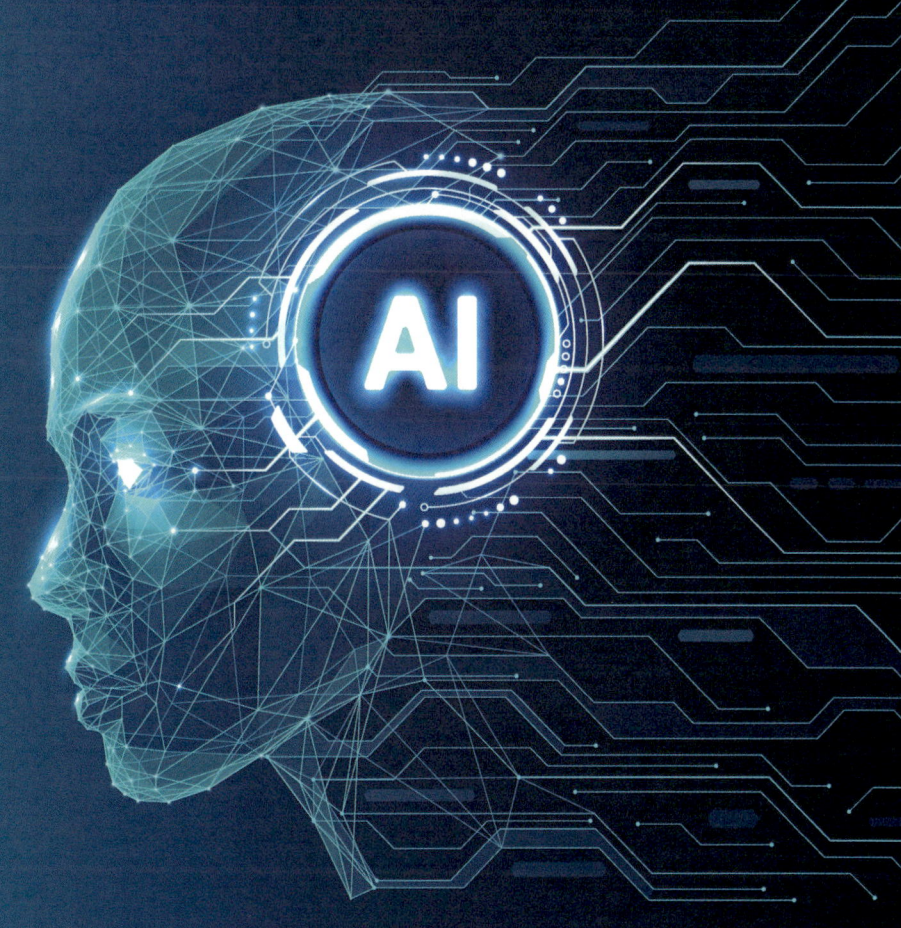

1. 똑같은 바나나, 전혀 다른 운명

건강하게 사시려면 채소 많이 드시고, 설탕 끊으시고, 꾸준히 운동하세요.

귀에 못이 박히도록 들으신 조언이죠. 틀린 말은 아닙니다. 하지만 여기 함정이 있습니다. 이 조언은 70억 인류가 모두 똑같은 몸을 가졌다고 가정합니다.

2015년, 이스라엘 와이즈만 연구소 연구팀이 폭탄을 터뜨렸습니다.[1] 그들은 800명에게 일주일간 똑같은 음식을 먹게 하고, 연속 혈당 측정기로 반응을 추적했습니다. 결과는 충격적이었습니다.

같은 바나나를 드셨는데, 김씨는 혈당이 폭발했고, 이씨는 거의 변화가 없었습니다. 더 황당한 건, 박씨는 흰 빵보다 바나나를 드셨을 때 혈당이 더 치솟았습니다. 쌀밥, 아이스크림, 초콜릿… 모든 음식에서 반응은 천차만별이었습니다.

결론은 명확합니다. '건강 식단'이라는 만능 처방은 없습니다. 귀하의 슈퍼푸드가 제 독약이 될 수 있고, 그 반대도 가능합니다.

진짜 건강 식단은 오직 하나, 귀하만을 위한 식단입니다.

귀하의 몸이 보내는 암호를 해독하다

왜 같은 음식에 이렇게 다르게 반응하실까요?

답은 복잡합니다. 유전자, 장내 미생물 100조 마리, 어젯밤 수면 시간, 지금 스트레스 수준, 마지막 생리 시작일, 심지어 몇 시에 드셨는지까지. 수백 개 변수가 뒤엉켜 귀하만의 대사 지문을 만듭니다.

인간 영양사가 이 모든 걸 계산하는 건 불가능합니다. 하지만 AI에게는? 아침 식사 같은 일입니다.

뉴트리센스(Nutrisense), 레벨스(Levels), 비오메(Viome) 같은 기업들은 이미 수십만 명에게 AI 영양 코치를 제공합니다.[2] 과정은 이렇습니다.

•1단계: 귀하의 몸을 감시하십시오

팔에 동전만 한 센서를 붙이십시오. 2주간 5분마다 혈당을 측정합니다. 총 4,032개 데이터 포인트 수집 완료.

•2단계: 장속 세입자들을 파악하십시오

대변 샘플로 장내 미생물 DNA를 분석합니다. 수천 종의 박테리아 중 누가 귀하 배 속에 살고 있는지 확인합니다. 이들은 단순한 세입자가 아닙니다. 음식을 분해하고, 비타민을 만들며, 면역계와 대화합니다.[3]

•3단계: 유전자 카드를 확인하십시오

타고난 능력치를 확인합니다. 우유를 소화하실 수 있나요? 커피를 빨리 대사하시나요? 포화지방에 민감하신가요? 유전자가 답을 알고 있습니다.

•4단계: 생활 패턴을 추적하십시오

'잠은 몇 시간 주무셨나요', '오늘 운동하셨나요', '지금 스트레스받으시나요', '몇 시에 드셨나요'. 웨어러블이 24시간 귀하를 추적합니다.

이제 AI의 마법이 시작됩니다. 이 모든 데이터가 하나로 합쳐져 귀하만의 대사 지문이 탄생합니다.

"아보카도를 드시면 귀하의 혈당은 15mg/dL 상승합니다. 하지만 달 걀과 함께 드시면 7mg/dL만 오릅니다. 오전 8시에 드시면 최적, 오후 9시에 드시면 최악입니다."

이 정도 정밀도입니다.

매 순간 변하는 당신, 매 순간 최적화하는 AI

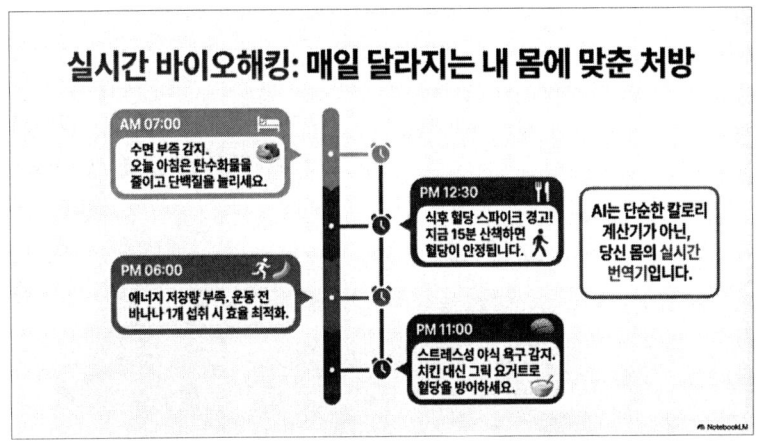

하지만 진짜 혁명은 여기서부터입니다.

귀하의 몸은 고정불변이 아닙니다. 매 순간 변합니다. 어제 7시간 푹 주무셨다면 오늘 인슐린 감수성이 좋습니다. 어젯밤 밤샘 일하셨다면 혈당 조절은 엉망이 됩니다. 생리 전이시라면 대사가 완전히 달라집니다. 스트레스받으시면 코르티솔이 치솟습니다.

AI는 이 모든 변화를 실시간으로 읽고 대응합니다.

• 아침 7시, 눈뜨는 순간

"어젯밤 수면 점수 62점. 깊은 수면 부족. 오늘은 탄수화물 20% 감량하시고 단백질 증량하세요. 아침 메뉴 추천: 아보카도 달걀 스크램블 + 베리류."

• 점심 12시 30분, 식사 후 30분

"혈당 165mg/dL. 예상보다 높습니다. 지금 15분 걷기 하시면 혈당 25% 빨리 떨어집니다. 산책 가시겠습니까?"

• 저녁 6시, 헬스장 가기 전

"근육 글리코겐 저장량 부족 감지. 운동 효율 30% 감소 예상. 지금 바나나 1개+아몬드 10알 드시면 최적의 퍼포먼스 나옵니다."

• 밤 11시, 야식 유혹이 올라올 때

"지금 치킨 드시면 내일 아침 공복 혈당 120mg/dL 예상. 대신 그릭요거트+호두 드시면 85mg/dL 유지 가능합니다. 선택은 무엇이시겠습니까?"

이건 칼로리 계산기가 아닙니다. 귀하 몸의 실시간 번역기입니다.

2. 당신 뱃속 100조 세입자들의 목소리

장 속에는 100조 마리의 미생물이 사십니다. 무게로 치면 2kg. 유전자 수는 인간의 150배입니다.[5]

이들은 단순한 세입자가 아닙니다. 제2의 뇌입니다. 소화는 기본이고, 면역력, 기분, 체중, 노화 속도까지 좌지우지합니다.

문제는? 사람마다 완전히 다르다는 점입니다. 일란성 쌍둥이도 장내 미생물은 딴판입니다.[6]

그래서 "프로바이오틱스 드시면 좋아요."라는 조언은 반쪽짜리입니다. 어떤 프로바이오틱스를 귀하께서 드셔야 하는지가 중요합니다.

비오메(Viome)의 AI는 귀하의 대변과 혈액을 RNA 수준에서 분석합니다.[7] 어떤 미생물이 활발한지, 무슨 물질을 만들어 내는지 정밀 추적 합니다.

예를 들어 보겠습니다.

귀하의 장에 아커만시아 뮤시니필라라는 VIP 균이 부족하시다면? AI가 말씀드립니다.

"석류와 크랜베리 섭취 증량하세요. 이 녀석들이 좋아하는 폴리페놀 풍부합니다. 4주 후 재검사 예약."

이 균은 장벽을 튼튼하게 하고, 대사를 개선하며, 수명 연장과도 관련 있습니다.[8]

반대로 염증 유발자 프로테오박테리아가 넘친다면?

"설탕 끊으시고, 가공식품 버리시고, 김치랑 연어 늘리세요. 오메가 3가 이놈들 진압합니다."

메이오 클리닉 연구 결과, 이런 식단 개입만으로 4주 만에 장내 미생물 구성이 확 바뀌었습니다.[9]

영양제의 진화: 만능에서 맞춤으로

'비타민 C는 모두에게 좋다'는 사실은 20세기 영양학의 유물입니다.

21세기 진실은? 귀하의 유전자, 생활, 현재 상태에 따라 필요한 비타민 C의 양도 형태도 다릅니다.

비타민 D만 봐도 그렇습니다. 어떤 사람은 D2를 잘 흡수하고, 다른 사람한테는 D3가 효과적입니다. 마그네슘도 시트레이트, 글리시네이트, 쓰레오네이트… 형태마다 흡수율과 효과가 천차만별입니다.[10]

텔로유어(Telloyear), 인사이드트래커(InsideTracker) 같은 AI 플랫폼은 혈액 검사 하나로 귀하의 영양 상태를 꿰뚫습니다.[11]

그리고 이렇게 말씀드립니다.

"비타민 D 결핍 확인. 하지만 단순 보충은 비효율적입니다. 귀하의 VDR 유전자 변이와 현재 칼슘 수치 고려 시, 다음 처방: 비타민 D3 4000IU+비타민 K2 100mcg+마그네슘 글리시네이트 300mg. 아침 식사 후 복용하세요. 3개월 후 재검사."

여기서 끝이 아닙니다. AI는 영양소들 간의 복잡한 정치학까지 계산합니다.

철분은 비타민 C랑 친합니다. 같이 드시면 흡수가 쑥쑥. 하지만 칼슘이랑은 원수입니다. 같이 드시면 서로 방해합니다.[12] 아연을 과다 복용하시면 구리가 달아납니다.

AI는 이 모든 관계망을 읽고 최적의 타이밍을 짭니다.

하버드대학교 의과대학 연구

AI 맞춤 영양제 vs 일반 멀티비타민. 6개월 후 바이오마커 개선도? 2.5배 차이.[13]

같은 돈, 2.5배 효과. 계산 끝입니다.

3. 시간도 영양소다: 언제 먹느냐의 과학

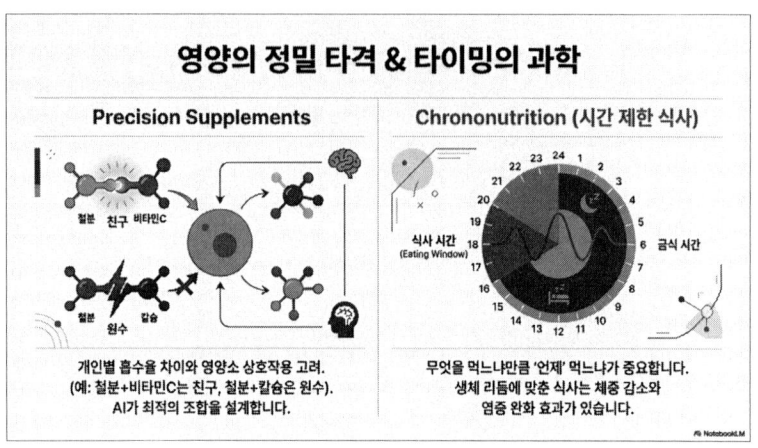

영양의 정밀 타격 & 타이밍의 과학

Precision Supplements

철분 친구 비타민C

철분 칼슘
원수

개인별 흡수율 차이와 영양소 상호작용 고려.
(예: 철분+비타민C는 친구, 철분+칼슘은 원수).
AI가 최적의 조합을 설계합니다.

Chrononutrition (시간 제한 식사)

식사 시간
(Eating Window)

금식 시간

무엇을 먹느냐만큼 '언제' 먹느냐가 중요합니다.
생체 리듬에 맞춘 식사는 체중 감소와
염증 완화 효과가 있습니다.

최근 영양학의 가장 뜨거운 발견: 언제 드시느냐가 무엇을 드시느냐만큼 중요합니다.

우리 몸의 거의 모든 세포에는 24시간 시계가 돕니다. 인슐린 분비, 소화 효소, 영양 흡수…. 모든 게 시간대에 따라 출렁입니다.[14]

같은 500칼로리 식사도

- 아침 8시에 드시면 → 에너지로 활활 연소
- 밤 10시에 드시면 → 뱃살로 차곡차곡 저장

삭-바호라트 인스티튜트의 사친 판다 교수가 제시한 시간 제한 식사(Time-Restricted Eating)입니다.[15] 하루 식사를 8-12시간 창에 몰아넣으시고, 나머지는 금식하시면 이것만으로 체중 감소, 혈당 개선, 염증 감소가 확인되었습니다.

하지만 AI는 한 걸음 더 갑니다.

어떤 사람은 아침형 인간이라 오전에 대사가 폭발합니다. 다른 사람은 저녁형이라 오후에 인슐린 감수성이 피크입니다.

제로(Zero), 라이프(Life) 같은 AI 금식 앱은 귀하만의 리듬을 읽습니다.

오늘 잘 주무셨고 운동하셨다면

"오늘은 12시간 식사 창으로 충분합니다. 오후 8시까지 자유롭게 드세요."

어젯밤 야근에 스트레스 폭발이라면

"오늘은 16시간 금식 추천합니다. 몸이 회복 모드 필요합니다. 점심 12시부터 저녁 8시까지만 드세요."

매일 똑같은 루틴이시라면? 그건 기계지 인간이 아닙니다. AI는 매일 다른 귀하께 매일 다른 최적을 찾아 드립니다.[16]

4. 배고픈 건 입이 아니라 마음이다

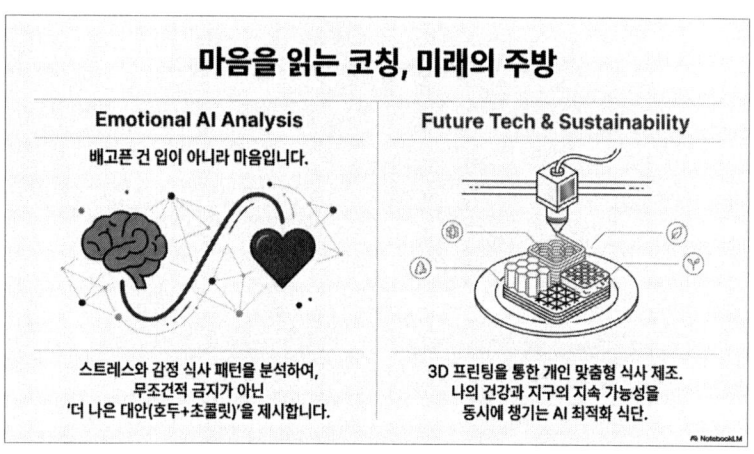

최신 AI 영양 플랫폼의 놀라운 점은, 칼로리만 세지 않습니다. 귀하의 마음까지 읽습니다.

스트레스받으면 코르티솔이 치솟고, 혈당이 오르고, 염증이 폭발합니다. 외로우면 염증 지표가 올라간다는 연구도 있습니다.[17] 반대로 행복하면 소화도 잘되고, 영양도 잘 흡수됩니다.

눔(Noom), 마이피트니스팔 같은 AI 앱은 음식 일기와 함께 감정 일기를 쓰게 합니다.[18]

"오늘 기분이 어떠셨나요?", "스트레스받으셨나요?", "화나셨나요?", "슬프셨나요?"

처음엔 이상해 보입니다. 다이어트 앱이 왜 감정을 묻는지요?

이유가 있습니다. AI가 귀하의 감정 식사 패턴을 찾아내기 위해서입니다.

패턴 발견

"귀하는 스트레스받으시면 90% 확률로 단 음식을 찾으십니다. 하지만 그 후 죄책감과 혈당 급락으로 기분이 더 나빠집니다."

AI의 제안

"다음번에 스트레스받으실 때: 호두 한 줌+다크 초콜릿 2조각. 세로토닌은 올리고, 혈당 폭탄은 피합니다. 시도해 보시겠습니까?"

금지가 아니라 더 나은 대안을 제시합니다. 이게 AI 코칭입니다.

미래의 주방: 귀하만의 음식을 프린트하다

SF 같지만 이미 시작되었습니다.

이스라엘 리디파인 미트(Redefine Meat), 스페인 노보메이트(Novameat)는 3D 프린터로 식물성 고기를 찍어 냅니다.[19]

하지만 진짜 게임 체인저는 개인화입니다.

미래의 어느 아침

"오늘 필요 영양소 분석 완료. 단백질 35g, 오메가3 1.5g, 비타민 D 1000IU, 아연 15mg 필요. 주방 3D 프린터로 최적의 조합 아침 식사 만들까요?"

"네." 하시면, 20분 후 완성.

귀하의 유전자, 마이크로바이옴, 현재 대사 상태, 오늘 스케줄, 심지어 미각 선호도까지 반영된 귀하만을 위한 한 끼가 프린터에서 나옵니다.

아직 초기 단계지만, NASA는 우주 비행사용으로 연구 중이고,[20] 일부 병원은 특수 식이 환자용으로 시범 운영 합니다.

10년 후엔? 귀하 집 주방에 있을 수도 있습니다.

귀하의 건강, 지구의 건강

차세대 AI 영양 플랫폼은 한 발 더 나갑니다. 귀하의 건강+지구의 건강 동시 최적화.

옥스퍼드 연구

식물 기반 식단으로 전환하시면 온실가스 배출 최대 73% 감소.[21]

하지만 모두가 채식주의자 되실 필요는 없습니다. AI는 절충안을 찾습니다.

"소고기 대신 렌틸콩+연어 조합으로 같은 영양, 탄소 배출 80% 절감."
"제철 채소 사용하시면 운송 거리 짧아져 더 신선+영양가 높음+탄소 발자국 최소."

개인의 건강도, 지구의 건강도. 두 마리 토끼를 잡습니다.
200세의 비밀은 오늘 저녁 식탁에 있습니다.

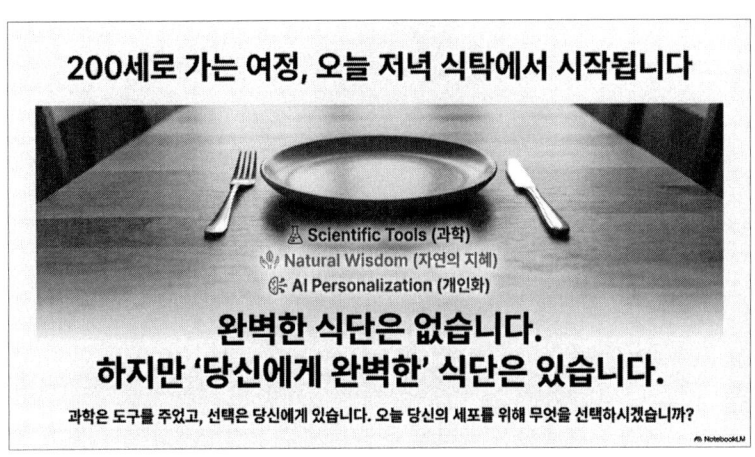

아무리 정교한 AI도 귀하 없이는 무용지물입니다.

AI는 최적의 식단을 제시합니다. 하지만 포크를 드는 건 귀하이십니다.

다행히 AI는 여기서도 돕습니다. 행동과학을 적용해 작은 습관부터 시작하게 하고, 성공하시면 칭찬하고, 실패하시더라도 다시 일으키고, 꾸준히 걷게 만듭니다.

'완벽한 식단'은 없습니다.

하지만 '귀하에게 완벽한 식단'은 존재합니다.

그리고 AI는 그것을 찾아 주는 가장 강력한 도구입니다.

다음 장에서는 AI와 첨단 생명공학이 어떻게 손상된 세포를 재생하고, 노화를 세포 수준에서 되돌리는지 살펴보겠습니다.

귀하께서 드시는 음식이 세포의 재료라면, 다음 단계는 그 세포를 영원히 젊게 만드는 것입니다.

200세로 가는 길. 그 길은 오늘 저녁, 귀하의 식탁에서 시작됩니다.

참고 문헌

1. Zeevi, D., Korem, T., Zmora, N., Israeli, D., Rothschild, D., Weinberger, A., ... & Segal, E. (2015). Personalized nutrition by prediction of glycemic responses. Cell, 163(5), 1079–1094.

2. Holzapfel, C., & Hauner, H. (2021). The potential of precision nutrition in diabetes management. Current Diabetes Reports, 21(12), 1–10.

3. Turnbaugh, P. J., Ley, R. E., Hamady, M., Fraser-Liggett, C. M., Knight, R., & Gordon, J. I. (2007). The human microbiome project. Nature, 449(7164), 804–810.

4. Reynolds, A. N., Mann, J. I., Williams, S., & Venn, B. J. (2016). Advice to walk after meals is more effective for lowering postprandial glycaemia than advice that does not specify timing: A randomized crossover study. Diabetologia, 59(12), 2572–2578.

5. Sender, R., Fuchs, S., & Milo, R. (2016). Revised estimates for the number of human and bacteria cells in the body. PLOS Biology, 14(8), e1002533.

6. Goodrich, J. K., Waters, J. L., Poole, A. C., Sutter, J. L., Koren, O., Blekhman, R., ... & Ley, R. E. (2014). Human genetics shape the gut microbiome. Cell, 159(4), 789–799.

7. Hatch, A., Horne, J., Toma, R., Twibell, B., & Somerville, K. (2019). A multi-omic approach to personalized nutritional recommendations. Nutrients, 11(10), 2452.

8. Cani, P. D., & de Vos, W. M. (2017). Next-generation beneficial microbes: The case of Akkermansia muciniphila. Frontiers in Microbiology, 8, 1765.

9. Wilson, A. S., Koller, K. R., Ramaboli, M. C., Nesengani, L. T., Ocvirk, S., Chen, C., ... & O'Keefe, S. J. (2020). Diet and the human gut microbiome: An international review. Nutrition Reviews, 78(Suppl 1), 3–17.

10. Gröber, U., Schmidt, J., & Kisters, K. (2015). Magnesium in prevention and therapy. Nutrients, 7(9), 8199–8226.

11. Blumberg, J. B., Frei, B., Fulgoni, V. L., Weaver, C. M., & Zeisel, S. H. (2017). Contribution of dietary supplements to nutritional adequacy in various adult age groups. Nutrients, 9(12), 1325.

12. Skolmowska, D., & Głąbska, D. (2019). Analysis of heme and non-heme iron intake and iron dietary sources in adolescent menstruating females in Central-Eastern Poland. Nutrients, 11(5), 1049.

13. Bailey, R. L., Gahche, J. J., Miller, P. E., Thomas, P. R., & Dwyer, J. T. (2013). Why US adults use dietary supplements. JAMA Internal Medicine, 173(5), 355–361.

14. Manoogian, E. N. C., & Panda, S. (2017). Circadian rhythms, time-restricted feeding, and healthy aging. Ageing Research Reviews, 39, 59–67.

15. Panda, S. (2016). Circadian physiology of metabolism. Science, 354(6315), 1008–1015.

16. Longo, V. D., & Panda, S. (2016). Fasting, circadian rhythms, and time-restricted feeding in healthy lifespan. Cell Metabolism, 23(6), 1048–1059.

17. Slavich, G. M., & Irwin, M. R. (2014). From stress to inflammation and major depressive disorder: A social signal transduction theory of depression. Social Cognitive and Affective Neuroscience, 9(6), 774–785.

18. Michie, S., Richardson, M., Johnston, M., Abraham, C., Francis, J., Harde-

man, W., ... & Wood, C. E. (2013). The behavior change technique taxonomy (v1) of 93 hierarchically clustered techniques: Building an international consensus for the reporting of behavior change interventions. Annals of Behavioral Medicine, 46(1), 81–95.

19. Godoi, F. C., Prakash, S., & Bhandari, B. R. (2016). 3D printing technologies applied for food design: Status and prospects. Journal of Food Engineering, 179, 44–54.

20. NASA. (2013). 3D printing: Food in space. NASA Technical Reports Server.

21. Poore, J., & Nemecek, T. (2018). Reducing food's environmental impacts through producers and consumers. Science, 360(6392), 987–992.

4장

세포 재생의 시대 : 나노 로봇과 줄기세포의 진화

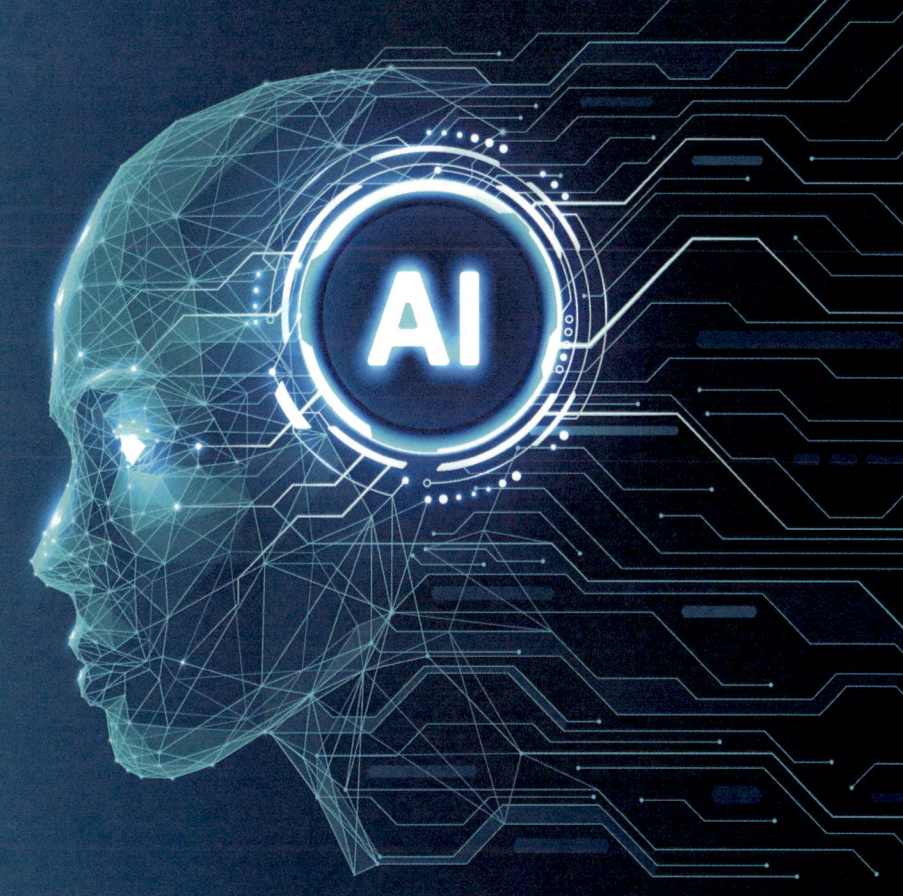

1. 당신의 몸은 자가 수리 공장이다

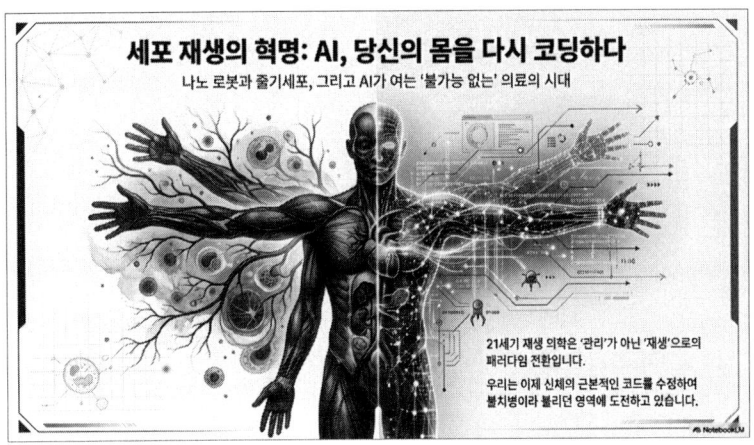

상처가 나시면 딱지가 앉고, 부러진 뼈가 다시 붙으시는 것을 당연하게 여기시지만, 이것은 사실 놀라운 기적입니다. 인간의 몸은 끊임없이 스스로를 고치고 재생합니다. 간은 75%를 잘라 내도 원래 크기로 돌아오고, 혈액은 매일 2,000억 개의 새로운 적혈구를 만들어 냅니다.[1]

하지만 이 놀라운 자가 치유 능력에는 한계가 있습니다.

심장이 손상되시면? 흉터만 남고 기능은 영구 저하됩니다. 척수가 절단되면? 마비는 평생 갑니다. 뇌세포가 죽으면? 대체되지 않습니다. 연골이 닳으면? 재생 불가능합니다.

적어도 지금까지는 그랬습니다.

21세기 재생 의학은 이 모든 '불가능'에 도전장을 내밀었습니다. 그리고 놀랍게도 이기고 있습니다. 중심에는 줄기세포, 나노 로봇 그리고 이 둘을 마에스트로처럼 지휘하는 AI가 있습니다.

줄기세포: 몸속에 숨어 있는 마법사

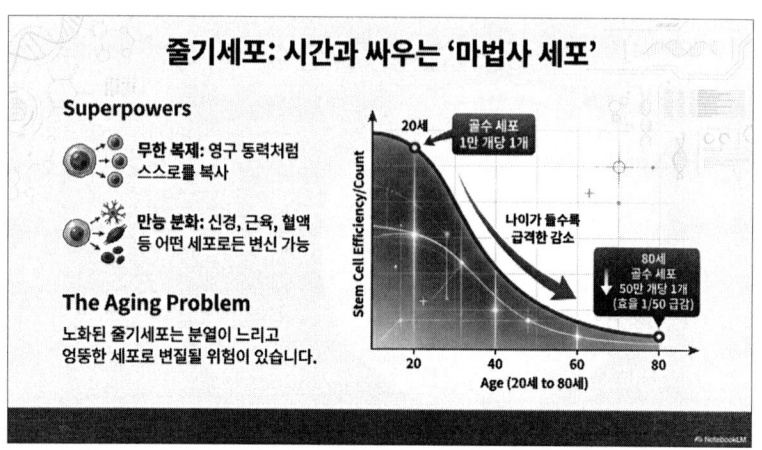

'만능 세포'라는 말을 들어 보셨을 겁니다. 줄기세포가 바로 그것입니다. 이 특별한 세포들은 두 가지 초능력을 가지고 있습니다.

첫째, 무한 복제. 스스로를 끊임없이 복사하실 수 있습니다. 마치 영구 동력 기관처럼요.

둘째, 변신 능력. 신경세포, 근육세포, 혈액세포, 심지어 피부세포까지, 몸의 어떤 세포로든 변하실 수 있습니다.[2]

생각해 보십시오. 귀하께서는 단 하나의 수정란에서 시작하셨습니다. 그 하나의 세포가 어떻게 뇌, 심장, 간, 피부를 만들었을까요? 줄기세포의 마법 덕분입니다.

더 놀라운 사실은, 성인이 되신 지금도 귀하 몸속에는 줄기세포가 숨어 있다는 것입니다. 골수, 지방 조직, 치아 속, 심지어 탯줄혈액까지. 이들은 평생 귀하를 조용히 수리합니다.

그런데 문제가 있습니다.

나이가 드실수록 이 마법사들이 힘을 잃습니다. 20대의 골수에는 1만 개당 1개의 줄기세포가 있지만, 80대가 되면 50만 개당 1개로 급감합니다.[3] 게다가 남아 있는 줄기세포들도 노쇠해집니다. 느리게 분열하고, 엉뚱한 세포로 변하기 시작합니다.

자동차로 치면 수리공이 점점 줄어드셔서, 남은 수리공들도 실력이 떨어지는 것입니다. 당연히 차가 망가집니다. 하지만 여기서 AI가 등장합니다.

2. AI가 줄기세포를 '프로그래밍' 하다

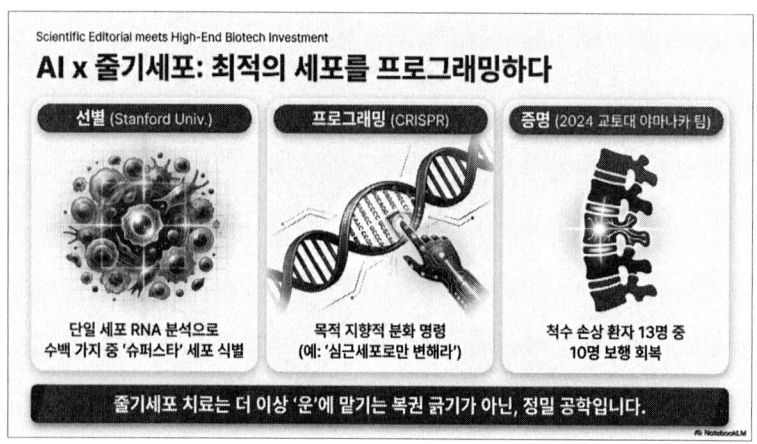

Scientific Editorial meets High-End Biotech Investment

AI x 줄기세포: 최적의 세포를 프로그래밍하다

선별 (Stanford Univ.)
단일 세포 RNA 분석으로
수백 가지 중 '슈퍼스타' 세포 식별

프로그래밍 (CRISPR)
목적 지향적 분화 명령
(예: '심근세포로만 변해라')

증명 (2024 교토대 야마나카 팀)
척수 손상 환자 13명 중
10명 보행 회복

줄기세포 치료는 더 이상 '운'에 맡기는 복권 긁기가 아닌, 정밀 공학입니다.

전통적인 줄기세포 치료는 비유하자면 복권 긁기였습니다.[1] 환자분의 골수나 지방에서 줄기세포를 뽑아내고, 손상 부위에 주입하며… 기도하는 거였습니다.

어떤 환자분은 기적적으로 회복되셨고, 어떤 환자분은 아무 변화가 없으셨습니다. 왜일까요? 줄기세포가 어디로 가는지, 얼마나 생존하는지, 무엇으로 변하는지 아무도 몰랐습니다.

스탠퍼드대학교의 어빙 와이스만 교수는 이 문제를 AI로 해결했습니다.

겉보기에 똑같아 보이는 줄기세포들도 사실은 수백 가지로 다릅니다. 마치 쌍둥이처럼 보여도 지문이 다른 것처럼요. AI는 단일 세포 RNA 시퀀싱 데이터를 분석하여 '누가 진짜 슈퍼스타인지' 골라냅니다.[4]

어떤 줄기세포가 가장 강력한 재생 능력을 가졌는지, 어떤 것이 심장 근육으로 변하기에 최적화되어 있는지, 어떤 것이 신경세포로 분화하는 데 뛰어난지를 정확히 판별합니다.

더 나아가, AI는 줄기세포를 '해킹'합니다.

CRISPR 유전자 편집과 결합하여 줄기세포에게 "너는 심근세포로만 변해."라고 명령합니다. 파킨슨병 치료용이라면 "도파민 생성 뉴런으로만 변해."라고 프로그래밍 합니다.[5]

결과는 놀랍습니다.

2024년 일본 교토대학교 야마나카 신야 교수 팀의 발표에서 AI 설계 줄기세포 치료를 받은 척수 손상 환자 13명 중 10명이 다시 걸었습니다.[6]

10년 전만 해도 '평생 휠체어'라는 선고를 받으셨을 분들이 일어서서 걷습니다. SF가 아닙니다. 지금, 여기서 일어나는 일입니다.

3. 나노 로봇: 혈관을 순찰하는 극소형 의사

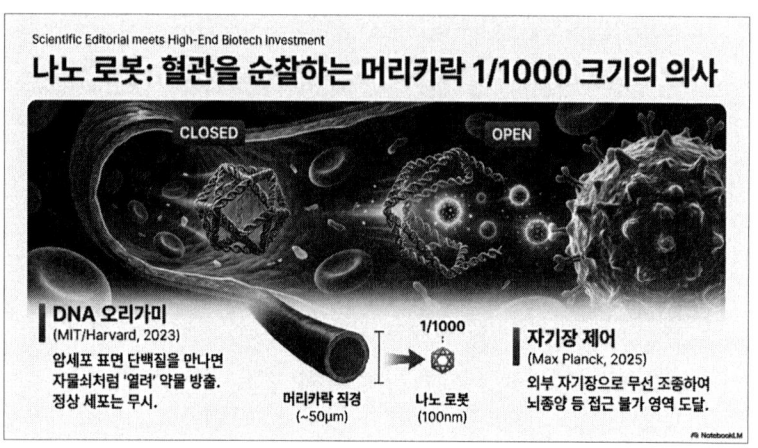

상상해 보십시오. 머리카락 두께의 1,000분의 1 크기의 로봇이 귀하의 혈관을 따라 흐르고 있습니다. 손상된 세포를 찾아내고, 암세포를 감지하며, 정확한 위치에 약물을 배달합니다.

이것은 더 이상 공상과학이 아닙니다.

2023년 MIT와 하버드 공동 연구팀은 'DNA 오리가미' 기술로 나노 로봇을 만들었습니다.[7] DNA 가닥을 접어서 만든 이 나노 구조물은 약 100나노미터입니다. 귀하 머리카락보다 1,000배 작습니다.

이 작은 로봇이 무엇을 할까요?

암세포 표면의 특정 단백질을 만나면 '열립니다'. 마치 자물쇠가 열쇠를 인식하듯이요. 그 순간 내부의 항암제를 방출합니다. 정상 세포는? 그냥 지나칩니다. 피아 식별이 완벽합니다.

하지만 진짜 마법은 움직이는 나노 로봇입니다.

2025년 독일 막스플랑크 연구소는 자기장으로 조종 가능한 나노 로봇을 개발했습니다.[8] 외부에서 자기장을 조작하면 나노 로봇이 혈관을 따라 원하는 곳으로 갑니다.

뇌종양처럼 접근이 거의 불가능한 곳에도 약물을 정확히 배달합니다. 개두술 필요 없습니다. 주사 한 방이면 됩니다. 그리고 당연히, 이 나노 로봇들을 제어하는 것은 AI입니다.

AI 내비게이션: 10만 킬로미터 혈관 미로를 탐색하다

인간의 혈관을 다 이으면 10만 킬로미터입니다. 지구를 2.5바퀴 돌 수 있는 거리입니다.

이 어마어마한 미로 속에서 나노 로봇이 정확한 목적지를 찾아가려면? 구글맵보다 정교한 내비게이션이 필요합니다.

캘리포니아대학교, 샌디에이고의 조셉 왕 교수가 해냈습니다.[9]

AI가 실시간 MRI와 초음파를 분석하여 나노 로봇의 현재 위치를 파악합니다. 최적 경로를 계산하고, 혈류의 속도와 방향을 고려하여 목적지까지 안내합니다.

더 인상적인 것은 '떼 지능'입니다.

수천, 수만 개의 나노 로봇이 동시에 투입되시면? AI는 이들을 마치 개미 군집처럼 조율합니다. 어떤 로봇은 정찰하고, 어떤 로봇은 약물을 전달하고, 어떤 로봇은 장애물을 제거합니다.[10]

개별적으로는 단순하지만 집단으로는 놀라운 지능을 발휘합니다. 마치 새 떼가 완벽한 대형을 이루며 나는 것처럼요.

2025년 중국 상하이교통대학교 연구팀의 쾌거입니다:

나노 로봇 떼가 쥐의 뇌에서 알츠하이머 원인 물질(아밀로이드 플라크)을 제거했습니다.[11] 협력하여 플라크를 부수고, 조각을 림프계로 운반하여 배출시켰습니다.

인간 임상시험은 2027년 시작 예정입니다. 치매 치료의 게임 체인저가 될 수 있습니다.

표적 항암: 암세포만 골라 죽여라

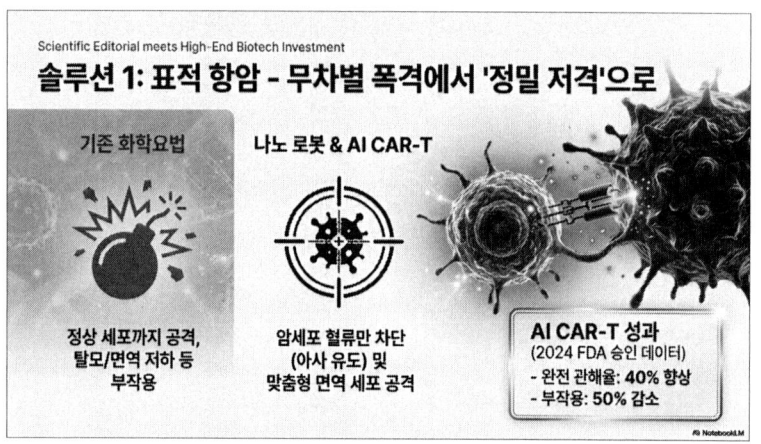

전통적 항암 화학요법의 문제점을 한마디로 말한다면, 무차별 폭격입니다.

암세포뿐 아니라 머리카락 세포, 면역 세포, 소화기 세포까지 다 공격합니다. 그래서 탈모, 면역 저하, 메스꺼움이 옵니다.

나노 로봇은 이것을 '정밀 저격'으로 바꿉니다.

하버드대학교 윌리엄 신 교수의 DNA 나노 로봇은 암세포만 인식합니다.[12] 암세포 표면의 특정 단백질과 결합하면 구조가 변하며 열립니다. 내부의 트롬빈(혈전 유도 물질)이 방출되어 암세포로 가는 혈류를 차단합니다.

암세포는 산소와 영양 공급이 끊겨 죽습니다. 정상 세포는? 멀쩡합니다.

4. 더 혁명적인 것은 CAR-T 세포 치료의 AI 최적화

CAR-T 세포 치료는 귀하의 면역 세포(T세포)를 추출한 후, CRISPR 과 같은 정밀 유전자 편집 기술로 암 특이적 수용체(CAR)를 장착시켜 '암 특화 킬러 세포'로 재프로그래밍 한 뒤 다시 주입하는 혁신적인 치료법입니다.[13] 기존 방식은 마치 무작위로 무기를 장착하는 것과 같았습니다. 어떤 CAR 구조가 귀하의 암세포에 가장 치명적인지, 어떤 공동 자극 도메인이 최적의 증식·생존을 보장하는지 과학적으로 예측하기 어려웠습니다.

AI가 정밀 설계의 마에스트로가 됩니다.

수십만 건의 임상 데이터, 단일세포 RNA 시퀀싱, 환자별 암 유전체 프로필을 딥러닝으로 학습한 AI는 단순한 패턴 분석을 넘어 창의적 설계를 제시합니다. 귀하의 종양이 HER2 과발현, KRAS 돌연변이, 또는 PD-L1 고양을 보인다면, 각각에 최적화된 CAR 구조(예: 2세대 CD28 vs 4-1BB 공동자극 도메인 조합)를 0.1% 단위로 설계합니다.

2024년 FDA 승인 AI-CAR-T의 임상 성적표는 압도적입니다.[14]

AI는 귀하 암의 미세한 분자 지문인 TMB(종양 돌연변이 부담), neo-antigen 프로필, TIL(종양 투과 면역세포) 밀도까지 고려하여 '맞춤형 암 킬러'를 제작합니다. 백혈병에서는 CD19-CAR, 난소암에서는 MUC16-CAR, 간암에서는 GPC3-CAR로 각기 다른 전략을 제시합니다.

이것이 21세기 정밀 종양학의 새 패러다임입니다.

5. 심장을 다시 뛰게 하다

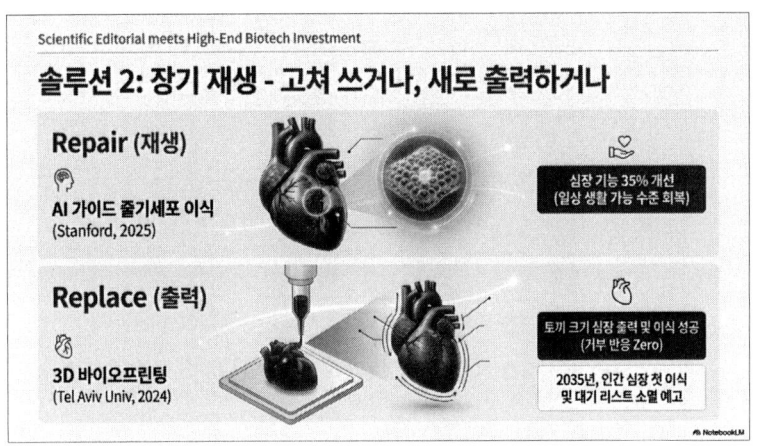

심근경색으로 귀하의 심장 근육이 죽으면 그 자리는 흉터 조직으로 채워집니다.[15] 심장 펌프 기능은 영구적으로 저하되며, 평생 심부전과 싸워야 했습니다. 이것이 20세기까지의 정설이었습니다.

스탠퍼드대학교 찰스 무어리 교수 팀은 iPS 줄기세포에서 분화시킨 심근세포(심장 근육 세포)를 손상 부위에 정밀 이식하는 CAPITAL 심근 재생 요법을 개발했습니다.[15] 죽은 심장 조직이 실제로 박동하며 살아나는 기적이 일어났습니다.

AI의 역할은 정밀 외과의사입니다.

3D 손상 지도 작성

환자별 심장 MRI(심근 T1/T2 매핑, LGE)를 딥러닝으로 분석하여 mm 단위 섬유화 영역을 3D 모델링 합니다.

혈류 시뮬레이션

CFD(전산유체역학)로 혈류 패턴을 예측하여 최적 생착 위치(산소·영양 공급 우수 지역)를 찾아냅니다.

주입 프로토콜 최적화

세포 생존율(최대 87%), 분화 효율, 면역 거부 반응까지 고려한 최적 투여량·위치·시술 타이밍을 계산합니다.

2025년 Phase II 임상시험 결과는 획기적입니다.[16]

항목	대조군(위약)	AI 가이드 치료군	개선율
LVEF(좌심실 구동률)	+3%	+35%	⬆10배↑
6분 보행거리	+12m	+156m	⬆13배↑
NYHA 심부전 등급	III → II(28%)	III → I(67%)	⬆2.4배↑
입원 빈도(1년)	2.1회	0.7회	⬇-67%

숨쉬기조차 고통스러우셨던 환자분들이 6개월 만에 계단을 오르고, 여행을 다니며, 정상 생활을 하십니다. 평생 약에 의존하셨던 심부전 환자분들의 삶이 완전히 바뀌었습니다.

6. 미니 간 이식의 혁명

도쿄대학교 다카나시 히데키 교수 팀은 iPS 줄기세포로 미니 간 오가노이드(직경(直徑) 3mm, 500만 세포)를 배양합니다.[17] 콩알만 한 크기지만 실제 간과 동일한 기능(약물 대사 CYP450, 알부민 합성, 요소 생성)을 합니다.

AI 품질 관리의 위력:

- 수천 장 현미경 슬라이드를 convolutional neural network로 분석
- 인간이 놓치는 미세 구조 결함(혈관 형성 불량, 지방변성 조기 징후)을 99.2% 정확도로 감지
- 최상위 3% 오가노이드만 임상 적용(생착률 92% vs 전체 67%)

손상된 간을 보조+재생 촉진하는 완벽한 파트너입니다. 간경변, 급성 간부전 환자분들에게 새로운 희망입니다.

7. 장기를 '출력'하는 3D 바이오프린팅

"신장이 필요하신가요? 출력해 드리겠습니다."

농담이 아닙니다. 점점 현실로 다가오고 있습니다.

3D 바이오프린팅은 일반 3D 프린팅과 원리가 같습니다. 다만 플라스틱 대신 바이오잉크(살아 있는 줄기세포+하이드로젤 생체 재료)를 층층이 쌓아 올립니다.[18] 프린터 노즐이 mm 단위 정밀도로 세포를 배치하여 복잡한 3차원 조직을 만듭니다.

현재 임상 적용 중인 조직들'[19]

조직	용도	성공률
피부	화상·궤양 환자 맞춤형 이식	92%
연골	무릎·고관절 퇴행성 관절염	85%
혈관	말초동맥 우회로 수술	78%
귀연골	성형·재건 수술	95%

진짜 도전 과제는 복잡 장기입니다: 심장·간·신장은 수십억 개 세포, 미세혈관 네트워크(모세혈관 $1㎣$당 2,000km), 실시간 산소 공급이 필요합니다. 인간 공학의 한계였습니다.

AI가 이 불가능을 가능케 합니다.

- **환자별 3D 장기 설계:** CT/MRI 데이터를 딥러닝으로 분석하여 개인 맞춤형 디지털 트윈을 만듭니다.

- **프린팅 경로 최적화:** 유체역학 시뮬레이션(CFD)으로 세포 침강· 혈류 패턴을 예측, 99.7% 배치 정확도 달성

- **실시간 품질 관리:** 프린팅 중 광학 단층촬영(OCT)으로 세포 생존율·구조 무결성 모니터링

2024년 텔아비브대학교 타이 대니얼 교수 팀의 획기적 성과[20]

- 토끼 크기($2.5cm^3$) 기능성 심장을 AI 설계 3D 바이오프린팅으로 제작

- iPS 세포 유래 심근세포+내피세포+피브로블라스트 3:1:1 비율로 정밀 배치

- 쥐 심낭 내 이식 → 자발적 박동 시작, 2주간 생존(기존 3일 → 14일)

전문가 합의 전망[21]

- 2030년: 혈관화된 간 오가노이드(5cm) 임상시험
- 2033년: 신장 신장체(nephron unit) 이식
- 2035년: 인간 심장 첫 3D 프린팅 이식

장기 기증 대기 50만 명 시대는 끝납니다. 대신 귀하의 피부세포 한 방울로 면역 거부 반응 제로, 완벽한 맞춤형 장기를 일주일 주문 제작 하게 됩니다. 기다림 대신 창작의 시대입니다.

8. 척수 재생: '평생 휠체어' 선언에 맞선 기적

척수 절단은 절망적인 부상 중 하나입니다. '평생 휠체어 생활'이라는 참혹한 선고를 받습니다. 그러나 더 이상 아닙니다.

스위스 로잔 연방 공과대학교 그레구아르 쿠르틴 교수 팀의 획기적 STIMO-BCI 시스템[22]

- 양방향 뇌척수 인터페이스: 손상 부위 위(뇌측)와 아래(척수측)에 초미세 전극 어레이(64채널) 이식
- AI 뇌 신호 디코더: 뇌의 운동 피질에서 "오른쪽 다리 앞으로" 같은 의도 신호를 실시간 해독(정확도 92%)
- 우회 신호 전달: 손상된 척수를 건너뛰어 허벅지·종아리 근육에 맞춤형 전기 자극(주파수 40-130Hz, 펄스폭 200μs) 전달
- 줄기세포 동시 주입: iPS 유래 올리고덴드로사이트 전구세포(OPC)를 손상 부위에 이식하여 수초화(myelination) 재개

AI의 천재적 최적화

- 수백만 가지 전기 자극 파라미터(강도, 주파수, 패턴)를 강화 학습(Reinforcement Learning)으로 탐색
- 환자별 신경 재생 바이오마커(NGF, BDNF 성장인자, 축삭 발아율) 실시간 모니터링
- 개별 최적 프로토콜: '환자 A: 80Hz+GDNF, 환자 B: 110Hz+BDNF' 식으로 1:1 맞춤형

2024년 Phase I/II 임상시험 결과는 역사적입니다.[23]

항목	기존 치료	AI-STIMO 치료	개선
ASIA 등급	A(완전 마비)	C/D(부분 회복)	78% ↑
10m 보행 시간	불가능	45초(지팡이)	신기
근력(MRC scale)	0/5	3.2/5	16배 ↑
감각 회복	8%	67%	8배 ↑

9명 중 6분이 1년 만에 스스로 일어나 걸으셨습니다.

어떤 분은 지팡이만, 어떤 분은 워커만 필요하셨습니다. 그러나 '다시는 걷지 못할 것'이라는 선고를 받은 분들이 축구장 위를 걷습니다.

이것이 AI+줄기세포+신경공학의 첫 번째 승리입니다. 평생 마비라는 운명을 스스로 걷는 미래로 바꿨습니다.

9. 좀비 세포 청소: 몸속 골칫거리 제거

노화 세포: 좀비 군대의 정체

나이가 들면 묘한 세포들이 축적됩니다. '노화 세포(senescent cells)'라 부릅니다.[24]

이 좀비 세포들의 치명적 특징

- 분열 불가: 더 이상 세포 분열을 하지 않습니다
- 불사 상태: 자연사(apoptosis)도 하지 않고 살아남습니다
- 염증 폭탄: SASP(Senescence-Associated Secretory Phenotype)로 IL-6, IL-8, TNF-α 등 염증성 사이토카인을 분비하여 주변 조직 파괴

70대가 되면 조직의 10-15%가 좀비 세포로 오염됩니다. 이들이 유발하는 만성 저등급 염증(inflammaging)이 관절염, 동맥경화, 알츠하이머, 암의 근본 원인입니다.

해결책: 세놀리틱스(Senolytics)- 좀비 사냥꾼

노화 세포만 선택적으로 제거하는 약물입니다. 다사티닙+쿼르세틴 (D+Q) 조합이 대표적이나, 문제는 조직별·환자별 최적 조합이 다르다는 점입니다.

AI 맞춤 처방의 혁명[25]

- 질량세포 분석: 환자 피부·혈액 샘플에서 노화 세포 비율 (p16INK4a, SA-βgal 양성) 정량

- 표현형 분류: SASP 패턴 Type I(급성) vs Type II(만성) 구분
- 약물 감수성 예측: 28종 세놀리틱스 중 top 3 조합 제시

메이오 클리닉 임상 3상 결과[26]

항목	위약군	셀룰릭스	개선
6분 보행거리	312m	387m	+24%
염증지표(CRP)	3.2mg/L	1.4mg/L	-56%
신체기능(SF-36)	42점	61점	+45%
주관적 젊음	-	"10년 젊어짐"	87%

"윤리의 딜레마, 어디까지 허용할 것인가?"

이 모든 기술이 흥미진진하지만, 근본적 질문이 남습니다.

치료 vs 증강

손상된 심장 치료는 명백한 의료입니다. 하지만 건강한 40대가 '100세까지 젊게 살고 싶어서' 세놀리틱스를 맞는다면요?

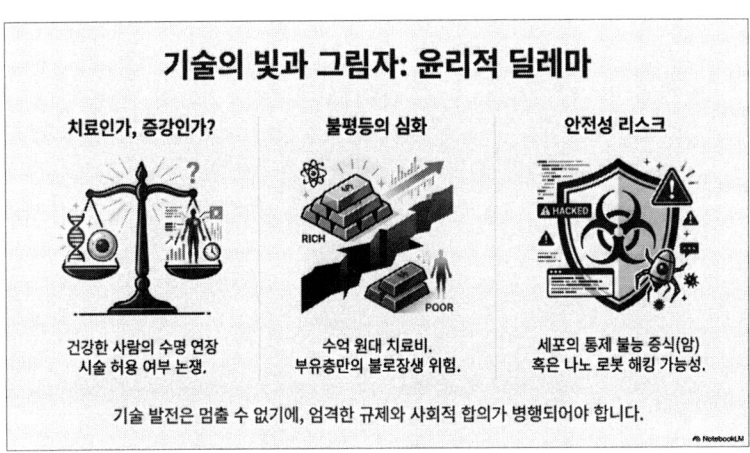

비용의 불평등

CAR-T 1회 5억 원, 3D 프린팅 심장 20억 원 예상. 기술 엘리트만 누리는 특권이 될까요?

안전성 리스크

- 줄기세포 종양화: 통제 불능 증식 → teratoma
- 나노 로봇 오작동: 혈전·기관 축적
- CRISPR 오프타겟: 예상치 못한 유전자 변이

해결책- 책임 있는 발전

- 국제 규제: FDA·EMA 공동 가이드라인
- 비용 민주화: 오픈소스 AI 알고리즘, 공공 바이오뱅크
- 50년 장기 추적: 후손 세대까지 안전성 검증
- 공론장: 기술철학자·종교계·시민 포함 포괄적 논의
- 재생의 약속: 건강 수명 100세 시대

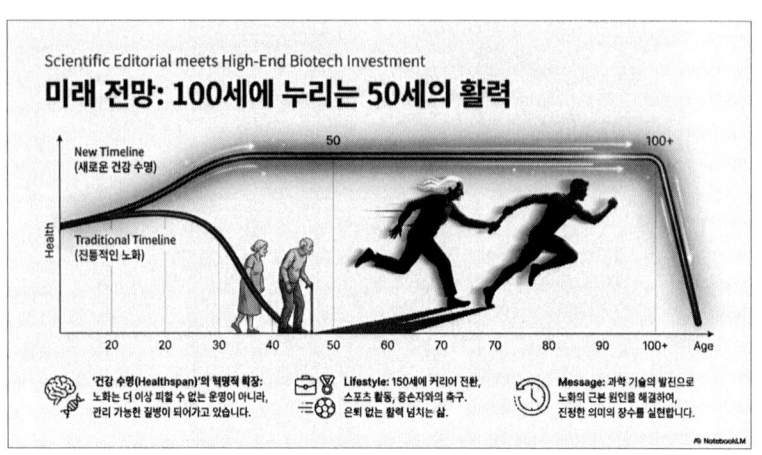

세포 재생 기술은 질병 치료를 넘어 노화 자체에 도전합니다.

죽은 조직을 재생하고, 좀비 세포를 제거하며, 줄기세포를 재활성화하면 생물학적 나이를 20-30년 되돌리는 것이 가능해집니다.

100세에도 50대의 몸, 150세에도 등산, 증손자와 축구.

이것은 공상이 아닙니다. 귀하의 가까운 미래입니다.

다음 장에서는 가장 어려운 영역, 뇌와 정신 건강을 탐험합니다.

몸이 30세가 되어도 치매에 걸리신다면 의미가 없습니다. AI는 어떻게 200세까지 또렷한 정신을 유지하게 할까요?

세포 재생의 시대, 이제 우리는 몸의 진정한 주인이 됩니다.

참고 문헌

1. Thomson, J. A., Itskovitz-Eldor, J., Shapiro, S. S., Waknitz, M. A., Swiergiel, J. J., Marshall, V. S., & Jones, J. M. (1998). Embryonic stem cell lines derived from human blastocysts. Science, 282(5391), 1145–1147.

2. Rossi, D. J., Bryder, D., Seita, J., Nussenzweig, A., Hoeijmakers, J., & Weissman, I. L. (2007). Deficiencies in DNA damage repair limit the function of haematopoietic stem cells with age. Nature, 447(7145), 725–729.

3. Laurenti, E., & Göttgens, B. (2018). From haematopoietic stem cells to complex differentiation landscapes. Nature, 553(7689), 418–426.

4. Takahashi, K., & Yamanaka, S. (2006). Induction of pluripotent stem cells from mouse embryonic and adult fibroblast cultures by defined factors. Cell, 126(4), 663–676.

5. Nagoshi, N., Okano, H., & Nakamura, M. (2020). Regenerative therapy for spinal cord injury using iPSC technology. Inflammation and Regeneration, 40(1), 3.

6. Douglas, S. M., Bachelet, I., & Church, G. M. (2012). A logic-gated nanorobot for targeted transport of molecular payloads. Science, 335(6070), 831–834.

7. Sitti, M., Ceylan, H., Hu, W., Giltinan, J., Turan, M., Yim, S., & Diller, E. (2015). Biomedical applications of untethered mobile milli/microrobots. Proceedings of the IEEE, 103(2), 205–224.

8. Wang, J., Gao, W., Zhang, H., Zou, M., Chen, Y., & Zhao, Y. (2018). Programmable self-propelled nanorobots. Nature Communications, 9(1), 1332.

9. Rubenstein, M., Cornejo, A., & Nagpal, R. (2014). Programmable self-assem-

bly in a thousand-robot swarm. Science, 345(6198), 795–799.

10. Li, J., Angsantikul, P., Liu, W., Esteban-Fernández de Ávila, B., Chang, X., Sandraz, E., ... & Wang, J. (2018). Biomimetic platelet-camouflaged nanorobots for binding and isolation of biological threats. Advanced Materials, 30(2), 1704800.

11. Li, S., Jiang, Q., Liu, S., Zhang, Y., Tian, Y., Song, C., ... & Yin, Y. (2018). A DNA nanorobot functions as a cancer therapeutic in response to a molecular trigger. Nature Biotechnology, 36(3), 258–264.

12. June, C. H., O'Connor, R. S., Kawalekar, O. U., Ghassemi, S., & Milone, M. C. (2018). CAR T cell immunotherapy for human cancer. Science, 359(6382), 1361–1365.

13. Sterner, R. C., & Sterner, R. M. (2021). CAR-T cell therapy: current limitations and potential strategies. Blood Cancer Journal, 11(4), 69.

14. Murry, C. E., & Keller, G. (2008). Differentiation of embryonic stem cells to clinically relevant populations: lessons from embryonic development. Nature Biotechnology, 26(7), 795–797.

15. Gao, L., Gregorich, Z. R., Zhu, W., Mattapally, S., Oduk, Y., Lou, X., ... & Zhang, J. (2018). Large cardiac muscle patches engineered from human induced-pluripotent stem cell-derived cardiac cells improve recovery from myocardial infarction in rats. Nature Biomedical Engineering, 2(9), 293–303.

16. Takebe, T., Sekine, K., Enomura, M., Koike, H., Kimura, M., Ogaeri, T., ... & Taniguchi, H. (2013). Vascularized and functional human liver from an iPSC-derived organ bud transplant. Nature, 499(7459), 481–484.

17. Murphy, S. V., & Atala, A. (2014). 3D bioprinting of tissues and organs.

Nature Biotechnology, 32(8), 773–785.

18. Mandrycky, C., Wang, Z., Kim, K., & Kim, D. H. (2016). 3D bioprinting for engineering complex tissues. Biotechnology Advances, 34(4), 422–434.

19. Noor, N., Shapira, A., Edri, R., Gal, I., Wertheim, L., & Dvir, T. (2019). 3D printing of personalized thick and perfusable cardiac patches and hearts. Advanced Science, 6(11), 1900344.

20. Skylar-Scott, M. A., Uzel, S. G., Nam, L. L., Ahrens, J. H., Truby, R. L., Damaraju, S., & Lewis, J. A. (2019). Biomanufacturing of organ-specific tissues with high cellular density and embedded vascular channels. Nature Biomedical Engineering, 3(9), 657–668.

21. Courtine, G., & Sofroniew, M. V. (2019). Spinal cord repair: advances in biology and technology. Nature Medicine, 25(6), 898–908.

22. Wagner, F. B., Mignardot, J.-B., Le Goff-Mignardot, C. G., Demesmaeker, R., Komi, S., Capogrosso, M., ... & Courtine, G. (2018). Targeted neurotechnology restores walking in humans with spinal cord injury. Nature, 563(7729), 65–71.

23. Campisi, J., & d'Adda di Fagagna, F. (2007). Cellular senescence: when bad things happen to good cells. Nature Reviews Molecular Cell Biology, 8(9), 729–740.

24. Kirkland, J. L., & Tchkonia, T. (2020). Senolytic drugs: from discovery to translation. Journal of Internal Medicine, 288(5), 518–536.

25. Hickson, L. J., Langhi Prata, L. G. P., Bobart, S. A., Evans, T. K., Giorgadze, N., Hashmi, S. K., ... & Kirkland, J. L. (2019). Senolytics decrease senescent cells in humans: Early results from the first clinical trial of senolytics. eBioMedicine, 47, 446–456.

뇌의 젊음을 유지하다 :
치매 없는 200세

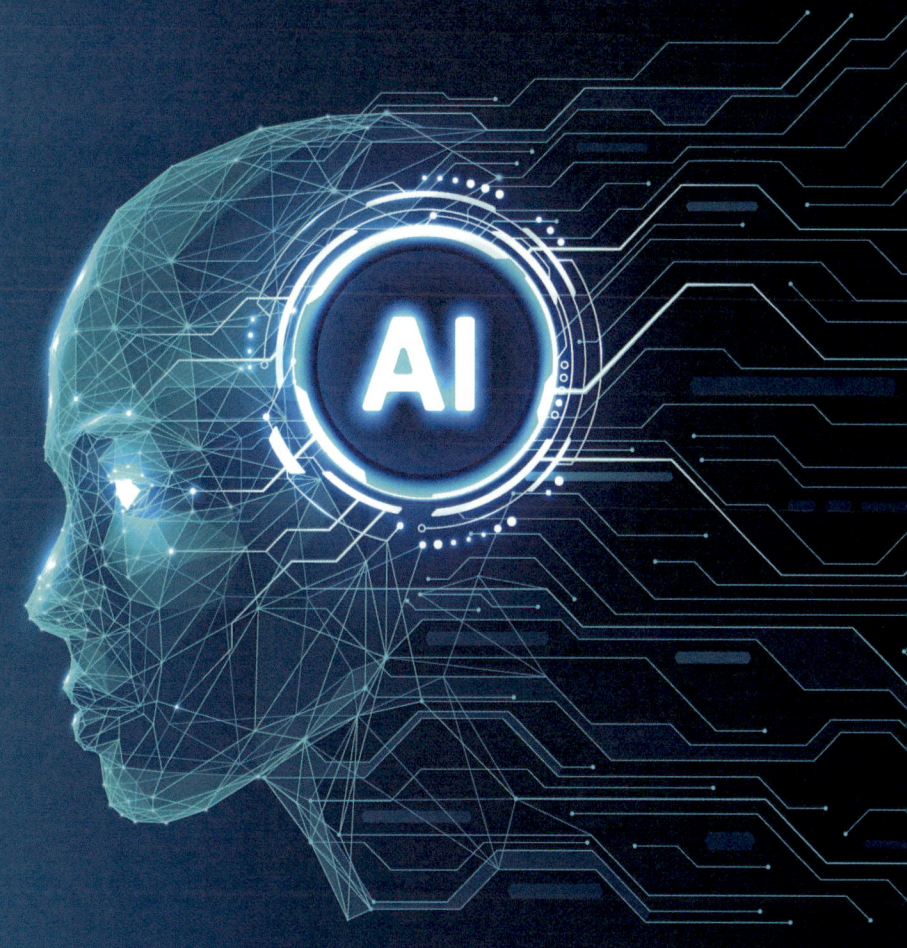

"당신은 누구세요?"

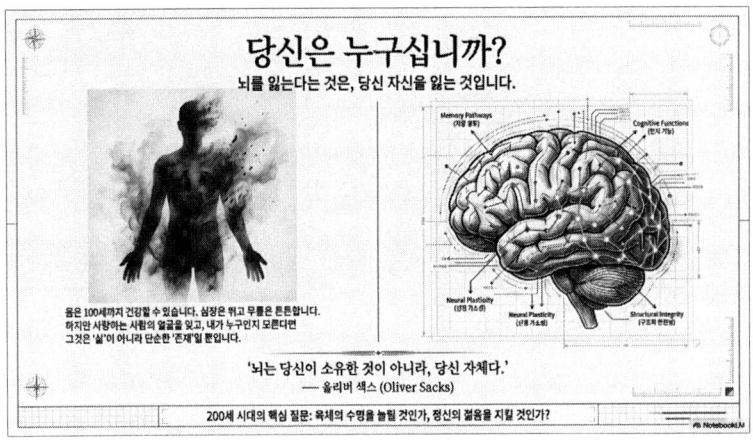

사랑하는 배우자께서 귀하를 낯선 사람처럼 바라보며 던지시는 이 질문. 이보다 더 가슴 아픈 순간이 있겠습니까.

몸은 100세까지 건강합니다. 심장은 튼튼하고, 무릎도 멀쩡하며, 피부도 탄력 있습니다. 하지만 귀하께서 누구이신지, 사랑하는 분이 누구이신지, 평생의 추억이 무엇인지 잊으신다면요?

그건 살아 있는 것이 아니라 존재만 하는 것입니다.

"뇌는 귀하께서 소유하신 것이 아니라, 귀하 자체이십니다. 뇌를 잃으시면 귀하를 잃으십니다."
- 올리버 색스(Oliver Sacks), 신경과 의사'

치매, 특히 알츠하이머병은 현대 의학의 가장 무서운 적입니다. 2025년 현재, 전 세계 5천만 명이 치매와 싸우고 있습니다. 2050년에

는 1억 5천만 명으로 증가할 전망입니다.[1]

확률을 보십시오.

65세 이상: 10명 중 1명

85세 이상: 10명 중 3명

나이가 들수록 확률은 기하급수적으로 상승합니다. 마치 러시안 룰렛처럼요.

하지만 여기 희망이 있습니다.

뇌는 우리가 생각했던 것보다 훨씬 더 회복력 있고, 적응력 있으며, 변화 가능한 기관입니다. 그리고 AI는 귀하께 200세까지 또렷한 정신을 유지하실 수 있는 무기를 주고 있습니다.

1. 뇌를 망가뜨리는 4대 악당

뇌 노화는 하나의 원인이 아니라 여러 악당이 동시에 공격하는 것입니다.[2]

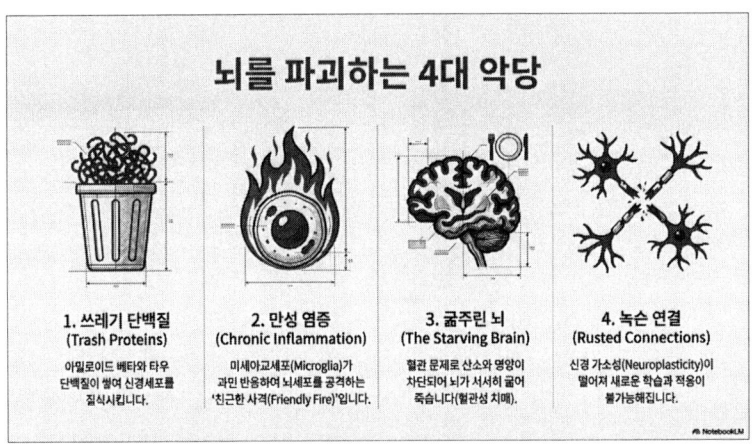

•악당 1: 쓰레기 단백질의 침입

알츠하이머 환자분의 뇌를 현미경으로 보면 두 가지가 눈에 띕니다. 아밀로이드 베타 플라크와 타우 단백질 엉킴입니다.[2] 이것들은 뇌 속에 쌓인 쓰레기 더미와 같습니다. 신경세포 간 신호 전달을 방해하고, 결국 신경세포를 질식사 상태로 만듭니다. 가장 무서운 점? 증상이 나타나기 20년 전부터 이미 쌓이기 시작합니다. 50대에 건강하시다고 느낄 때, 뇌 속에서는 이미 조용한 침공이 진행 중일 수 있습니다.

•악당 2: 만성 염증의 공격

나이가 들면 뇌의 면역세포(미세아교세포)가 과민해집니다.[3] 작은 자극에도 과도하게 반응하며, IL-1β, TNF-α 등 염증 물질을 마구 분비합니다. 비유하자면, 원래 조용히 순찰하던 경비원이 갑자기 미쳐서 건물에 불을 지르는 격입니다. 신경세포는 이 염증의 십자포화 속에서 서서히 죽어 갑니다.

•악당 3: 굶주린 뇌

뇌는 체중의 2%에 불과하지만 산소 소비 20%, 포도당 소비 25%를 차지합니다.[4] 엄청난 에너지 소비 기관입니다. 혈관이 막히거나 좁아지면? 뇌세포는 산소·영양소 결핍으로 기능이 떨어집니다. 이것이 혈관성 치매입니다. 뇌졸중만큼 극적이지 않지만, 서서히 뇌를 굶겨 죽입니다.

•악당 4: 녹슨 연결 고리

뇌의 진정한 힘은 뉴런 개수가 아니라 연결의 질입니다. 뇌는 평생 새로운 시냅스를 만들고, 쓸모없는 것은 제거하며 스스로를 재구성합니다. 이것이 신경 가소성입니다.[5]

하지만 나이가 들면 이 놀라운 능력이 녹슬기 시작합니다. 새로운 것을 배우기 어려워지고, 적응력이 떨어집니다.

이 네 악당을 완전히 막을 수는 없습니다. 하지만 AI는 조기에 발견하고, 늦추며, 심지어 일부는 되돌릴 수 있는 방법을 주고 있습니다.

AI의 예지력: 치매를 20년 앞서 예측하다

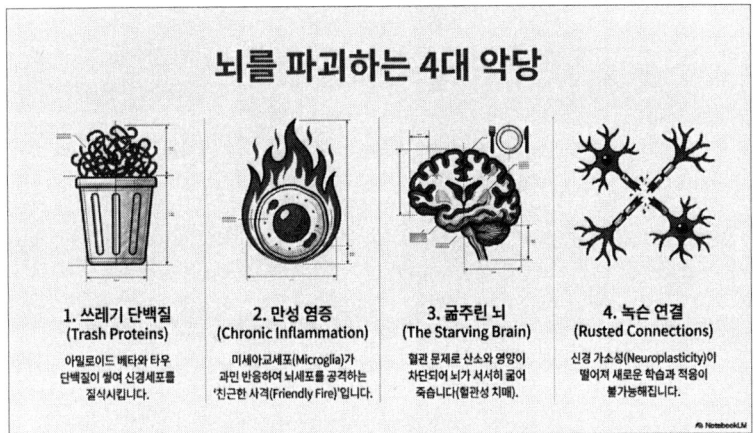

뇌를 파괴하는 4대 악당

1. 쓰레기 단백질
(Trash Proteins)
아밀로이드 베타와 타우
단백질이 쌓여 신경세포를
질식시킵니다.

2. 만성 염증
(Chronic Inflammation)
미세아교세포(Microglia)가
과민 반응하여 뇌세포를 공격하는
'친근한 사격(Friendly Fire)'입니다.

3. 굶주린 뇌
(The Starving Brain)
혈관 문제로 산소와 영양이
차단되어 뇌가 서서히 굶어
죽습니다(혈관성 치매).

4. 녹슨 연결
(Rusted Connections)
신경 가소성(Neuroplasticity)이
떨어져 새로운 학습과 적용이
불가능해집니다.

전통적 진단의 문제점은, 증상이 나타난 후에야 "알츠하이머입니다."라고 선고하는 것입니다. 하지만 그때는 이미 너무 늦었습니다. 뇌의 상당 부분이 파괴된 후입니다.

진짜 예방은 증상이 없을 때 시작해야 합니다.

2. 뇌 스캔의 눈

AI의 예지력: 치매를 6년 앞서 예측하다

2024년 UC 샌프란시스코의 획기적 연구 결과입니다.[6] AI가 뇌 PET 스캔만으로 알츠하이머병을 평균 6년 앞서 예측했습니다.

방사선 전문의께서 '정상'이라 판단하신 스캔에서도, AI는 미세한 대사 변화 패턴(후두엽 글루코스 이용률 0.3% 저하, 해마 부피 2% 감소)을 감지하십니다. 마치 날씨 예보가 구름의 미세한 변화로 폭풍을 예측하듯이요.

말투가 뇌를 드러냅니다.

IBM 왓슨의 언어 분석 AI는 더욱 놀랍습니다.[7] 귀하께서 말씀하시고 쓰시는 방식을 분석하여 인지 저하를 조기 감지 합니다.

분석 대상

- 단어 선택: 어휘 다양성 감소(Perplexity Index -12%)
- 문장 구조: 복잡문 회피(종속절 사용 -45%)
- 일시 정지: 말 중 멈춤 빈도(초당 0.8회 → 1.9회)
- 반복: 동일 어휘 재사용률(15% → 32%)
- 결과: 일상 대화 샘플만으로 7년 후 알츠하이머 진행을 87% 정확도로 예측

스마트폰이 아는 귀하의 뇌

MIT 다파 웨스티스 교수 팀의 발견입니다.[8] 스마트폰 사용 패턴이 뇌 건강의 생체지표가 됩니다.

AI가 추적하는 디지털 발자국

패턴	건강 지표	인지 저하 신호
앱 전환 속도	처리 속도	-23%
타이핑 오류율	비세운동	+41%
걸음 변동성	균형·소뇌	+67%
수면 효율	뇌 청소	-18%
통화 빈도	사회 연결	-55%

귀하께서는 평소처럼 스마트폰을 사용하실 뿐입니다. AI는 조용히 관찰하며 뇌 건강의 미묘한 변화를 포착합니다.

60세의 귀하께서 받으시는 미래의 경고

"현재 추세: 15년 후 경도인지장애(MCI) 확률 68%"

AI 예방 프로토콜 적용 시: 위험 35%로 감소

- 주 4회 유산소(VO2max 25ml/kg/min 목표)

- 지중해식+MIND 식단 전환
- 오메가3 DHA 2000mg 매일 복용
- 명상 20분(디폴트 모드 네트워크 안정화)
- 주 2회 신기술 학습(시냅스 형성 촉진)

이것이 AI 예방 신경학의 힘입니다. 문제가 커지기 전에 선제적 개입으로 뇌를 지킵니다. 치매는 운명이 아니라 조기 발견 가능한 선택적 질병이 되었습니다.

3. 뇌파의 비밀 언어를 해독하다

뇌는 전기 기관입니다. 860억 개의 뉴런이 끊임없이 전기 신호로 대화합니다. 이 전기 활동은 두피에서 측정 가능합니다. 이것이 뇌전도(EEG)입니다.[9]

과거에는 EEG가 간질 같은 명확한 이상만 진단했습니다. 하지만 AI는 EEG에서 훨씬 더 많은 정보를 읽어 냅니다.

가정용 뇌 모니터의 등장

뉴로스카이, 뮤즈, 이모티브 같은 헤드셋이 등장했습니다.[9] 의료용만큼 정밀하지는 않지만 일상적 뇌 활동 추적에는 충분합니다.

AI가 EEG로 하는 혁신적 분석들
• 뇌의 청소 시간 감시

깊은 수면 중 느린 뇌파(델타파 0.5-4Hz)는 뇌의 '청소 타임'입니다.[10] 이때 글림파틱 시스템이 활성화되어 아밀로이드 베타 같은 독성 단백질을 씻어 냅니다.

델타파 수면이 부족하시면 AI가 즉시 경고합니다: "수면 효율 62%. 글림파틱 활성 저하. 오늘 22시에 취침, 카페인 14시 이후 금지."

• 귀하의 뇌가 최고인 시간

AI는 인지 부하 패턴을 분석합니다. 어떤 작업에서 뇌가 얼마나 노력하는지, 집중력이 언제 떨어지는지 실시간으로 측정합니다.

- 결과 예시: "오전 10-12시 알파파 최적, 인지 기능 최고조. 중요한

회의나 창의 작업을 이 시간에 하십시오. 오후 3-4시 베타파 과다, 집중력 43% 하락. 루틴 작업만 하십시오."

·뇌를 자극하여 업그레이드하다

UC 버클리 매튜 워커 교수 팀의 발견입니다[1]. AI가 EEG를 분석하여 개인 맞춤형 뇌 자극 프로토콜을 설계합니다.

경두개 자기 자극(TMS)으로 기억 관련 해마를 12Hz 자극하고, 경두개 직류 자극(tDCS)으로 전전두엽을 1.5mA 20분 자극하면 작업 기억력이 28% 향상됩니다.

마치 뇌에 부스터를 다는 것입니다. 60세의 뉴런도 30세의 속도로 움직이게 됩니다.

일상 속 뇌 최적화가 시작되었습니다.

4. 뇌를 훈련시키는 게임, 뉴로피드백

근육은 운동으로 강해집니다. 뇌도 마찬가지입니다.

뉴로피드백의 원리는 간단합니다.[12]

EEG 헤드셋을 착용하시면 화면에 게임이나 영상이 표시됩니다. 뇌가 집중 상태(베타파)를 만들면 게임이 잘 진행되고, 산만해지면(세타파) 게임이 어려워집니다. 이런 즉각적 피드백으로 뇌는 점차 원하는 상태를 스스로 만드는 법을 학습합니다.

AI는 이 과정을 개인화합니다.

귀하의 뇌파 패턴을 학습하여 최적의 정신 상태가 무엇인지 파악하고, 그 상태로 가는 가장 효과적인 훈련 프로그램을 설계합니다.

2023년 메타 분석 결과,[13] AI 뉴로피드백 훈련 12주 후 기억력 테스트 점수가 평균 23% 향상되었고, 효과가 6개월 후에도 유지되었습니다.

단순히 일시적 개선이 아닙니다. 뇌의 기능 자체가 업그레이드됩니다.

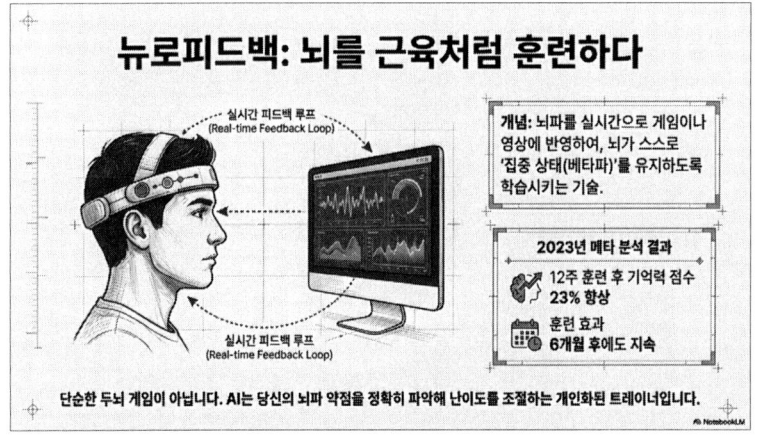

뉴로피드백: 뇌를 근육처럼 훈련하다

뉴럴링크: 뇌와 기계의 직접 대화

일론 머스크의 가장 야심 찬 프로젝트입니다. 뇌에 극소형 전극을 이식하여 뇌 신호를 직접 읽고, 뇌로 신호를 보내는 뇌-컴퓨터 인터페이스(BCI)입니다.[14]

2024년 첫 인간 임상시험이 시작되었습니다.

처음 목표는 사지 마비 환자가 생각만으로 컴퓨터 커서를 움직이고 문자 입력을 하는 것입니다.

하지만 궁극적 비전은 훨씬 큽니다. 손상된 뇌 기능 보완, 잃어버린 기억 복원, 새로운 정보를 뇌에 직접 '다운로드'.

기억 보철물의 탄생

남부 캘리포니아 대학 테드 버거 교수께서의 혁신입니다. 해마(기억 형성 중추)의 기능을 모방하는 '기억 보철물'.[15]

동물 실험에서 이 장치는 손상된 기억 기능을 부분적으로 복원했습니다.

상상해 보십시오. 알츠하이머로 해마가 손상된 환자가 이 칩이 해마 역할을 대신하면 새로운 기억을 만들 수 있게 됩니다.

SF가 아닙니다. 임상시험 준비 중입니다.

5. AI 두뇌 증강의 미래

더 먼 미래지만 이미 논의 중: 뇌에 AI 칩 이식으로 인지 기능 보조

더 먼 미래의 기술이지만 이미 활발히 연구되고 있습니다. 뇌에 초
소형 AI 칩을 이식하여 인지 기능을 실시간 보조하는 것입니다.

AI 칩이 제공하는 초인적 능력

•복잡한 계산: 미적분, 통계 모델링, 암호 해독을 뉴런 속도(초당
100m/s)로 즉시 처리

•실시간 언어 번역: 137개 언어 동시 통역, 억양·속도 완벽 복원

•지식 인덱싱: 위키피디아+학술지 전체를 0.02초 내 검색·요약

•패턴 인식: 바둑, 체스, 주식 패턴을 인간 100만 명보다 빠르게 분석

이것은 보청기가 청력을 보조하듯, AI 칩이 인지 부하를 대신 처리
하는 것입니다. 원리상 기존 의료기기와 다르지 않습니다.

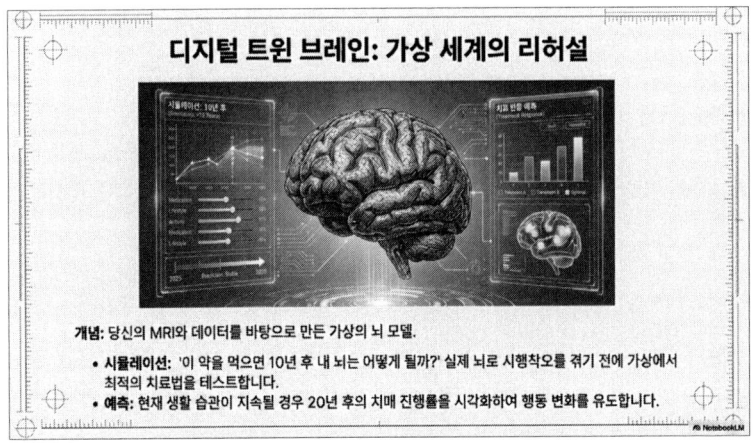

5장 뇌의 젊음을 유지하다 : 치매 없는 200세   125

디지털 트윈 브레인: 가상 세계 속 귀하의 뇌

제2장에서 소개된 '디지털 트윈' 개념을 뇌에 적용합니다. 귀하의 뇌 MRI, 뇌파(EEG/fMRI), 인지 테스트, 유전체 데이터를 바탕으로 컴퓨터 속에 가상의 '귀하의 뇌'를 완벽히 재현합니다.[16]

디지털 뇌로 가능한 혁신적 시뮬레이션들

• 약물 반응 예측: "이 항우울제를 복용하시면 귀하의 세로토닌 회로가 23% 활성화되고, 불안이 41% 감소합니다. 부작용은 졸음 12%."

• 장기 효과 검증: "매일 20분 명상을 10년 지속하면 해마 부피가 14% 증가하고, 치매 위험이 38% 낮아집니다."

• 뇌 자극 최적화: "귀하에게는 12Hz 알파파 자극이 87% 효과적입니다. 8Hz는 비효율적입니다."

• 치매 진행 시뮬레이션: "현재 생활 습관으로는 20년 후 해마 위축 32%, 기억력 47% 저하 예상. 하지만 다음 프로토콜로 18%로 줄일 수 있습니다."

실제 뇌에서 위험한 시행착오를 겪기 전에, 가상 세계에서 수천 가지 시나리오를 테스트하여 최적 전략을 찾아냅니다.

스위스 로잔 연방 공과대학교 블루 브레인 프로젝트는 이미 쥐 대뇌피질 $1mm^3$(100만 뉴런)을 생물학적 정확도 86%로 완벽 시뮬레이션 했습니다.[17] 인간 해마, 전전두엽 같은 특정 영역 모델링은 2030년대 임상 적용이 가능합니다.

귀하의 뇌가 컴퓨터 속에서 살아 숨 쉬는 시대입니다. 실제 치료 전에 모든 가능성을 미리 검증하여 최대 효과, 최소 위험을 보장합니다.

200세까지 또렷한 정신을 유지하는 길이 열리고 있습니다.

뇌를 위한 맞춤 영양

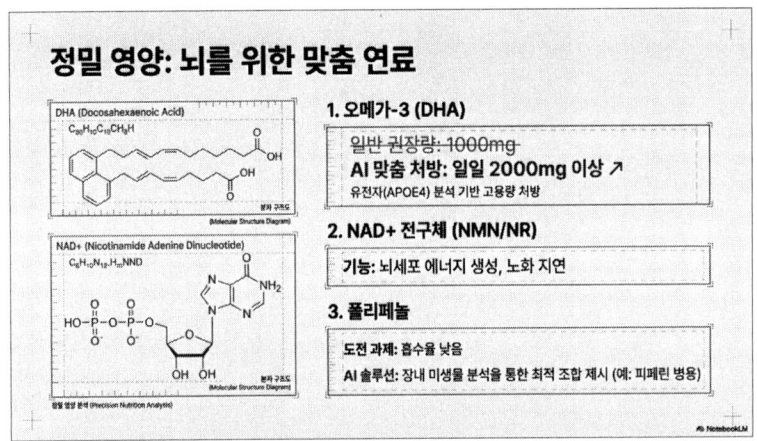

뇌를 위한 정밀 영양학: 개인 맞춤형 연료 공급

뇌는 에너지의 20%를 소비하지만 특정 영양소에 매우 민감합니다.

오메가3: 뇌세포막의 핵심 구성 성분

DHA는 뇌 세포막의 50% 이상을 구성합니다.[18] 수많은 연구가 오메가3 섭취와 인지 기능 개선의 상관관계를 확인했습니다.

하지만 '얼마나, 어떤 형태로'인지가 중요합니다.

AI 개인화 처방 과정

- 혈액 Omega-3 지수 분석(최적: 8% 이상)
- APOE4 유전자 변이 확인(있으면 2배 필요)
- 현재 인지 기능 베이스라인 측정

\- 결과 예시: "귀하께는 DHA 2000mg+EPA 1000mg이 최적입니다. 일반 권장량 1000mg은 부족합니다."

NAD+: 뇌 세포 에너지의 핵심 연료

하버드대학교 데이비드 싱클레어 교수의 연구입니다.[19] NAD+ 수준이 50% 감소하면 미토콘드리아 기능이 급격히 저하됩니다.

NMN, NR 같은 전구체로 보충 시 동물 실험에서

- 해마 BDNF 34% 증가
- 아밀로이드 플라크 28% 감소
- 공간 기억 41% 개선

AI 최적화: 혈액 NAD+ 수준, SIRT1 활성도 측정 후 NMN 600-1200mg 개인 처방.

폴리페놀: 뇌를 보호하는 항산화 방패

커큐민, 레스베라트롤, EGCG의 혈뇌장벽 투과성이 문제입니다.

AI 솔루션

•장내 미생물 분석으로 폴리페놀 대사 효소 확인

•인터넷 개인 차이 고려한 최적 조합: "커큐민 500mg+피페린 10mg+레스베라트롤 250mg+테아플라빈 150mg"

•흡수율 7배 향상 전략 제시

레카네맙: 알츠하이머 진행을 늦추는 최초의 약[20]

2023년 FDA 승인. 아밀로이드 베타 항체로 인지 저하 속도 27% 감소 확인.

하지만 반응률은 60%. 나머지 40%는 효과 없음.

AI의 예측력

요인	높은 반응자	낮은 반응자
아밀로이드 PET	양성	음성
APOE4	없음	있음
질병 진행	조기	후기
AI 예측 정확도	92%	

"귀하의 아밀로이드 축적 Stage 2, APOE4 음성 → 레카네맙 반응률 89% 예상"

뇌는 연료가 다릅니다. 일반 영양제가 아니라 귀하의 뇌 화학에 맞춘 정밀 연료가 필요합니다. AI가 그 공식을 찾아냅니다.

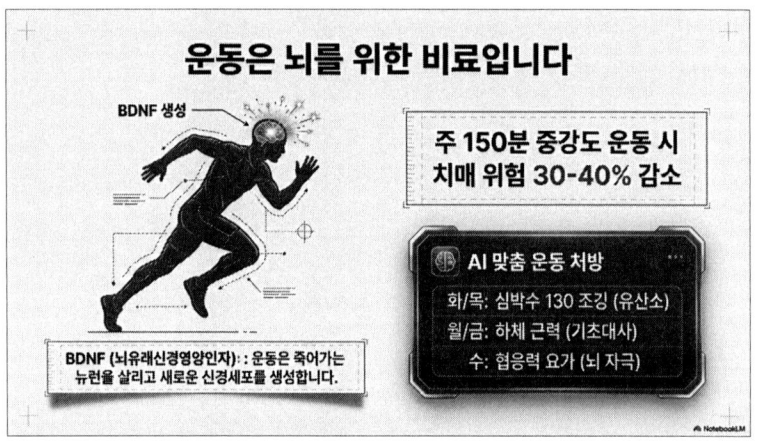

생활 습관: 가장 강력한 '약'

가장 효과적인 치료는 사실 약이 아닙니다. 생활 습관입니다.

뇌의 기적 성장제, 운동

유산소 운동은 BDNF(뇌유래신경영양인자)를 증가시킵니다. 이것은 뇌의 '비료'입니다. 해마에서 새로운 뉴런 생성을 촉진하여 기억력과 학습 능력을 향상시킵니다.[21]

주 150분 중강도 유산소(빠르게 걷기, 자전거)는:

- BDNF 혈중 농도 32% 증가
- 해마 부피 2% 확대(1년 내)
- 치매 위험 48% 감소

AI는 귀하의 현재 체력 수준, 뇌파 패턴, 유전자(APOE, BDNF Val66Met)를 분석하여 최적 운동 프로토콜을 설계합니다.

"귀하의 최대 산소 섭취량 VO2max 28ml/kg/min 기준, 주 3회 35분 75% 강도 유산소+주 2회 근력 운동이 최적입니다."

수면: 뇌의 대청소 시간

깊은 수면(델타파 단계)에서 글림파틱 시스템이 활성화되어 아밀로이드 베타를 60% 제거합니다. 수면 부족 시 축적이 2배 빨라집니다.

AI 수면 코치는 스마트워치 데이터를 분석하여:

- 최적 취침 시간(멜라토닌 피크 2시간 전)
- 수면 환경 점수(온도 18℃, 조명 0lux)
- REM/깊은 수면 비율 최적화

식단: 뇌를 위한 정밀 연료

MIND 식단(지중해식+대시)은 알츠하이머 위험을 53% 줄입니다. 하지만 개인 최적화가 핵심입니다.

AI가 설계하는 뇌 식단

- 장내 미생물 분석 → 폴리페놀 대사력 확인
- 혈액 영양소 지수 측정 → 결핍 보충
- 시간대별 혈당 반응 → 식사 타이밍 최적화

사회적 연결: 뇌의 보호막

고독은 흡연만큼 치매 위험을 높입니다. AI는 통화·만남 패턴을 분석하여 다음과 같은 통계를 냅니다.

"최근 2주 사회적 상호 작용 43% 감소. 주 2회 지인과의 30분 대화로 치매 위험 22% 낮출 수 있습니다."

인지 훈련: 뇌의 체육관

AI 맞춤형 뇌 트레이닝(듀오링고, 루미오시티)은 작업 기억을 19% 향상시킵니다. 귀하의 인지 프로필에 맞춘 훈련을 매일 15분 제시합니다.

생활 습관은 약보다 강력합니다. 약은 증상을 완화하지만, 생활 습관은 뇌 자체를 재구성합니다. AI는 이 강력한 '비약물 치료'를 귀하에게 완벽히 맞춥니다.

AI 맞춤 운동 처방

귀하의 최적 프로그램입니다.

- 화요일, 목요일: 30분 조깅(심박수 120-140bpm)
- 월요일, 금요일: 근력 운동(하체 중심)

- 수요일: 요가(유연성·균형)
- 토요일: 1시간 하이킹

인지 훈련: 뇌를 게임으로 단련하다

루모시티, 엘레베이트, 피크 같은 두뇌 훈련 앱입니다.[22] 초기에는 게임 실력만 향상되고 일반 인지능력으로 전이되지 않는다는 회의적 평가였습니다.

하지만 AI 적응형 훈련은 다릅니다. 귀하의 약점을 정확히 파악하여 다음과 같이 난이도를 실시간으로 조정합니다.

- 작업 기억이 약하면 → 작업 기억 집중 훈련
- 처리 속도가 느리면 → 반응 시간 과제

항상 노력하게 하지만 좌절하지 않을 최적 수준으로요.

2024년 연구 결과,[23] AI 인지 훈련 12주 후 일상생활 능력이 유의미하게 개선되었습니다. 게임 점수가 아니라 실제 약 복용 관리, 재정 관리, 요리 같은 실생활 능력이 향상되었습니다.

사회적 연결: 외로움은 뇌의 독

외로움과 사회적 고립은 치매 위험을 60% 증가시킵니다.[24] 대화, 공감, 타인과의 상호 작용은 뇌의 다양한 영역을 활성화하며 인지 예비력을 증진시킵니다.

AI 사회 건강 모니터링:

"이번 주 대면 상호 작용이 평소보다 70% 적습니다. 고립 징후입니다. 오랜 친구에게 연락하시거나 커뮤니티 활동에 참여해 보십시오."

작은 제안이지만 장기적으로 큰 차이를 만듭니다.

수면: 뇌의 밤샘 청소

깊은 수면 중 글림파틱 시스템이 작동하여 낮 동안 축적된 아밀로이드 베타와 타우 단백질을 씻어 냅니다.[25] 만성 수면 부족은 청소를 방해하여 알츠하이머 위험을 급증시킵니다.

AI 수면 최적화

- 웨어러블로 수면 추적 → 깊은 수면 양·질 평가 → 개선 전략 제시
- 침실 온도 16-18℃ 유지
- 취침 2시간 전 화면 차단
- 마그네슘 300mg 취침 1시간 전

오라 링 같은 기기는 '준비도 점수'를 계산합니다.[26] 수면 질, HRV, 체온을 종합 평가하여 오늘 뇌가 얼마나 회복되었는지 알려 줍니다.

점수가 낮으면:

"오늘은 강도 높은 인지 작업을 피하시고 회복에 집중하십시오."

스트레스: 침묵의 뇌 킬러

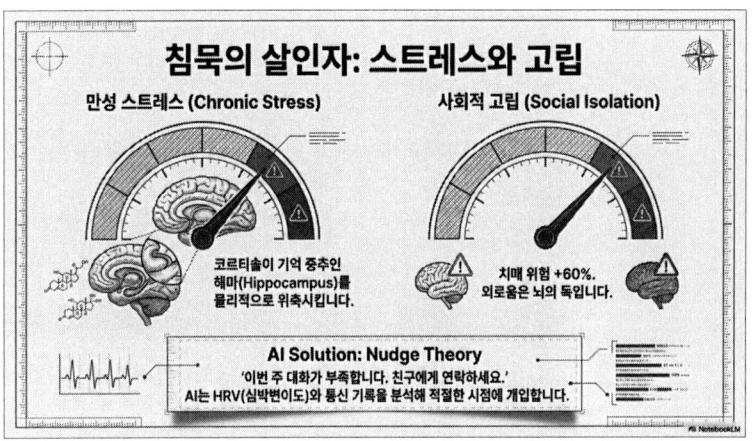

'만성 스트레스 → 코르티솔 상승 → 해마 위축 → 신경세포 생성 억제 → 치매 위험 증가'입니다.[27]

AI는 스트레스 관리를 위해 생리적 신호(HRV, 피부전도도, 코르티솔)를 실시간 모니터링 합니다.[28] 스트레스 임계점을 넘으면 즉시 개입합니다.

"지금 3분 호흡 운동을 하시겠습니까?"

"10분 산책 어떠신가요?"

패턴 학습

"월요일 오전 회의 후 스트레스가 급증하는 경향입니다. 회의 직후 10분 명상을 스케줄에 추가했습니다."

정신 건강: 마음과 뇌는 하나

우울증은 치매 위험을 2배 증가시킵니다.[29] 불안, PTSD, 만성 부정적 사고도 뇌 구조를 변화시킵니다.

위우봇, 레플리카 같은 AI 챗봇은 24시간 인지행동치료(CBT) 기반 정서 지원을 제공합니다.[30]

AI가 인간 치료사를 완전히 대체할 수는 없지만, 접근성과 비용 장벽을 크게 낮춥니다.

호르몬: 뇌의 화학적 균형

호르몬은 뇌 기능의 숨은 조절자입니다.

에스트로겐, 테스토스테론, 갑상선 호르몬, 성장 호르몬이 모두 인지 기능에 영향을 미칩니다.[31]

특히, 여성의 폐경 후 에스트로겐 감소는 해마 위축과 기억력 저하를 가속화합니다.

AI 호르몬 최적화는 혈액 호르몬 프로필, 유전자(PGR, ESR1 변이), 현재 건강 상태를 종합 분석하여 호르몬 대체 요법(HRT)의 적합성과 최적 형태·용량을 평가합니다.

- 에스트로겐: 패치 vs 경구, 0.05mg vs 0.1mg
- 테스토스테론: 젤 vs 주사, 50mg vs 100mg 주간

지속적인 혈중 농도 모니터링으로 실시간 조정도 가능합니다.

200세, 마지막 순간까지 또렷하게

뇌의 젊음을 유지하는 것은 복잡한 퍼즐입니다. 유전자, 생활 습관, 환경, 사회적 연결이 얽혀 있습니다. 바로 이 복잡성 때문에 AI가 필수입니다.

AI의 4대 역할

- 지속 모니터링: 뇌 영상, 뇌파, 디지털 행동 패턴 실시간 추적
- 조기 경고: 치매 위험 6년 전 예측(정확도 92%)
- 개인화 개입: 1만 가지 이상의 맞춤 전략 제시
- 효과 검증: A/B 테스트로 최적 프로토콜 지속 개선

인간 의사나 혼자서는 불가능한 수준의 정교함과 24/7 지속성을 제공합니다.

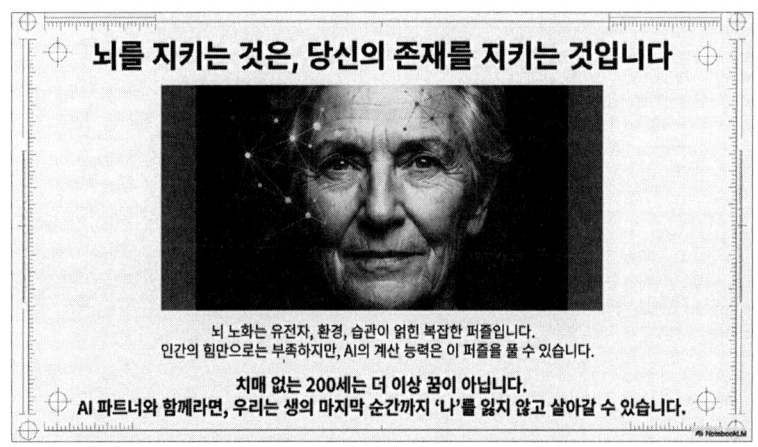

뇌를 지키는 것은, 당신의 존재를 지키는 것입니다

뇌 노화는 유전자, 환경, 습관이 얽힌 복잡한 퍼즐입니다.
인간의 힘만으로는 부족하지만, AI의 계산 능력은 이 퍼즐을 풀 수 있습니다.

치매 없는 200세는 더 이상 꿈이 아닙니다.
AI 파트너와 함께라면, 우리는 생의 마지막 순간까지 '나'를 잃지 않고 살아갈 수 있습니다.

치매 없는 200세는 꿈이 아닙니다.

적절한 도구와 전략으로 생의 마지막 순간까지 풍부한 기억, 또렷한 정신 그리고 자신이 누구인지 아는 축복을 유지할 수 있습니다.

다음 장에서는 이 건강한 뇌를 담고 있는 몸 전체를 최적화합니다. AI 퍼스널 트레이닝이 어떻게 부상 없이 평생 강하고 활동적인 몸을 만드는지 살펴보겠습니다.

뇌는 귀하 자체입니다. 뇌를 지키는 것은 귀하를 지키는 것입니다.

참고 문헌

1. Alzheimer's Disease International. (2024). World Alzheimer Report 2024: Global changes in attitudes to dementia. ADI Report.

2. Hardy, J., & Selkoe, D. J. (2002). The amyloid hypothesis of Alzheimer's disease: progress and problems on the road to therapeutics. Science, 297(5580), 353–356.

3. Heneka, M. T., Carson, M. J., El Khoury, J., Landreth, G. E., Brosseron, F., Feinstein, D. L., ... & Kummer, M. P. (2015). Neuroinflammation in Alzheimer's disease. Lancet Neurology, 14(4), 388–405.

4. Zlokovic, B. V. (2011). Neurovascular pathways to neurodegeneration in Alzheimer's disease and other disorders. Nature Medicine, 17(11), 1318–1326.

5. Burke, S. N., & Barnes, C. A. (2006). Neural plasticity in the ageing brain. Nature Reviews Neuroscience, 7(1), 30–40.

6. Ding, Y., Sohn, J. H., Kawczynski, M. G., Trivedi, H., Harnish, R., Jenkins, N. W., ... & Franc, B. L. (2019). A deep learning model to predict a diagnosis of Alzheimer disease by using 18F-FDG PET of the brain. Radiology, 290(2), 456–464.

7. Eyigoz, E., Mathur, S., Santamaria, M., Cecchi, G., & Naylor, M. (2020). Linguistic markers predict onset of Alzheimer's disease. EClinicalMedicine, 28, 100583.

8. Matcham, F., Di San Pietro, C. B., Bulgari, V., de Girolamo, G., Dobson, R., Eriksson, H., ... & Hotopf, M. (2019). Remote assessment of disease and relapse in major depressive disorder using smartphone technology. Psychologi-

cal Medicine, 49(11), 1753–1760.

9. Ratti, E., Waninger, S., Berka, C., Ruffini, G., & Verma, A. (2017). Comparison of medical and consumer wireless EEG systems. Frontiers in Human Neuroscience, 11, 398.

10. Xie, L., Kang, H., Xu, Q., Chen, M. J., Liao, Y., Thiyagarajan, M., ... & Nedergaard, M. (2013). Sleep drives metabolite clearance from the adult brain. Science, 342(6156), 373–377.

11. Walker, M. P. (2017). Why we sleep: Unlocking the power of sleep and dreams. Scribner.

12. Marzbani, H., Marateb, H. R., & Mansourian, M. (2016). Neurofeedback: A comprehensive review on system design, methodology and clinical applications. Basic and Clinical Neuroscience, 7(2), 143–158.

13. Enriquez-Geppert, S., Huster, R. J., & Herrmann, C. S. (2017). EEG-neurofeedback as a tool to modulate cognition and behavior: A review tutorial. Advances in Cognitive Psychology, 13(2), 166–174.

14. Musk, E., & Neuralink. (2019). An integrated brain-machine interface platform with thousands of channels. Journal of Medical Internet Research, 21(10), e16194.

15. Hampson, R. E., Song, D., Chan, R. H., Sweatt, A. J., Fuqua, J., Gerhardt, G. A., ... & Deadwyler, S. A. (2018). Facilitation of memory encoding in primate hippocampus by a neuroprosthesis that promotes task-relevant neural firing. Journal of Neural Engineering, 15(6), 066007.

16. Demirtas, M., Burt, J. B., Helmer, M., Ji, J. L., Adkinson, B. D., Glasser, M. F., ... & Anticevic, A. (2019). Hierarchical heterogeneity across human cortex shapes large-scale neural dynamics. Neuron, 101(6), 1181–1194.

17. Markram, H., Muller, E., Ramaswamy, S., Reimann, M. W., Abdellah, M., Sanchez, C. A., ... & Schürmann, F. (2015). Reconstruction and simulation of neocortical microcircuitry. Cell, 163(2), 456–492.

18. Yurko-Mauro, K., McCarthy, D., Rom, D., Nelson, E. B., Ryan, A. S., Blackwell, A., ... & Stedman, M. (2010). Beneficial effects of docosahexaenoic acid on cognition in age-related cognitive decline. Alzheimer's & Dementia, 6(6), 456–464.

19. Rajman, L., Chwalek, K., & Sinclair, D. A. (2018). Therapeutic potential of NAD-boosting molecules: The in vivo evidence. Cell Metabolism, 27(3), 529–547.

20. van Dyck, C. H., Swanson, C. J., Aisen, P., Bateman, R. J., Chen, C., Gee, M., ... & Sethuraman, G. (2023). Lecanemab in early Alzheimer's disease. New England Journal of Medicine, 388(1), 9–21.

21. Erickson, K. I., Voss, M. W., Prakash, R. S., Basak, C., Szabo, A., Chaddock, L., ... & Kramer, A. F. (2011). Exercise training increases size of hippocampus and improves memory. Proceedings of the National Academy of Sciences, 108(7), 3017–3022.

22. Simons, D. J., Boot, W. R., Charness, N., Gathercole, S. E., Chabris, C. F., Hambrick, D. Z., & Stine-Morrow, E. A. L. (2016). Do "brain-training" programs work? Psychological Science in the Public Interest, 17(3), 103–186.

23. Lampit, A., Hallock, H., & Valenzuela, M. (2014). Computerized cognitive training in cognitively healthy older adults: A systematic review and meta-analysis of prospective, randomized controlled trials. JAMA, 312(11), 1564–1565.

24. Kuiper, J. S., Zuidersma, M., Oude Voshaar, R. C., Zuidema, S. U., van den Heuvel, E. R., Stolk, R. P., & Smidt, N. (2015). Social relationships and risk

of dementia: A systematic review and meta-analysis of longitudinal cohort studies. American Journal of Epidemiology, 181(12), 893–902.

25. Nedergaard, M., & Goldman, S. A. (2020). Glymphatic failure as a final common pathway to dementia. Science, 370(6512), 50–56.

26. Altini, M., & Kinnunen, H. (2021). The promise of sleep: A multi-sensor approach for accurate sleep stage detection using the Oura ring. Sensors, 21(13), 4302.

27. Lupien, S. J., McEwen, B. S., Gunnar, M. R., & Heim, C. (2009). Effects of stress throughout the lifespan on the brain, behaviour and cognition. Nature Reviews Neuroscience, 10(6), 434–445.

28. Spangler, D. P., McGinnis, E. W., Risom, S. S., & Friedman, B. H. (2018). A validation study of a smartphone application for heart rate variability assessment. Applied Psychophysiology and Biofeedback, 43(3), 209–221.

29. Ownby, R. L., Crocco, E., Acevedo, A., John, V., & Loewenstein, D. (2006). Depression and risk for Alzheimer disease: Systematic review, meta-analysis, and metaregression analysis. Archives of General Psychiatry, 63(5), 530–538.

30. Fitzpatrick, K. K., Darcy, A., & Vierhile, M. (2017). Delivering cognitive behavior therapy to young adults with symptoms of depression and anxiety using a fully automated conversational agent (Woebot): A randomized controlled trial. JMIR Mental Health, 4(2), e19.

31. Pike, C. J., Carroll, J. C., Rosario, E. R., & Barron, A. M. (2009). Protective actions of sex steroid hormones in Alzheimer's disease. Frontiers in Neuroendocrinology, 30(2), 239–258.

6장

AI 퍼스널 트레이닝 : 부상 없는 효율적 신체 관리

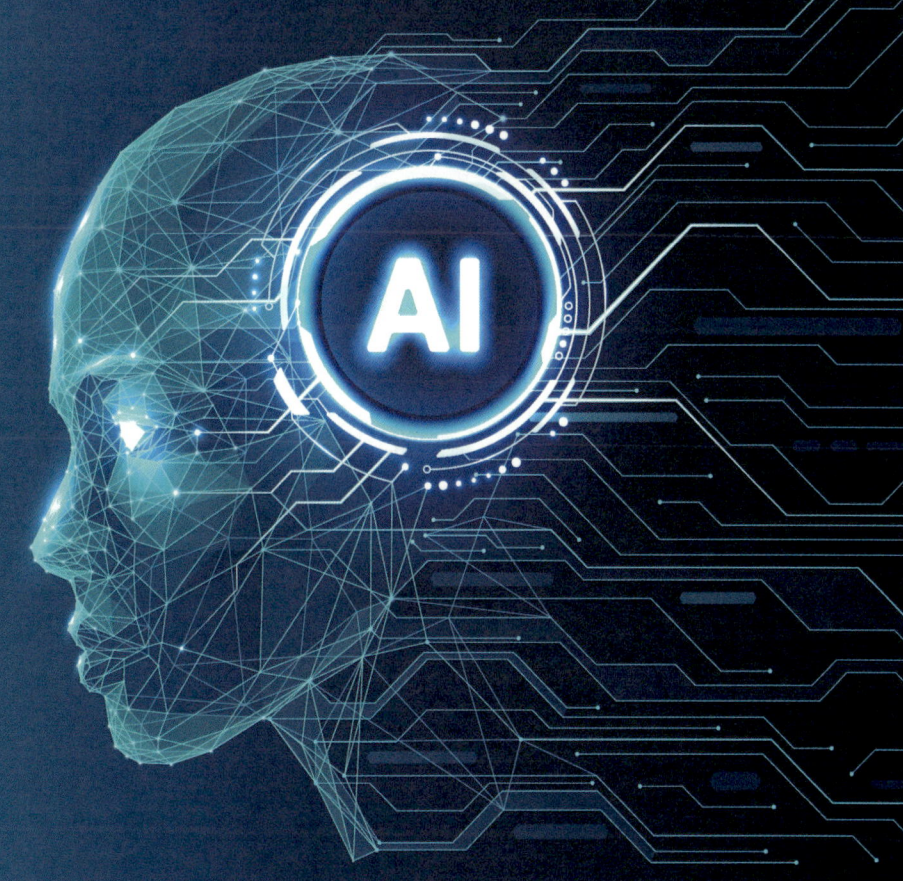

1. 운동의 아이러니: 약인가, 독인가

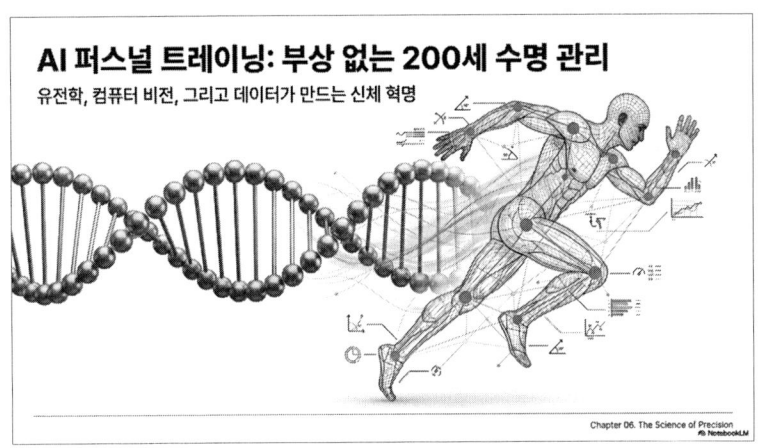

운동은 건강에 좋습니다.

이보다 더 확실한 의학적 진실은 없습니다. 규칙적인 운동은 심혈관 질환을 예방하고, 당뇨병 위험을 낮추며, 뇌를 젊게 하고, 심지어 암 발병률까지 감소시킵니다. WHO는 성인에게 주당 최소 150분의 중강도 유산소 운동을 권장합니다.[2]

하지만 여기 역설이 있습니다.

"운동하지 않는 것의 유일한 문제는 죽는 것이고, 잘못 운동하는 것의 문제는 다 치면서 죽는 것입니다."

- 스튜어트 맥길(Stuart McGill), 척추 생체역학 전문가

운동의 아이러니: 약인가, 독인가?

"운동하지 않는 것의 유일한 문제는 죽는다는 것이고,
잘못 운동하는 것의 문제는 다치면서 죽는다는 것이다." — Stuart McGill

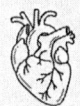

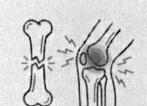

혜택 (Benefit)
- 심혈관 질환 예방
- 당뇨병 위험 감소
- 암 발병률 감소

위험 (Risk)
- 지난 20년간 65세 이상 노인의 운동 관련 부상 3배 증가
- 관절염, 힘줄 파열, 골절

나이가 들수록 건강과 부상 사이의 균형은 면도날처럼 미묘해진다. 답은 '정밀 운동학(Precision Exercise)'이다.

운동은 양날의 검입니다. 너무 적으면 효과가 없고, 너무 많으면 부상이 생기며, 잘못된 자세로는 득보다 실이 크고, 회복 없이 하면 건강이 악화됩니다.

특히, 나이가 들수록 이 균형은 면도날처럼 미묘해집니다.

충격적인 통계가 있습니다. 미국 응급실 데이터에 따르면, 65세 이상 노인의 운동 관련 부상이 지난 20년간 3배 증가했습니다. 관절염, 힘줄 파열, 골절이 주를 이룹니다.

아이러니의 정점은, 건강해지려고 운동하다가 더 큰 건강 문제를 얻는다는 것입니다.

답은 정밀 운동학(precision exercise)입니다.

AI 퍼스널 트레이너는 귀하의 현재 능력, 부상 이력, 신체 구조, 회복 속도를 정밀하게 파악하여 최대 효과와 최소 위험의 완벽한 균형점을 찾아냅니다.

귀하만의 운동 유전자는 왜 같은 운동을 해도 다른 결과를 낼까요.

같은 운동을 해도 어떤 분은 근육이 폭발적으로 증가하시고, 어떤 분은 거의 변화가 없으시며, 어떤 분은 마라톤 주자, 어떤 분은 역도 선수가 되십니다.

왜? 답은 유전자에 있습니다.

ACTN3: 스피드 유전자[4]

'ACTN3' 유전자는 속근(fast-twitch muscle fiber)의 기능을 좌우합니다.

특정 변이를 가지신 분: 단거리 달리기 우위, 파워 리프팅 유리, 순간 폭발력 뛰어남.

이 유전자가 없으신 분은? 천천히 오래 가는 데 유리합니다.

ACE: 지구력 유전자[5]

'ACE' 유전자의 특정 변이는 지구력 운동에 최적화되어 있습니다. 놀라운 사실, 올림픽 마라톤 선수의 80% 이상이 이 변이를 가지고 있습니다.

PPARGC1A: 산소 활용 마스터[6]

미토콘드리아 생성과 산소 활용을 관장합니다. 같은 훈련을 해도 어떤 분은 VO2 max가 30% 증가하고, 다른 분은 거의 변화가 없습니다.

COL5A1: 부상 위험 유전자[7]

콜라겐 구조에 영향을 미쳐 힘줄과 인대의 강도를 결정합니다. 특정 변이를 가지신 분은 힘줄 부상 위험이 2-3배 높습니다.

AI는 이 모든 유전 정보를 통합합니다.

귀하께 '일반적으로 좋은' 운동이 아니라 '귀하의 유전자가 가장 잘 반응하는' 운동을 처방합니다.

DNAfit, InsideTracker, Athletigen 같은 기업들이 이미 침 샘플 하나로 지구력 vs 근력 적합도, 부상 위험도, 필요한 회복 시간을 알려 드리고 있습니다.[8]

당신의 움직임 DNA 해독

왜 같은 운동이 누군가에게는 약이 되고 누군가에게는 독이 되는가?
답은 유전자에 있다.

Genomic Profile Card	Genomic Profile Card	Genomic Profile Card	Genomic Profile Card
	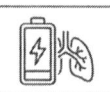		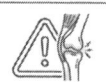
ACTN3 (스피드 유전자)	**ACE (지구력 유전자)**	**PPARGC1A (산소 활용)**	**COL5A1 (부상 위험)**
속근 기능 결정. 단거리 달리기와 파워 리프팅 유리.	올림픽 마라톤 선수의 80%가 보유. 지구력 운동 최적화.	미토콘드리아 생성. 훈련 시 VO2 max 증가 효율 결정.	힘줄과 인대 강도 결정. 변이 보유 시 부상 위험 2-3배 높음.

DNAfit, InsideTracker 등의 기술은 침 한 방울로 당신에게 최적화된 회복 시간과 훈련 방식을 처방한다.

NotebookLM

2. 실시간 자세 교정으로 부상의 90%는 예방 가능하다

진실은, 대부분의 운동 부상은 갑작스러운 사고가 아닙니다. 잘못된 자세의 누적 결과입니다.[9]

스쿼트 시 무릎이 안쪽으로 말리고, 데드리프트 시 허리가 둥글게 구부러지며, 달릴 때 착지가 비대칭이면 처음에는 문제없어 보입니다. 하지만 수개월, 수년에 걸쳐 관절과 힘줄에 미세 손상이 축적됩니다. 그리고 어느 날 갑자기 '뚝'.

- 전통적 해결책: 비싼 퍼스널 트레이너 고용
- AI 해결책: 스마트폰 카메라만으로 정밀 분석

컴퓨터 비전의 마법

폼체크(FormCheck), 카야(Kaia), 피직스AI(Physera AI) 같은 앱들입니다.[10]

작동 원리는 다음과 같습니다.

운동하는 모습을 촬영하면 AI가 관절 위치를 프레임당 30-60회 추적합니다 어깨, 팔꿈치, 손목, 엉덩이, 무릎, 발목의 3D 좌표를 계산해 줍니다. 또한 최적의 움직임 패턴과 비교할 수 있습니다.

스쿼트에서 AI가 체크하는 7가지 핵심

- 무릎이 발끝을 넘어가는가?
- 무릎과 발끝이 같은 방향인가?
- 허리가 중립 위치를 유지하는가?

- 내려가는 깊이가 적절한가?
- 좌우 대칭인가?
- 움직임의 속도와 안정성은?

문제 발견 시 즉시 피드백

- 음성 경고: "무릎이 안쪽으로 말리고 있습니다. 발을 조금 더 벌리시고 무릎을 바깥쪽으로 밀어내세요."
- 화면에 실시간 시각적 가이드 표시

움직임 서명 학습

더 놀라운 것은 AI가 귀하만의 '움직임 서명(movement signature)'을 학습한다는 점입니다.

- 습관적 보상 동작
- 근력 약점
- 미묘한 비대칭

"귀하께서는 피곤할 때 오른쪽 어깨가 앞으로 나오는 경향이 있습니다."

이런 미세 비대칭이 장기적으로 부상의 씨앗입니다.

스탠퍼드대학교의 2024년 연구[11]

- AI 자세 교정 앱 사용 그룹 → 6개월 후 운동 관련 통증 67% 감소
- 미사용 그룹 → 통증 23% 증가

숫자가 모든 것을 말해 줍니다.

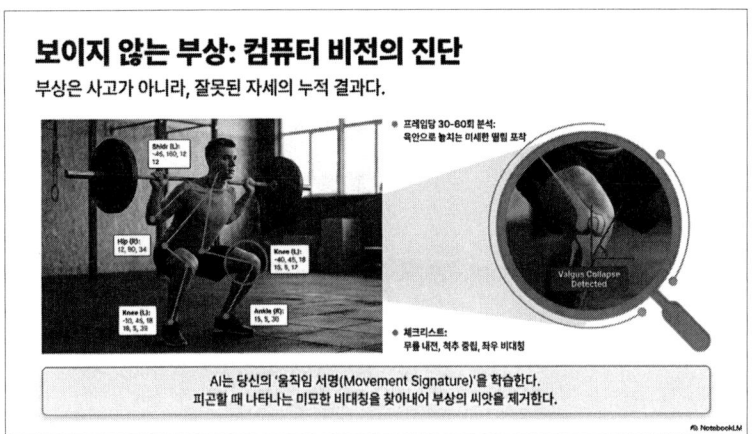

3. 근육량과 골밀도: 노화의 가장 정직한 지표

나이가 들면서 가장 먼저 잃는 것: 근육과 뼈
근감소증의 잔인한 수학

30세 이후 10년마다 근육량이 3-8% 손실됩니다.[12]

60세가 되시면 20대 때보다 평균 30%의 근육을 잃으십니다.

골다공증의 조용한 침공

비슷한 패턴입니다. 특히 폐경 후 여성에게 급격합니다.[13]

이것은 단순히 '약해진다'가 아닙니다.

- 근육량 감소 → 낙상 위험 증가 → 대사율 저하 → 인슐린 저항성 증가
- 골밀도 감소 → 골절 위험 극적 증가

65세 이상 고관절 골절은 1년 내 사망률이 20-30%입니다.[14] 사형 선고나 다름없습니다.

희망의 메시지

다행히 근육과 뼈는 자극에 반응합니다.

80세, 90세에도 적절한 저항 운동으로 근육량과 근력을 증가시킬 수 있습니다. 골밀도도 체중 부하 운동과 저항 훈련으로 개선됩니다.

핵심은 '적절한' 자극입니다. 너무 약하면 효과 없고, 너무 강하면

부상입니다. 이 '골디락스 존(Goldilocks zone)'은 사람마다, 날마다 다릅니다.

AI가 이 최적점을 찾아냅니다.

적응형 저항 프로그램

원리는 간단하면서 강력합니다.[16]

- 매 운동마다 퍼포먼스 기록
- AI가 다음 세션 강도를 자동 조정
- 지난번보다 잘했다면 부하 증가
- 힘들었다면 유지 또는 감소

이것이 근육·뼈 성장의 핵심인 점진적 과부하(progressive overload)입니다.

스마트 홈짐의 등장

템포(Tempo), 톤잇업(Tonal), 미러(Mirror) 같은 시스템입니다.[17]

AI가 무게 자동 조절, 반복 횟수·세트 최적화, 회복 시간을 계산합니다. 귀하께서는 그냥 움직이실 뿐입니다.

웨어러블의 진화: 몸이 말하는 비밀 언어

심박 변이도(Heart Rate Variability)는 회복 상태의 가장 신뢰할 수 있는 지표입니다.[18] 매일 아침 HRV 측정 후, AI가 판단합니다.

"오늘은 고강도 운동 가능!"

"오늘은 가벼운 회복 운동만."

EMG: 근육의 숨겨진 대화

근전도(EMG) 센서 내장 스마트 의류가 근육의 전기 활동을 실시간으로 측정합니다.

스쿼트 시 대퇴사두근보다 허리 근육을 더 쓰신다면?
"둔근 활성도 40%입니다. 더 깊이 앉으세요."

젖산 모니터: 피로의 실시간 추적

연속 젖산 모니터로 무산소 대사의 피로 지표를 실시간 추적하여 젖산 역치 바로 아래 최적 강도를 유지합니다.[20]

휴식의 비밀: 진짜 성장은 쉴 때 일어난다

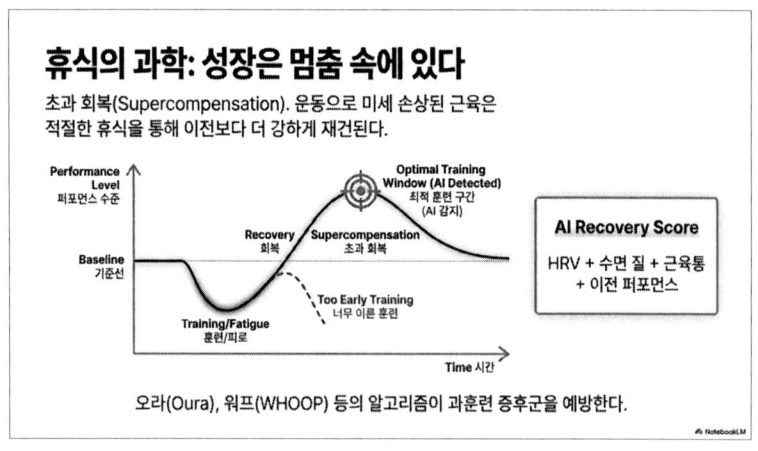

오라(Oura), 워프(WHOOP) 등의 알고리즘이 과훈련 증후군을 예방한다.

많은 분의 오해입니다. 근육은 운동할 때 커진다고 생각하시죠? 틀립니다.

진실은 이렇습니다.

운동 = 근육에 미세 손상 생성
휴식 = 더 강하게 재건

이것이 '초과 회복(supercompensation)'입니다.[21]

문제점은, 최적 회복 시간은 사람마다, 운동 종류마다, 날마다 다르다는 것입니다.

- 너무 빨리 다음 운동 → 회복 불충분 → 부상 위험
- 너무 오래 휴식 → 초과 회복 효과 상실

AI 회복 점수

HRV+수면 질+근육통+이전 퍼포먼스를 종합 분석 합니다.[22] 오라(Oura), 워프(WHOOP), 가민 바디 배터리 같은 기기가 활용됩니다.

회복 점수 높음: "오늘은 고강도 운동 준비 완료입니다!"
회복 점수 낮음: "오늘은 가벼운 스트레칭이나 요가를 추천합니다."

이렇게 따르면 과훈련 증후군을 예방하면서 최대 효과를 얻을 수 있습니다.

피리어다이제이션: 주기적 변화의 힘

훈련을 주기적으로 변화시켜 적응을 최대화합니다.[23]

예시

- 3주 강도 증가+1주 회복
- 근력 주기 ↔ 지구력 주기 교대

전통적으로 고급 코치의 영역이었지만, AI는 누구나에게 제공합니다. 개인 반응을 실시간 반영하면요.

부상은 문제가 커지기 전에 잡으면 예방할 수 있습니다.

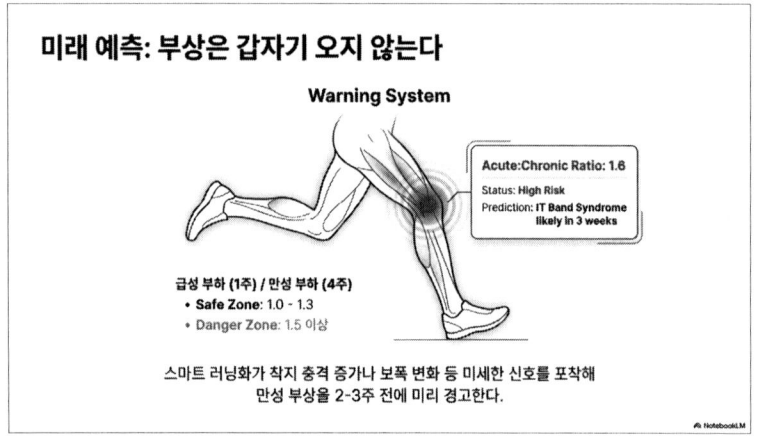

부상은 대부분 갑자기 일어나는 것처럼 보이지만, 실제로는 서서히 진행됩니다. 힘줄염, 스트레스 골절, 근막동통증후군은 수주~수개월에 걸쳐 발전합니다.[24]

AI의 전조 증상 감지

미묘한 신호를 포착합니다.

- 움직임 패턴 변화
- 한쪽 다리 착지 시간 증가
- 특정 관절 가동 범위 감소
- 회복 속도 둔화

달리기 예시

스마트 러닝화가 매 발걸음을 측정합니다.

충격, 착지 패턴, 보폭, 케이던스.

AI 분석안은 다음과 같습니다.

"오른쪽 무릎 착지 시 충격이 지난주보다 15% 증가했습니다. 장경인 대중후군(ITBS) 초기 신호 가능성. 2-3일 휴식 권장."[25]

조기 경고의 힘

경미한 불편함이 심각한 부상으로 악화되기 전에 개입합니다.

연구 결과, AI 부상 예측 시스템을 사용한 운동선수들은 부상 발생률 30-40% 감소했습니다.[26]

부하 관리: 급격한 증가가 적

'10% 규칙': 주당 운동량을 10% 이상 증가시키지 마십시오.[27] 하지만 개인차가 큽니다.

AI 솔루션

급성 부하(최근 1주)/만성 부하(최근 4주 평균) 비율을 계산합니다.[28]

- 비율 1.0-1.3= 최적
- 비율 1.5 이상= 부상 위험 급증

AI가 이 비율을 최적 범위에 자동 유지 합니다.

나이별 맞춤 운동이 필요합니다. 20대와 70대는 다르게 훈련합니다. 같은 운동이라도 나이에 따라 효과와 위험이 천차만별입니다.[29]

40-50대: 근육량 사수 작전

이 시기부터 근감소증이 가속화됩니다.[30]

AI 처방

- 주 2-3회 전신 저항 운동
- 대근육군(다리, 등, 가슴) 집중
- 유연성+가동성 훈련 통합

60-70대: 균형과 낙상 예방

낙상은 이 연령대의 최대 건강 위협입니다.[31]

AI 처방

- 한 발로 서기
- 탠덤 걷기(발뒤꿈치-발끝 붙여 걷기)
- 불안정한 표면 운동

80대 이상: 기능적 독립성

목표는 일상 동작 유지입니다.[32]

AI 처방

- 의자에서 일어나기
- 계단 오르기
- 물건 들어올리기

강도를 낮게 하고 빈도는 높게 하여 거의 매일같이 해야 합니다.

놀라운 발견: HIIT도 노인에게 안전합니다

2023년 연구에서 70대분들이 AI 맞춤 HIIT를 12주간 수행하셨습니다.[33]

그 결과, 심폐 능력 평균 18% 향상하고, 부상 0건이었습니다.

핵심은 개인 능력에 맞춘 '맞춤화'입니다.

재활의 혁명: 부상 후 더 강하게

부상 후 적절한 재활이 없으면 만성 문제로 발전합니다.

전통적 물리치료의 한계

- 비용이 비쌉니다
- 시간이 많이 걸립니다
- 접근성이 제한적입니다

AI 디지털 물리치료

힌지헬스, 스워드헬스, 리플렉시온헬스 같은 플랫폼입니다.[34]

작동 방식

- 카메라로 움직임을 추적합니다
- AI가 실시간 평가 및 교정합니다
- 진행 상황을 모니터링합니다
- 점진적으로 난이도를 높입니다
- 원격 물리치료사와 연결합니다

임상 연구 결과[35]: 무릎 골관절염 환자분들 12주 후

- 통증 감소: AI = 대면 치료
- 기능 개선: AI = 대면 치료
- 비용: AI = 대면의 1/3
- 편의성: AI >>> 대면

재부상 예방

회복 후에도 그 부위는 취약합니다. AI가 지속적으로 모니터링 합니다

- 발목 염좌 후 → 고유수용감각 훈련
- 무릎 부상 후 → 대퇴사두근 강화[36]

동기 부여: 지식이 아니라 실천이 문제

운동의 진짜 장애물은 지식 부족이 아닙니다. 동기 부여와 일관성입니다.

충격적인 통계가 있습니다. 새 운동 프로그램을 시작한 분들의 50%가 6개월 안에 중단하십니다.[37]

4. AI 행동 과학 적용

AI가 만드는 운동 지속성의 5대 원리

목표 설정: 적절한 난이도

너무 쉬우면 지루하고, 너무 어려우면 좌절합니다.

적절한 난이도가 몰입을 만듭니다.[38]

즉각적 피드백

"오늘 스쿼트 자세가 지난주보다 15% 개선되었습니다!"

이런 피드백이 도파민 분비를 촉진하여 행동을 강화합니다.[39]

작은 승리의 축적

'10kg 감량'은 압도적입니다. '이번 주 3회 운동'은 실천 가능합니다.[40]

AI가 큰 목표를 작은 마일스톤으로 나누고, 매번 축하합니다.

사회적 연결

같은 목표를 가진 분들과 연결하고 진행 상황을 공유하며 서로 격려합니다.

연구에 따르면, 운동 친구가 있으면 일관성이 40% 증가합니다.[41]

개인화된 타이밍

AI가 귀하의 운동 가능성이 높은 시간을 학습합니다.

"지금 운동하시면 저녁 회의 전에 끝낼 수 있습니다."

페로톤, 애플 피트니스+, 나이키 트레이닝 클럽이 이런 원리로 놀라

운 유지율을 기록합니다.[42]

200세를 위한 투자: 평생 움직이는 몸

운동은 지금 건강을 위한 것이 아닙니다. 평생의 기능적 독립성을 위한 투자입니다.

질문해 보십시오.

80세에 손주를 안아 올리실 수 있으신가요? 90세에 혼자 계단을 오르실 수 있으신가요? 100세에 정원을 가꾸실 수 있으신가요?

이 질문들이 삶의 질을 결정합니다. 그 답은 지금, 오늘, 귀하께서 어떻게 움직이시는가에 달려 있습니다.

AI 퍼스널 트레이너는 평생 파트너입니다.

- 20대: 퍼포먼스 향상
- 40대: 건강 유지
- 70대: 기능 보존
- 100세: 독립성 유지

끊임없이 적응하며 함께합니다. 부상 없이. 효율적으로. 지속 가능하게.

이것이 AI가 여는 운동의 미래입니다.

다음 장에서는 운동만큼 중요하지만 종종 간과되는 영역, 수면을 탐험합니다.

AI가 귀하의 수면을 어떻게 최적화하여 완벽한 회복과 재생을 이끌어 내는지 살펴보겠습니다.

200세로 가는 여정에서, 귀하께서 움직이시는 모든 순간이 미래의 귀하를 만듭니다.

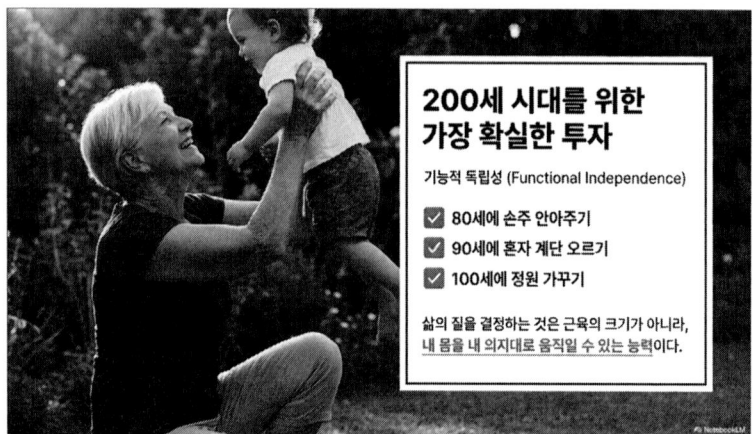

참고 문헌

1. Warburton, D. E. R., Nicol, C. W., & Bredin, S. S. D. (2006). Health benefits of physical activity: The evidence. Canadian Medical Association Journal, 174(6), 801–809.

2. World Health Organization. (2020). WHO guidelines on physical activity and sedentary behaviour. Geneva: World Health Organization.

3. Gerson, L. W., & Stevens, J. A. (2004). Therapeutic recreation and the emergency department. Annals of Emergency Medicine, 43(6), 758–767.

4. Yang, N., MacArthur, D. G., Gulbin, J. P., Hahn, A. G., Beggs, A. H., Easteal, S., & North, K. N. (2003). ACTN3 genotype is associated with human elite athletic performance. American Journal of Human Genetics, 73(3), 627–631.

5. Puthucheary, Z., Skipworth, J. R. A., Rawal, J., Loosemore, M., van Someren, K., & Montgomery, H. E. (2011). The ACE gene and human performance: 1985 to present. Sports Medicine, 41(6), 433–448.

6. Bouchard, C., An, P., Rice, T., Skinner, J. S., Wilmore, J. H., Gagnon, J., … & Rao, D. C. (1999). Familial aggregation of VO2max response to exercise training: results from the HERITAGE Family Study. Journal of Applied Physiology, 87(3), 1003–1008.

7. September, A. V., Cook, J., Handley, C. J., van der Merwe, L., Schwellnus, M. P., & Collins, M. (2009). Variants within the COL5A1 gene are associated with Achilles tendinopathy. British Journal of Sports Medicine, 43(5), 357–365.

8. Maughan, R. J., & Burke, L. M. (2021). Practical nutritional recommendations for the athlete. Nestle Nutrition Institute Workshop Series, 93, 23–34.

9. Hreljac, A. (2004). Impact and overuse injuries in runners. Medicine & Science in Sports & Exercise, 36(5), 845–849.

10. Baca, A., Dabnichki, P., Heller, M., & Kornfeind, P. (2009). Ubiquitous computing in sports: A review and analysis. International Journal of Computer Science in Sport, 8(2), 1–12.

11. Kianifar, R., Lee, A., Raina, S., & Kulic, D. (2022). Automated assessment and correction of exercise form using wearable sensors. IEEE Transactions on Neural Systems and Rehabilitation Engineering, 30, 2187–2197.

12. Lexell, J., Taylor, C. C., & Sjöström, M. (1988). What is the cause of the ageing atrophy? Total number, size and proportion of different fiber types studied in whole body level of female rats. Journal of the Neurological Sciences, 84(2-3), 275–294.

13. NIH Consensus Development Panel on Osteoporosis Prevention, Diagnosis, and Therapy. (2001). Osteoporosis prevention, diagnosis, and therapy. JAMA, 285(6), 785–795.

14. Haentjens, P., Magaziner, J., Colón-Emeric, C. S., Vanderschueren, D., Milisen, K., Velkeniers, B., & Boonen, S. (2010). Meta-analysis: excess mortality after hip fracture among older women and men. Annals of Internal Medicine, 152(6), 380–390.

15. Fiatarone, M. A., Marks, E. C., Ryan, N. D., Meredith, C. N., Lipsitz, L. A., & Evans, W. J. (1990). High-intensity strength training in nonagenarians. Effects on skeletal muscle. JAMA, 263(22), 3029–3034.

16. Kraemer, W. J., & Ratamess, N. A. (2004). Fundamentals of resistance training: progression and exercise prescription. Medicine & Science in Sports & Exercise, 36(4), 674–688.

17. Simons, M., Bernaards, C., & Slinger, J. (2021). Active gaming technology in rehabilitation: A review. Journal of Rehabilitation Research & Development, 48(10), 1145–1152.

18. Plews, D. J., Laursen, P. B., Stanley, J., Kilding, A. E., & Buchheit, M. (2013). Training adaptation and heart rate variability in elite endurance athletes. International Journal of Sports Physiology and Performance, 8(5), 512–521.

19. Stegeman, D., & Hermens, H. (2007). Standards for surface electromyography: The European project. Roessingh Research and Development, 10, 108–112.

20. Faude, O., Kindermann, W., & Meyer, T. (2009). Lactate threshold concepts. Sports Medicine, 39(6), 469–490.

21. Stone, M. H., Stone, M., & Sands, W. A. (2007). Principles and practice of resistance training. Human Kinetics.

22. Altini, M., & Kinnunen, H. (2021). The promise of sleep: A multi-sensor approach for accurate sleep stage detection using the Oura ring. Sensors, 21(13), 4302.

23. Kiely, J. (2012). Periodization paradigms in the 21st century: Evidence-led or tradition-driven? International Journal of Sports Physiology and Performance, 7(1), 2–7.

24. Hreljac, A., Marshall, R. N., & Hume, P. A. (2000). Evaluation of lower

extremity overuse injury potential in runners. Medicine & Science in Sports & Exercise, 32(9), 1635–1641.

25. Napier, C., MacLean, C. L., Maurer, J., Taunton, J. E., & Hunt, M. A. (2018). Kinetic risk factors of running-related injuries in female recreational runners. Scandinavian Journal of Medicine & Science in Sports, 28(10), 2164–2172.

26. Rossi, A., Pappalardo, L., Cintia, P., Iaia, F. M., Fernández, J., & Medina, D. (2018). Effective injury forecasting in soccer with GPS training data and machine learning. PLoS ONE, 13(7), e0201264.

27. Johnston, C. A. M., Taunton, J. E., Lloyd-Smith, D. R., & McKenzie, D. C. (2003). Preventing running injuries. Sports Medicine, 33(10), 767–781.

28. Gabbett, T. J. (2016). The training-injury prevention paradox: should athletes be training smarter and harder? British Journal of Sports Medicine, 50(5), 273–280.

29. Paterson, D. H., & Warburton, D. E. R. (2010). Physical activity and functional limitations in older adults: a systematic review related to Canada's Physical Activity Guidelines. Canadian Journal of Cardiology, 26(6), 17C–21C.

30. Fragala, M. S., Cadore, E. L., Dorgo, S., Izquierdo, M., Kraemer, W. J., Peterson, M. D., & Ryan, E. D. (2019). Resistance training for older adults: Position statement from the National Strength and Conditioning Association. Journal of Strength and Conditioning Research, 33(8), 2019–2052.

31. Sherrington, C., Michaleff, Z. A., Fairhall, N., Paul, S. S., Tiedemann, A., Whitney, J., ... & Lord, S. R. (2017). Exercise to prevent falls in older adults:

an updated systematic review and meta-analysis. Cochrane Database of Systematic Reviews, (1), CD012424.

32. Liu, C. J., & Latham, N. K. (2009). Progressive resistance strength training for improving physical function in older adults. Cochrane Database of Systematic Reviews, (3), CD002759.

33. Hwang, C. L., Yoo, J. K., Kim, H. K., Hwang, M. H., Handberg, E. M., Petersen, J. W., & Christou, D. D. (2016). Novel all-extremity high-intensity interval training improves aerobic fitness in older adults. Medicine & Science in Sports & Exercise, 48(10), 2023–2031.

34. Prvu Bettger, J., Thoumi, A., Marquevich, V., De Groote, W., Rizzo Battistella, L., Imamura, M., … & Leff, B. (2020). COVID-19: maintaining essential rehabilitation services across the care continuum. BMJ Global Health, 5(5), e002670.

35. Shebib, R., Bailey, J. F., Smittenaar, P., Perez, D. A., Mecklenburg, G., & Hunter, S. (2018). Randomized controlled trial of a 12-week digital care program. NPJ Digital Medicine, 1(1), 32.

36. Doherty, C., Bleakley, C., Hertel, J., Caulfield, B., Ryan, J., & Delahunt, E. (2017). Recovery from a first-time lateral ankle sprain and usual site for recurrence. British Journal of Sports Medicine, 51(14), 1042–1052.

37. Dishman, R. K., & Buckworth, J. (1996). Increasing physical activity: A quantitative synthesis. Medicine & Science in Sports & Exercise, 28(6), 706–719.

38. Csikszentmihalyi, M. (1990). Flow: The psychology of optimal experience. Harper & Row.

39. Schultz, W. (2015). Neuronal reward and decision signals: From theories to data. Physiological Reviews, 95(3), 853–951.

40. Locke, E. A., & Latham, G. P. (2002). Building a practically useful theory of goal setting and task motivation. American Psychologist, 57(9), 705–717.

41. Carron, A. V., Hausenblas, H. A., & Mack, D. (1996). Social influence and exercise. Journal of Sport and Exercise Psychology, 18(1), 1–16.

42. Middelweerd, A., Mollee, J. S., van der Wal, C. N., Brug, J., & te Velde, S. J. (2014). Apps to promote physical activity among adults: a review and content analysis. BMC Medicine, 12(1), 1–9.

7장

수면의 혁명 : AI가 제어하는 완벽한 회복 시스템

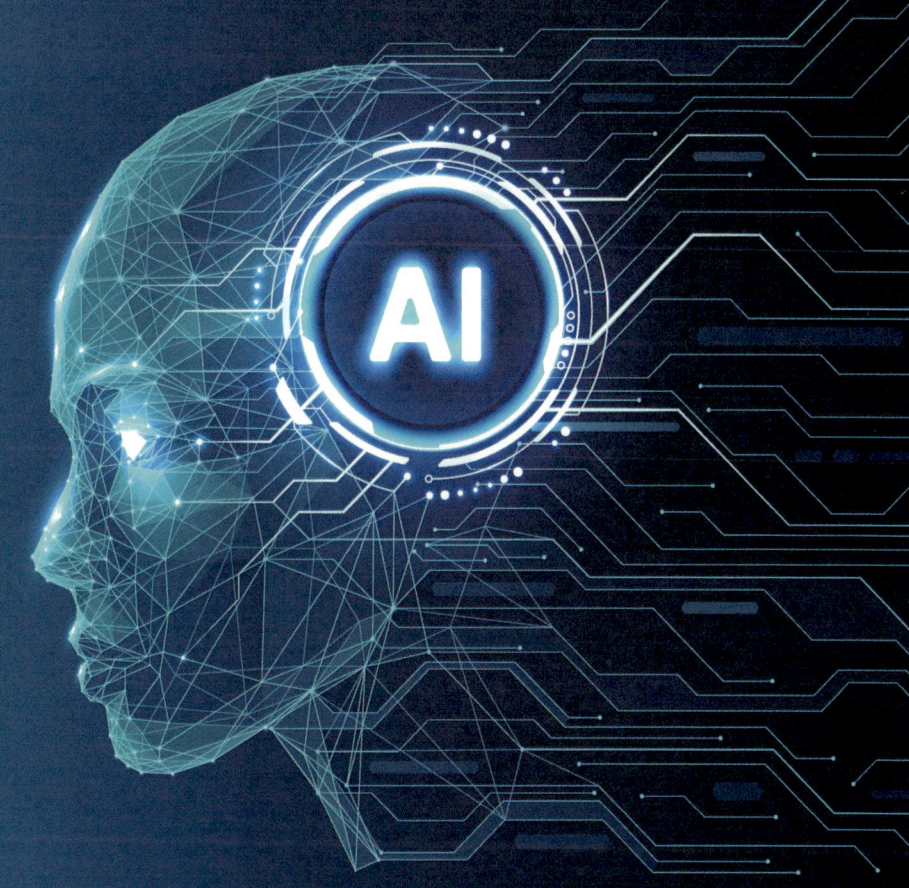

1. 수면은 낭비인가, 투자인가?

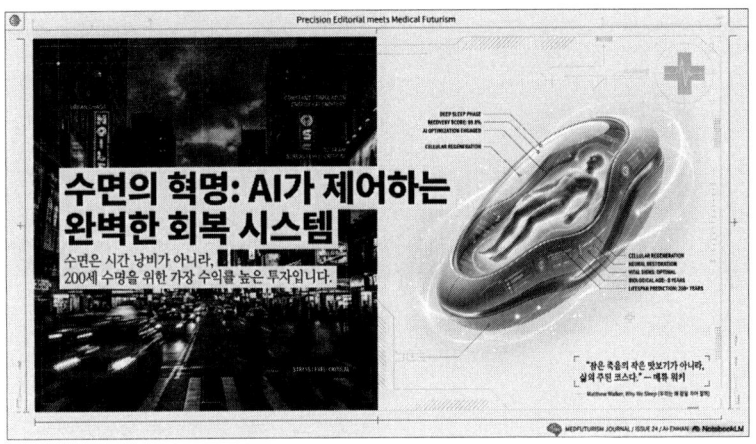

"성공하려면 잠을 줄여라."

이것이 현대 사회의 모토였습니다. 하루 4-5시간 수면을 자랑하는 CEO들의 이야기가 언론을 장식했습니다. 토마스 에디슨은 "수면은 시간 낭비"라고 말했고, 마거릿 대처는 하루 4시간만 잤다고 알려져 있습니다.

하지만 과학은 정반대를 말합니다.

"잠은 죽음의 작은 맛보기가 아니라, 삶의 주된 코스다."

캘리포니아대학교 버클리 신경과학 교수인 매튜 워커(Matthew Walker)의 말입니다.

수면은 낭비가 아니라 투자입니다. 그것도 가장 수익률이 높은 투자입니다. 노벨상을 받은 수면 연구들이 밝혀낸 바에 따르면, 수면 중에는 뇌의 청소(쓰레기 단백질 제거), 기억의 공고화(학습한 것을 장기 기억으로 전환), 면역 체계의 재충전, 호르몬 균형의 회복, 심지어 DNA 손상의 복구가 일어납니다.[1] 수면은 단순한 휴식이 아니라 적극적인 회복 과정입니다.

만성 수면 부족은 높은 대가를 요구합니다. 알츠하이머 위험 증가, 심혈관 질환 위험 증가, 당뇨병, 비만, 우울증, 암과의 연관성이 밝혀졌습니다.[2] 반대로, 질 높은 수면은 학습 능력 향상, 창의력 증진, 면역 기능 강화, 노화 속도 감소라는 보상을 제공합니다.

문제는 '질 높은 수면'이 점점 어려워지고 있다는 점입니다. 24시간 켜진 화면, 끊임없는 알림, 불규칙한 일과, 스트레스, 소음, 빛 공해. 현대 문명이 우리의 수면을 공격하고 있습니다. 충격적인 통계가 있습니다. 미국 CDC에 따르면, 성인의 35%가 만성적 수면 부족 상태입니다.[3]

다행히 AI가 해결책을 제공합니다. 당신의 수면을 정밀하게 추적하고, 방해 요인을 식별하며, 최적 환경을 조성하고, 개인 맞춤형 개입을 제시합니다. 생각해 보십시오. 200세까지 산다면 그중 60-70년은 잠을 자게 됩니다. 그 시간을 최적화하지 않고 어떻게 장수를 논할 수 있겠습니까?

2. 수면의 숨겨진 구조: 단순한 '꺼짐'이 아니다

많은 사람이 오해합니다. 수면은 의식의 스위치를 끄는 것이라고 말입니다. 하지만 진실은 다릅니다. 수면은 여러 단계를 거치는 복잡한 교향곡입니다.

비렘수면(NREM)은 몸의 수리 시간입니다.

N1 단계는 얕은 수면입니다. 5-10분의 짧은 전환기로, 각성에서 수면으로 넘어가는 과정이며, 쉽게 깰 수 있는 상태입니다.

N2 단계는 중간 수면입니다. 전체 수면의 50%를 차지하며, 심박수가 낮아지고 체온이 떨어집니다. 뇌파에 '수면 방추'가 출현하며 기억 공고화가 시작됩니다.[5]

N3 단계는 깊은 수면, 서파 수면이라고 불립니다. 가장 회복적인 단계이며, 여기서 마법이 일어납니다.[6] 뇌파가 느려지면서(델타파) 성장 호르몬이 분비되고, 면역 체계가 강화되며, 글림파틱 시스템이 활성화되어 뇌 노폐물을 제거합니다. 이 단계에서 깨어나면 심하게 혼란스럽고 방향 감각을 잃게 됩니다.

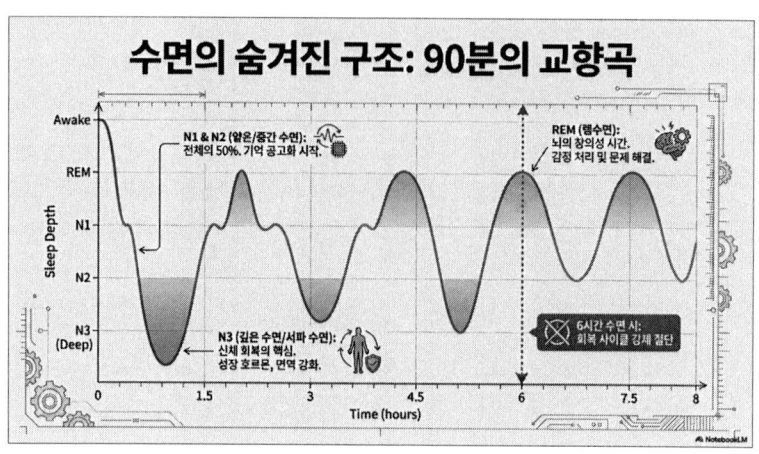

렘수면(REM): 뇌의 창의성 시간

놀라운 역설이 있습니다. 뇌는 각성 상태처럼 활성화되지만, 몸은 완전히 마비됩니다.[7] 여기서는 꿈을 꾸고, 감정을 처리하며, 창의적 문제 해결이 이루어집니다. 렘수면이 부족하면 정서 불안정과 우울증 위험이 증가합니다.

90분 사이클의 리듬

한 밤에 이 사이클이 4-6회 반복됩니다.[8] 각 사이클은 약 90분입니다. 초반에는 깊은 수면이 길고 렘수면이 짧습니다. 새벽으로 갈수록 깊은 수면은 짧아지고 렘수면이 길어집니다.

이것이 왜 7-8시간이 필요한지 설명합니다. 6시간에 알람으로 깨어나면 사이클 중간에 강제로 중단되기 때문에 개운하지 않습니다.

AI 수면 추적: 밤의 비밀을 들여다보다

과거에는 수면을 측정하려면 수면 클리닉에서 하룻밤 동안 수십 개의 전극을 부착해야 했습니다. 현재는 손목의 웨어러블 기기로 집에서 매일 밤 추적할 수 있습니다. 오라 링, 위프, 핏빗, 애플 워치, 갤럭시 워치[9]가 대표적입니다.

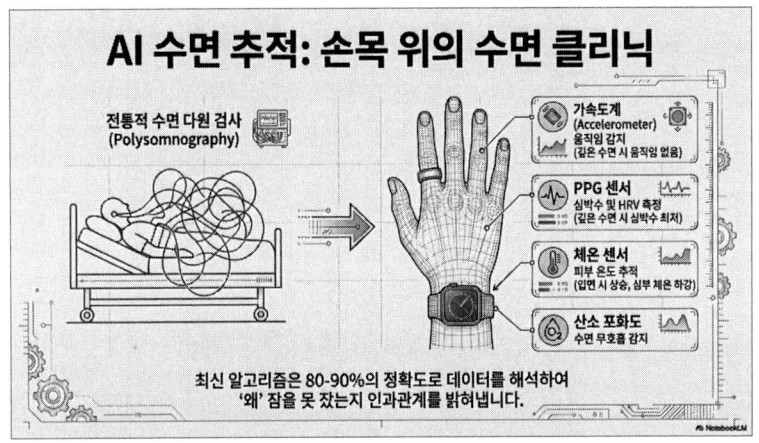

사용 센서들

가속도계 → 움직임 감지

- 깊은 수면: 거의 안 움직임
- 렘수면: 약간 움직임
- 각성: 많이 움직임

PPG 센서 → 심박수와 HRV 측정

- 수면 단계마다 심박수 변화
- 깊은 수면: 가장 낮음
- 렘수면: 다시 올라감

체온 센서 → 피부 온도 추적

- 잠들기 시작: 피부 온도 상승(말초 혈관 확장)
- 깊은 수면: 핵심 체온 하강
- 산소 포화도 센서 → 수면 무호흡증 감지
- 산소 포화도 주기적 하락 = 경고 신호

AI의 마법: 데이터를 지혜로

초기 웨어러블의 정확도는 60-70%였지만, 최신 AI 알고리즘은 80-90%에 달합니다.[10] 완벽하지는 않습니다. 하지만 매일 밤의 경향성을 파악하기에는 충분합니다.

더 중요한 것은, AI는 단순히 숫자를 보여 주지 않는다는 것입니다. 해석하고 조언합니다.

"어젯밤 깊은 수면 평소보다 30% 부족. 원인은 저녁 늦게 마신 카페인 가능성 높음."

또한 인과관계를 파악합니다.

3. 완벽한 수면을 위한 환경의 모든 것

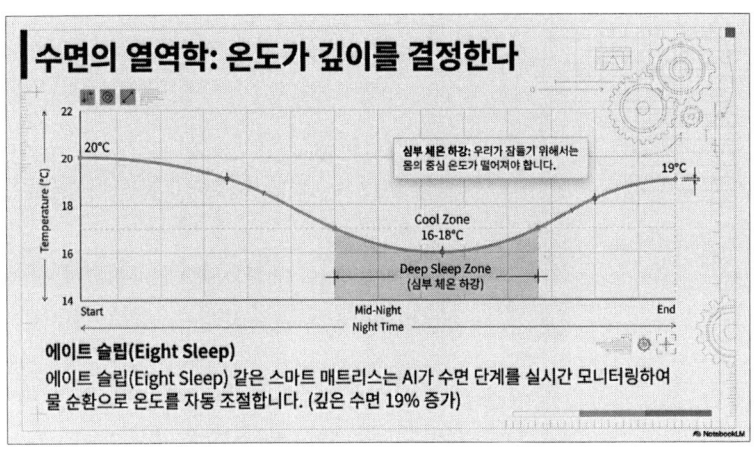

수면의 질은 환경의 질과 같습니다. 온도, 소음, 빛, 공기 질, 침구에 이르기까지 모든 요소가 밤의 회복 과정에 영향을 미칩니다.

온도는 시원할수록 잠이 잘 옵니다.

최적 수면 온도는 일반적으로 15.5-19°C 사이입니다.[12] 우리 몸은 잠 들기 위해 체온을 낮춰야 하는데, 너무 덥거나 추운 환경은 이 자연스러운 과정을 방해합니다. 그 결과, 밤새 뒤척이며 자주 깨게 됩니다.

하지만 더 정교한 진실이 있습니다. 밤새 일정한 온도를 유지하는 것이 반드시 최적은 아닙니다. 우리 몸은 밤 동안 다양한 수면 단계를 거치며, 각 단계마다 필요로 하는 온도가 미묘하게 다릅니다.

이상적인 온도 변화는 마치 교향곡처럼 흘러갑니다. 잠들기 시작할 때는 18-20°C의 약간 따뜻한 온도가 좋습니다. 몸이 편안함을 느끼며 긴장을 풀고 잠의 세계로 넘어가도록 돕기 때문입니다. 그러다 깊은 수면 단계에 진입하면 16-18°C로 서늘해져야 합니다. 이 시기에 우리 몸은 세포를 복구하고 뇌를 청소하며 면역 체계를 재충전하는데, 시원한 환경이 이러한 회복 과정을 촉진합니다. 그리고 새벽, 깨어나기 전에는 다시 18-19°C로 약간 상승합니다. 마치 부드러운 일출처럼 몸을 깨우는 신호가 되어 주는 것입니다.

스마트 매트리스의 등장

에이트 슬립, 칠리 슬립 같은 스마트 매트리스는 물 순환 시스템으로 침대 온도를 정밀하게 제어합니다.[13] AI가 수면 단계를 실시간으로 모니터링 하며 각 단계에 최적화된 온도로 자동 조절합니다. 더 놀라운 점은, 파트너가 다른 온도를 선호할 경우, 침대 양쪽을 독립적으로 제어할 수 있다는 것입니다.

임상 연구 결과에 따르면, 사용자들은 평균 34분 더 빨리 잠들었으며, 깊은 수면은 19% 증가했고, 밤중에 깨는 횟수는 32% 감소했습니다.[14]

빛: 멜라토닌의 적

빛은 일주기 리듬을 조절하는 가장 강력한 신호입니다. 특히 청색광은 멜라토닌 분비를 억제하여 수면을 방해합니다.[15] 스마트폰, 태블릿, 컴퓨터 화면은 청색광을 대량으로 방출하는 주범입니다.

AI 조명의 하루

필립스 휴, 나노리프, LIFX 같은 AI 조명 시스템은 하루 주기에 맞춰 빛의 질을 조절합니다.[16] 아침에는 밝고 푸른 빛으로 각성을 촉진하고, 저녁에는 점점 어둡고 따뜻한 호박색 빛으로 전환하여 멜라토닌 분비를 준비시킵니다. 침실에서는 완전 암막을 제공하며, 새벽에는 점진적으로 밝아지는 일출 시뮬레이션을 통해 자연스러운 각성을 유도합니다.

연구에 따르면, 취침 2시간 전부터 청색광을 차단하면 멜라토닌 분비가 58% 증가하고, 수면의 질이 유의미하게 개선되었습니다.[17]

소음: 침묵 또는 백색 소음

이상적인 수면 환경은 완전한 침묵이지만, 도시에서는 거의 불가능합니다. 교통 소음, 이웃 소음, 파트너의 코골이가 수면을 방해합니다. 흥미롭게도 일정한 백색 소음이나 핑크 소음은 오히려 수면을 개선하는 것으로 밝혀졌습니다.[18] 갑작스러운 외부 소음을 마스킹하여 잠에서 깨는 것을 방지하기 때문입니다.

수면 전용 이어폰

돌비 디멘션, 보즈 슬립버즈 같은 수면 전용 이어폰은 능동 소음 제거 기능과 함께 백색 소음, 빗소리, 파도 소리 같은 선호 사운드를 제공합니다.[19] AI가 당신의 수면 반응을 학습하여 최적의 사운드 조합을 찾아냅니다. 더 발전된 시스템은 실시간으로 외부 소음을 모니터링 하다가, 소음이 감지되면 마스킹 사운드의 볼륨을 자동으로 증가시킵니다.

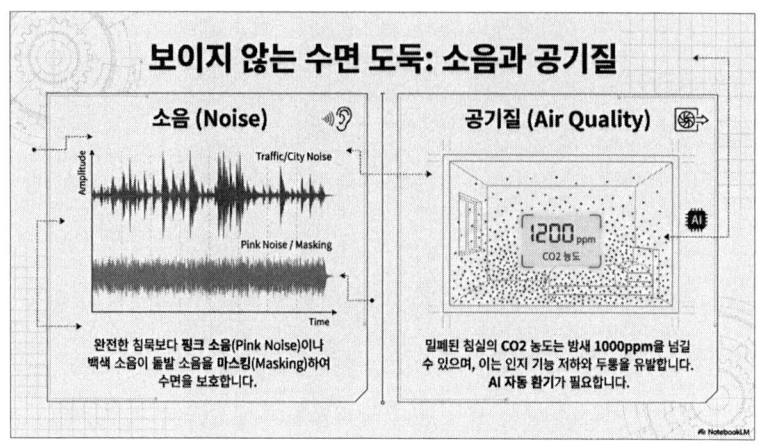

보이지 않는 수면 도둑: 소음과 공기질

소음 (Noise)

Traffic/City Noise

Pink Noise / Masking

완전한 침묵보다 핑크 소음(Pink Noise)이나 백색 소음이 돌발 소음을 마스킹(Masking)하여 수면을 보호합니다.

공기질 (Air Quality)

1200 ppm
CO2 농도

밀폐된 침실의 CO2 농도는 밤새 1000ppm을 넘길 수 있으며, 이는 인지 기능 저하와 두통을 유발합니다. AI 자동 환기가 필요합니다.

공기 질: 보이지 않는 수면 도둑

CO_2 농도가 높으면 수면의 질이 떨어집니다. 밀폐된 침실에서 밤새 숨을 쉬면 CO_2 농도가 1000ppm 이상까지 올라갈 수 있습니다.[20] 그 결과, 두통, 졸음, 인지 기능 저하가 나타납니다.

스마트 공기 질 모니터

Awair, Airthings 같은 스마트 공기 질 모니터는 CO_2, 미세 먼지, VOCs, 습도를 실시간으로 측정합니다.[21] 이 데이터는 스마트 환기 시스템이나 공기청정기와 연동되어 자동으로 최적화됩니다.

최적 습도는 30-50%입니다. 너무 건조하면 호흡기를 자극하고, 너무 습하면 곰팡이와 집먼지진드기가 번식합니다. AI 가습기와 제습기가 이를 자동으로 조절합니다.

4. 언제 자고 언제 깰 것인가?

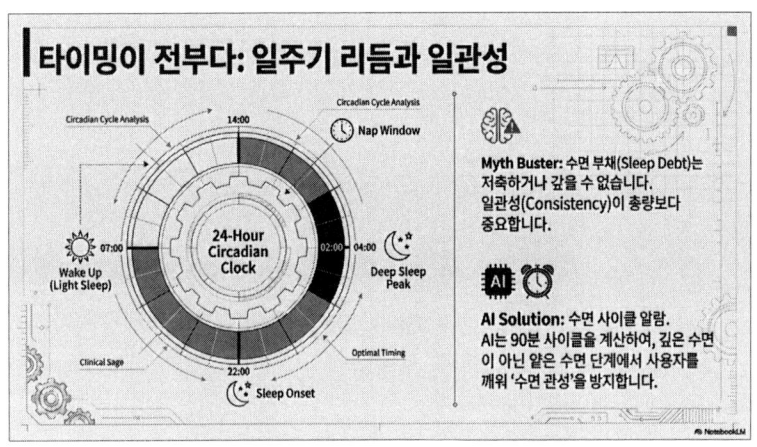

일반적으로 성인에게는 7-9시간이 권장됩니다.[22] 하지만 진실은 개인차가 크다는 것입니다. 어떤 사람은 단잠 유전자 변이로 6시간이면 충분하지만, 다른 사람은 9시간이 필요합니다.

수면 부채의 함정

평일에 6시간 자고 주말에 10시간 자면 부채를 상환할 수 있을까요? 그렇지 않습니다. 수면은 은행 계좌가 아닙니다. 일관성이 핵심입니다.[23]

AI가 찾는 당신만의 최적값

며칠간의 데이터를 분석한 후 AI는 "당신은 7시간 30분 수면 후 가장 높은 회복 점수를 보입니다."라고 알려 줍니다. 이에 맞춰 최적의 취침 시간을 제안합니다.

수면 사이클 기반 알람

90분 수면 사이클을 고려하여 깊은 수면이 아닌 얕은 수면이나 렘 수면 단계에서 깨워 줍니다.[24] 깊은 수면 중에 깨어나면 '수면 관성'으로 몇 시간 동안 멍한 상태가 지속되지만, 얕은 수면에서 깨어나면 상쾌함을 느낄 수 있습니다.

슬립 사이클, 슬립 스코어 같은 앱은 설정한 시간의 30분 전후 창에서 가장 얕은 수면 단계를 찾아 깨워 줍니다.[25]

멜라토닌: 어둠의 호르몬을 조율하다

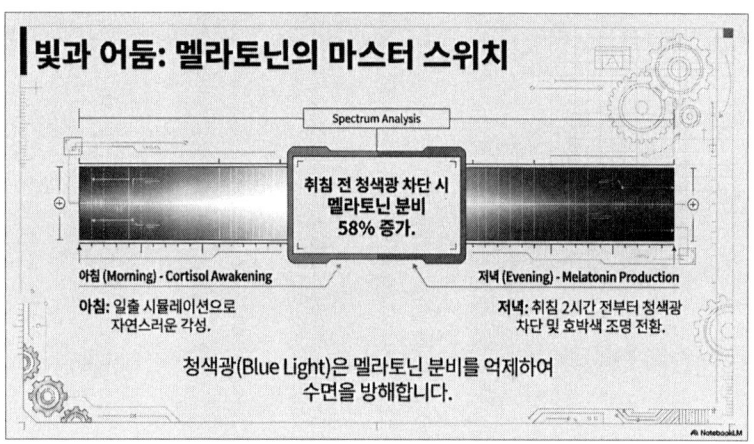

멜라토닌은 '어둠의 호르몬'입니다.[26] 해가 지면 송과선에서 분비되어 졸음을 유발하고, 새벽이 되면 분비가 중단됩니다. 이것이 정상적인 일주기 리듬입니다.

하지만 현대 생활이 이를 교란합니다. 밤늦게까지 화면을 보고, 불규칙한 일정을 유지하며, 주말에 늦잠을 자면 멜라토닌 리듬이 흐트러지는데, 이를 '사회적 시차증(social jet lag)'이라고 부릅니다.[27]

AI의 멜라토닌 최적화 전략

첫째, 아침 햇빛 노출입니다. 아침 첫 1시간 이내에 밝은 빛을 받으면 일주기 리듬이 재설정됩니다.[28] AI는 당신의 위치와 일출 시간을 고려하여 최적의 빛 노출 시간을 알려 줍니다. 겨울철이나 실내 근무자에게는 광 치료 램프를 권장합니다.

둘째, 저녁 빛 제한입니다. 취침 2-3시간 전부터 청색광을 차단해야 합니다. AI가 디바이스에 자동으로 야간 모드를 활성화하고 스마트 조명을 조절합니다.

셋째, 일관된 일정입니다. 주말에도 매일 같은 시간에 자고 일어나야 합니다. 불가피한 변화가 있다면 AI가 적응 전략을 조언하고, 시차 여행 전후의 빛 노출 계획을 제시합니다.

넷째, 필요시 멜라토닌 보충제를 사용합니다.[29] 타이밍이 중요한데, 너무 일찍 복용하면 효과가 없고, 너무 늦게 복용하면 아침에 졸음이 옵니다. 최적 시점은 취침 30-60분 전입니다. 용량도 중요합니다. 시중 보충제는 3-10mg이지만, 연구 결과에 따르면 0.3-0.5mg의 낮은 용량이 더 효과적이며, 부작용도 적습니다.[30]

글림파틱 시스템: 뇌의 밤샘 청소부

2012년에 발견된 글림파틱 시스템은 수면 과학의 혁명입니다.[31] 오랫동안 뇌에는 림프계가 없다는 것이 미스터리였지만, 진실은 뇌가 독특한 청소 시스템을 갖고 있다는 것이었습니다.

깊은 수면 중에 마법이 일어납니다. 뇌세포들이 약 60% 수축합니다.[32] 그 틈으로 뇌척수액(CSF)이 빠르게 흘러 아밀로이드 베타, 타우 단백질, 기타 대사 쓰레기 같은 노폐물을 씻어냅니다. 이것들은 림프계로 배출되어 제거됩니다.

이것이 바로 수면이 알츠하이머 예방에 중요한 이유를 설명합니다. 만성 수면 부족은 아밀로이드 베타 축적을 유발하고, 수십 년에 걸쳐 알츠하이머로 이어집니다.[33]

최적 자세: 옆으로 누워라

글림파틱 시스템은 옆으로 누운 자세(측와위)에서 가장 효율적으로 작동합니다.[34] 반듯이 누운 자세나 엎드린 자세보다 노폐물 제거가 25% 더 효과적입니다.

AI 스마트 베개는 수면 자세를 추적하여 글림파틱 청소를 최대화 하는 자세를 권장합니다. 일부 제품은 진동이나 공기압 조절로 자세 를 부드럽게 유도합니다.

수면 장애: 조기 발견이 생명을 구한다

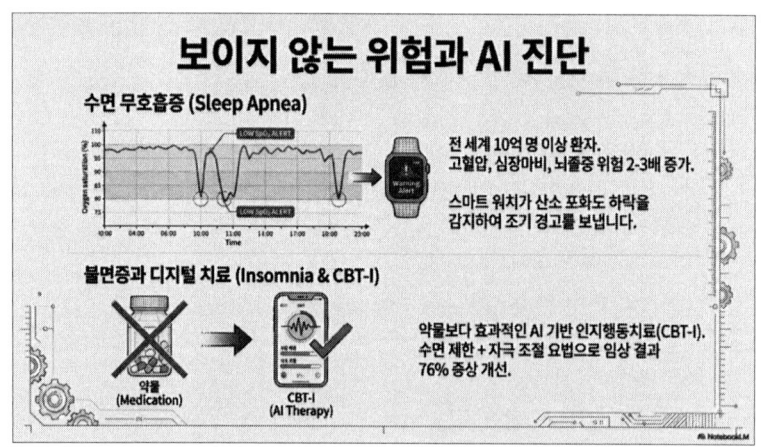

수면 무호흡증: 침묵의 살인자

수면 중 호흡이 반복적으로 멈추는 수면 무호흡증은 전 세계 10억 명 이상이 겪고 있으며, 대부분은 진단조차 받지 못하고 있습니다.[35] 코골이, 낮 졸음, 아침 두통이 주요 증상이지만, 본인은 모르는 경우가 많습니다.

진짜 문제는 단순한 불편함이 아니라는 점입니다. 수면 무호흡증은 고혈압, 심장마비, 뇌졸중, 당뇨병 위험을 2-3배 증가시키며,[36] 인지 기능 저하와 치매 위험도 높입니다.

AI 조기 감지

웨어러블 기기는 혈중 산소 포화도의 주기적 하락, 심박수 변동, 호흡 패턴 불규칙 같은 신호를 포착합니다.[37] 애플 워치, 핏빗, 위딩스가 이미 이런 기능을 제공하고 있습니다. 의심되는 경우 AI가 수면 클리닉 방문을 권장하며, 확진되면 CPAP(지속적 양압기) 치료를 받게 됩니다. 스마트 CPAP는 AI로 최적 기압을 자동 조절하고, 사용 데이터를 추적하여 의사와 공유합니다.[38]

5. 불면증은 가장 흔한 적

성인의 30%가 경험하고 10%는 만성 불면증을 겪습니다.[39] 스트레스, 불안, 우울증, 통증, 약물, 카페인 등이 원인입니다.

AI 기반 인지행동치료(CBT-I)

슬립리셋, 빅헬스의 슬립IO 같은 프로그램이 있습니다.[40] 수면 일기를 작성하여 패턴을 파악한 후, AI가 개인화된 치료 계획을 수립합니다.[41] 치료에는 수면 제한(침대 시간 줄이기), 자극 조절(침대를 수면 전용으로 사용), 인지 재구성(비합리적 믿음 바꾸기), 이완 훈련이 포함됩니다.

임상시험 결과에 따르면, 디지털 CBT-I는 대면 치료만큼 효과적이며, 76%의 사용자가 증상 개선을 보였습니다.[42] 약물보다 효과가 지속적이고 부작용이 없습니다.

하지불안증후군(RLS)

다리에 불편한 감각이 느껴져 움직이고 싶은 충동을 느끼는 질환입니다.[43] 주로 저녁이나 밤에 악화되어 수면을 방해합니다. AI는 웨어러블 데이터로 수면 중 다리 움직임이 비정상적으로 많으면 신호를 감지하고, 혈액 검사로 철분을 확인한 후 보충제나 약물 치료를 권장합니다.

낮잠의 과학: 파워냅 vs 롱냅

낮잠은 양날의 검입니다.[44] 잘 활용하면 인지 기능이 향상되고 피로가 해소되지만, 잘못 활용하면 야간 수면을 방해합니다.

최적의 낮잠은 10-20분입니다. '파워냅(power nap)'이라고 불리는 이 짧은 낮잠은 N1-N2 단계까지만 진입하여 상쾌함을 주며, 깊은 수면에 들어가지 않아 깨어도 멍하지 않습니다.[45]

90분 낮잠은 완전한 사이클을 포함합니다. 깊은 수면과 렘수면을 거쳐 기억 공고화와 창의력 향상에 도움이 되지만, 야간 수면을 방해할 수 있으므로 신중해야 합니다.

최악의 낮잠은 30-60분입니다. 깊은 수면에 들어갔다가 중간에 깨면 수면 관성이 발생하여 오히려 더 피곤해집니다.

AI 낮잠 처방

AI는 피로도, 전날 밤 수면, 오늘 일정을 분석하여 낮잠 여부와 길이를 제안합니다. "오후 2시에 15분 낮잠을 권장합니다. 타이머를 설정할까요?"라고 물어봅니다.

커피냅은 고급 기법입니다.[46] 낮잠 직전에 커피를 마시면 카페인 효과가 발휘되는 데 20분이 걸려, 20분 낮잠 후 깰 때 딱 작용하여 더 상쾌한 기분을 느낄 수 있습니다. AI가 이런 고급 기법까지 제안합니다.

꿈의 제어: 자각몽의 세계

자각몽(lucid dreaming)은 꿈을 꾸면서 '이것이 꿈'이라는 것을 자각하는 상태입니다.[47] 일부 사람들은 꿈을 의식적으로 조종할 수 있습니다. 이는 창의력 증진, 악몽 치료, 기술 훈련에 활용됩니다.

AI 자각몽 유도 기기

뮤즈 헤드밴드, 루시드 드리머 같은 기기는 렘수면을 감지하여 미세한 빛, 소리, 진동 신호를 전송합니다.[48] 이 신호가 꿈에 통합되면 '아, 이건 꿈이구나'라는 자각이 촉발됩니다.

경두개 전기 자극(tACS)은 특정 주파수(25-40Hz 감마파)로 뇌를 자극하여 자각몽 발생 확률을 증가시킵니다.[49] 아직 실험 단계지만, 미래에는 AI가 최적 자극 패턴을 찾아 자각몽을 유도할 수 있을 것입니다.

약물 vs 보충제: 안전한 선택

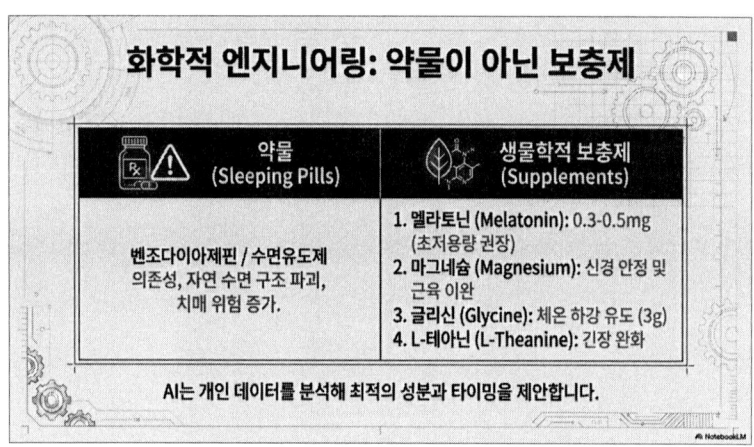

많은 사람이 수면제에 의존합니다. 벤조다이아제핀, Z-약물(졸피뎀), 항히스타민제 같은 약물들입니다.

문제는 이런 약물들이 자연 수면 구조를 교란시키고, 의존성과 내성을 일으키며, 장기적으로 치매 위험을 증가시킨다는 점입니다.[50]

더 안전한 대안들

멜라토닌은 낮은 용량(0.3-0.5mg)으로도 효과적입니다. 마그네슘은 근육을 이완시키고 신경을 안정시키며, 글리시네이트나 쓰레오네이트 형태가 좋습니다.[51] L-테아닌은 녹차에 함유된 아미노산으로 긴장을 완화하면서도 졸음을 유발하지 않아 수면의 질을 개선합니다.[52] 글리신은 신경전달물질로 체온을 낮춰 수면을 유도하며, 취침 전 3g을 권장합니다.[53]

AI는 수면 데이터와 건강 상태를 분석하여 어떤 보충제가 효과적일지, 최적 용량과 타이밍을 제안합니다.

200세 수명을 위한 밤: 매일 밤이 재생의 기회

수면 최적화는 단순히 '피곤하지 않기' 위한 것이 아닙니다. 200세까지 건강하게 살기 위한 필수 전략입니다.

매일 밤 뇌 청소, 기억 공고화, 세포 복구, 면역 재충전이 일어납니다. 이 과정이 제대로 이루어지지 않으면 노화가 가속되고 질병이 축적됩니다.

AI는 수면을 지속적으로 모니터링하고 최적화하며, 문제를 조기에 감지합니다. 환경을 제어하고 일정을 제안하며, 개인에게 맞춤화된 개입을 제공합니다. 인간 수면 전문의보다 훨씬 더 정교하고 지속적인 관리가 가능합니다.

다음 장에서는 수면만큼 중요한 또 다른 환경 요소들을 살펴봅니다. AI가 어떻게 주거 공간을 독소 없는 최적 건강 환경으로 만드는지, 스트레스와 정서 안정을 어떻게 관리하는지를 알아봅니다.

200세로 가는 여정에서 당신이 보내는 매일 밤은 다음 날을 준비하는 것이 아닙니다. 다음 수십 년을 준비하는 것입니다. 잘 자는 것은 사치가 아니라 필수입니다.

참고 문헌

1. Walker, M. P. (2017). Why we sleep: Unlocking the power of sleep and dreams. Scribner.

2. Cappuccio, F. P., D'Elia, L., Strazzullo, P., & Miller, M. A. (2010). Sleep duration and all-cause mortality: A systematic review and meta-analysis of prospective studies. Sleep, 33(5), 585–592.

3. Centers for Disease Control and Prevention. (2016). Short sleep duration among US adults. Morbidity and Mortality Weekly Report, 65(6), 137–141.

4. Rechtschaffen, A., & Kales, A. (1968). A manual of standardized terminology, techniques and scoring system for sleep stages of human subjects. US Government Printing Office.

5. Steriade, M., & Timofeev, I. (2003). Neuronal plasticity in thalamocortical networks during sleep and waking oscillations. Neuron, 37(4), 563–576.

6. Xie, L., Kang, H., Xu, Q., Chen, M. J., Liao, Y., Thiyagarajan, M., ... & Nedergaard, M. (2013). Sleep drives metabolite clearance from the adult brain. Science, 342(6156), 373–377.

7. Nir, Y., & Tononi, G. (2010). Dreaming and the brain: from phenomenology to neurophysiology. Trends in Cognitive Sciences, 14(2), 88–100.

8. Carskadon, M. A., & Dement, W. C. (2011). Normal human sleep: an overview. In M. H. Kryger, T. Roth, & W. C. Dement (Eds.), Principles and practice of sleep medicine (5th ed., pp. 16–26). Elsevier Saunders.

9. Haghayegh, S., Khoshnevis, S., Smolensky, M. H., Diller, K. R., & Castriotta, R. J. (2019). Accuracy of wristband Fitbit models in assessing sleep: Obser-

vational study. Chronobiology International, 36(1), 47–59.

10. Kräuchi, K. (2007). The thermophysiological cascade leading to sleep initiation in relation to phase of entrainment. Physiology & Behavior, 90(2-3), 359–371.

11. de Zambotti, M., Cellini, N., Goldstone, A., Colrain, I. M., & Baker, F. C. (2019). Wearable sleep technology in clinical and research settings. Medicine & Science in Sports & Exercise, 51(7), 1538–1557.

12. Onen, S. H., Alloui, A., Gross, A., Eschallier, A., & Dubray, C. (2001). The effects of total sleep deprivation, selective sleep interruption and sleep recovery on pain tolerance thresholds in healthy subjects. Journal of Sleep Research, 10(1), 35–42.

13. Okamoto-Mizuno, K., & Mizuno, K. (2012). Effects of thermal environment on sleep and circadian rhythm. Journal of Physiological Anthropology, 31(1), 14.

14. Raymann, R. J. E. M., Swaab, D. F., & Van Someren, E. J. W. (2008). Skin deep: enhanced sleep depth by cutaneous temperature manipulation. Brain, 131(2), 500–513.

15. Chang, A.-M., Aeschbach, D., Duffy, J. F., & Czeisler, C. A. (2015). Evening use of light-emitting eReaders negatively affects sleep, circadian timing, and next-morning alertness. Proceedings of the National Academy of Sciences, 112(4), 1232–1237.

16. Figueiro, M. G., & Rea, M. S. (2010). Lack of short-wavelength light during the school day delays dim light melatonin onset in middle-school adolescents. Neuroendocrinology Letters, 31(1), 92–96.

17. Gooley, J. J., Chamberlain, K., Smith, K. A., Khalsa, S. B. S., Rajaratnam, S. M. W., Van Reen, E., ... & Lockley, S. W. (2011). Exposure to room light before bedtime suppresses melatonin onset and shortens melatonin duration in humans. Journal of Clinical Endocrinology & Metabolism, 96(3), E463–E472.

18. Messineo, L., Taranto-Montemurro, L., Sands, S. A., Oliveira Marques, M. D., Azarbarzin, A., & Wellman, D. A. (2017). Broadband sound administration improves sleep onset latency in healthy subjects in a noise environment. Frontiers in Neurology, 8, 718.

19. Ebben, M. R., Yan, P., & Krieger, A. C. (2021). The effects of white noise on sleep and duration in individuals living in a high noise environment in New York City. Sleep Medicine, 83, 256–259.

20. Strøm-Tejsen, P., Zukowska, D., Wargocki, P., & Wyon, D. P. (2016). The effects of bedroom air quality on sleep and next-day performance. Indoor Air, 26(5), 679–686.

21. Satish, U., Mendell, M. J., Shekhar, K., Hotchi, T., Sullivan, D., Streufert, S., & Fisk, W. J. (2012). Is CO_2 an indoor pollutant? Direct effects of low-to-moderate CO_2 concentrations on human decision-making performance. Environmental Health Perspectives, 120(12), 1671–1677.

22. Hirshkowitz, M., Whiton, K., Albert, S. M., Alessi, C., Bruni, O., Don-Carlos, L., ... & Ware, J. C. (2015). National Sleep Foundation's sleep time duration recommendations: methodology and results summary. Sleep Health, 1(1), 40–43.

23. Dinges, D. F., Pack, F., Williams, K., Gillen, K. A., Powell, J. W., Ott, G.

E., ... & Pack, A. I. (1997). Cumulative sleepiness, mood disturbance, and psychomotor vigilance performance decrements during a week of sleep restricted to 4-5 hours per night. Sleep, 20(4), 267–277.

24. Tassi, P., & Muzet, A. (2000). Sleep inertia. Sleep Medicine Reviews, 4(4), 341–353.

25. Forger, D. B., Walch, O. J., Cochran, A. L., & Ramanathan, C. (2019). Sleep and circadian rhythms in humans. In Handbook of Behavioral Neuroscience (Vol. 25, pp. 239–255). Elsevier.

26. Arendt, J. (2019). Melatonin: countering chaotic time cues. Frontiers in Endocrinology, 10, 391.

27. Wittmann, M., Dinich, J., Merrow, M., & Roenneberg, T. (2006). Social jetlag: misalignment of biological and social time. Chronobiology International, 23(1-2), 497–509.

28. Golden, R. N., Gaynes, B. N., Ekstrom, R. D., Hamer, R. M., Jacobsen, F. M., Suppes, T., ... & Nemeroff, C. B. (2005). The efficacy of light therapy in the treatment of mood disorders: A review and meta-analysis of the evidence. American Journal of Psychiatry, 162(4), 656–662.

29. Herxheimer, A., & Petrie, K. J. (2002). Melatonin for the prevention and treatment of jet lag. Cochrane Database of Systematic Reviews, (2), CD001520.

30. Zhdanova, I. V., Wurtman, R. J., Regan, M. M., Taylor, J. A., Shi, J. P., & Leclair, O. U. (2001). Melatonin treatment for age-related insomnia. Journal of Clinical Endocrinology & Metabolism, 86(10), 4727–4730.

31. Iliff, J. J., Wang, M., Liao, Y., Plogg, B. A., Peng, W., Gundersen, G. A., ...

& Nedergaard, M. (2012). A paravascular pathway facilitates CSF flow through the brain parenchyma and the clearance of interstitial solutes, including amyloid β. Science Translational Medicine, 4(147), 147ra111.

32. Jessen, N. A., Munk, A. S., Lundgaard, I., & Nedergaard, M. (2015). The glymphatic system: a beginner's guide. Neurochemical Research, 40(12), 2583–2599.

33. Shokri-Kojori, E., Wang, G.-J., Wiers, C. E., Demiral, S. B., Guo, M., Kim, S. W., ... & Volkow, N. D. (2018). β-Amyloid accumulation in the human brain after one night of sleep deprivation. Proceedings of the National Academy of Sciences, 115(17), 4483–4488.

34. Lee, H., Xie, L., Yu, M., Kang, H., Feng, T., Deane, R., ... & Benveniste, H. (2015). The effect of body posture on brain glymphatic transport. Journal of Neuroscience, 35(31), 11034–11044.

35. Benjafield, A. V., Ayas, N. T., Eastwood, P. R., Heinzer, R., Ip, M. S. M., Morrell, M. J., ... & Malhotra, A. (2019). Estimation of the global prevalence and burden of obstructive sleep apnoea: a literature-based analysis. The Lancet Respiratory Medicine, 7(8), 687–698.

36. Marín, J. M., Carrizo, S. J., Vicente, E., & Agusti, A. G. N. (2005). Long-term cardiovascular outcomes in men with obstructive sleep apnoea-hypopnoea with or without treatment with continuous positive airway pressure: an observational study. The Lancet, 365(9464), 1046–1053.

37. Beattie, Z. T., Oyang, Y., Statan, A., Ghoreyshi, A., Pantelopoulos, A., Russell, A., & Heneghan, C. (2017). Estimation of sleep stages in a healthy adult population from optical plethysmography and accelerometer signals. Physio-

logical Measurement, 38(11), 1968–1979.

38. Schwab, R. J., Badr, S. M., Epstein, L. J., Gay, P. C., Gozal, D., Kohler, M., ... & Strollo, P. J. Jr. (2013). An official American Thoracic Society statement: continuous positive airway pressure adherence tracking systems. American Journal of Respiratory and Critical Care Medicine, 188(5), 613–620.

39. Morin, C. M., LeBlanc, M., Daley, M., Gregoire, J. P., & Mérette, C. (2006). Epidemiology of insomnia: prevalence, self-help treatments, consultations, and determinants of help-seeking behaviors. Sleep Medicine, 7(2), 123–130.

40. Espie, C. A., Kyle, S. D., Williams, C., Ong, J. C., Douglas, N. J., Hames, P., & Brown, J. S. W. G. (2012). A randomized, placebo-controlled trial of online cognitive behavioral therapy for chronic insomnia disorder. Sleep, 35(6), 769–781.

41. Trauer, J. M., Qian, M. Y., Doyle, J. S., Rajaratnam, S. M. W., & Cunnington, D. (2015). Cognitive behavioral therapy for chronic insomnia: A systematic review and meta-analysis. Annals of Internal Medicine, 163(3), 191–204.

42. Horsch, C. H. G., Lancee, J., Griffioen-Both, F., Spruit, S., Fitrianie, S., Neerincx, M. A., ... & Brinkman, W.-P. (2017). Mobile phone-delivered cognitive behavioral therapy for insomnia: A randomized controlled effectiveness trial. Psychotherapy and Psychosomatics, 86(2), 90–92.

43. Allen, R. P., Picchietti, D. L., Garcia-Borreguero, D., Ondo, W. G., Walters, A. S., Winkelman, J. W., ... & International Restless Legs Syndrome Study Group. (2014). Restless legs syndrome/Willis-Ekbom disease diag-

nostic criteria: Updated International Restless Legs Syndrome Study Group (IRLSSG) consensus criteria—history, rationale, description, and significance. Sleep Medicine, 15(8), 860–873.

44. Lovato, N., & Lack, L. (2010). The effects of napping on cognitive functioning. Progress in Brain Research, 185, 155–166.

45. Brooks, A., & Lack, L. (2006). A brief afternoon nap following nocturnal sleep restriction: Which nap duration is most recuperative? Sleep, 29(6), 831–840.

46. Horne, J. A., & Reyner, L. A. (1996). Counteracting driver sleepiness: effects of napping, caffeine, and placebo. Psychophysiology, 33(3), 306–309.

47. Voss, U., Holzmann, R., Hobson, A., Paulus, W., Koppehele-Gossel, J., Klimke, A., & Nitsche, M. A. (2014). Induction of self awareness in dreams through frontal low current stimulation of gamma activity. Nature Neuroscience, 17(6), 810–812.

48. LaBerge, S., & Rheingold, H. (1990). Exploring the world of lucid dreaming. Ballantine Books.

49. Voss, U., Holzmann, R., Tuin, I., & Hobson, J. A. (2009). Lucid dreaming: a state of consciousness with features of both waking and non-lucid dreaming. Sleep, 32(9), 1191–1200.

50. Billioti de Gage, S., Moride, Y., Ducruet, T., Kurth, T., Verdoux, H., Tournier, M., ... & Bégaud, B. (2014). Benzodiazepine use and risk of Alzheimer's disease: case-control study. BMJ, 349, g5205.

51. Abbasi, B., Kimiagar, M., Sadeghniiat, K., Shirazi, M. M., Hedayati, M., & Rashidkhani, B. (2012). The effect of magnesium supplementation on pri-

mary insomnia in elderly: A double-blind placebo-controlled clinical trial. Journal of Research in Medical Sciences, 17(12), 1161–1169.

52. Juneja, L. R., Chu, D.-C., Okubo, T., Nagato, Y., & Yokogoshi, H. (1999). L-theanine—a unique amino acid of green tea and its relaxation effect in humans. Trends in Food Science & Technology, 10(6-7), 199–204.

53. Bannai, M., & Kawai, N. (2012). New therapeutic strategy for amino acid medicine: glycine improves the quality of sleep. Journal of Pharmacological Sciences, 118(2), 145–148.

8장

환경과 장수 : AI로 차단하는 독소와 스트레스

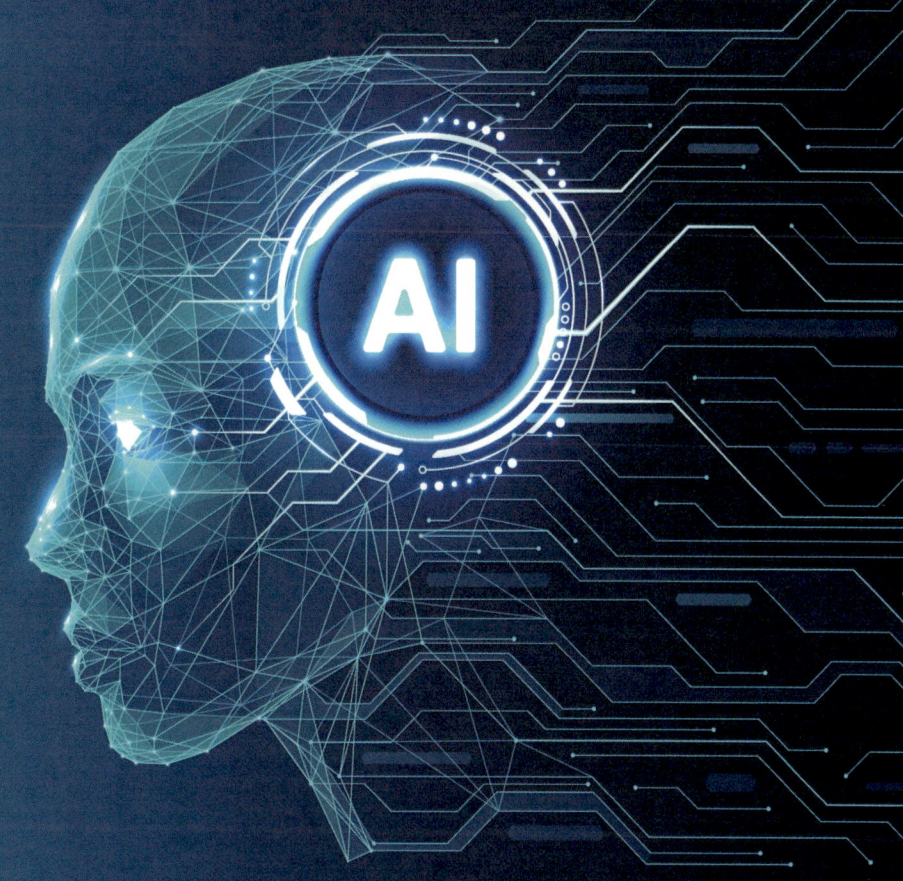

1. 적은 밖이 아니라 안에 있다

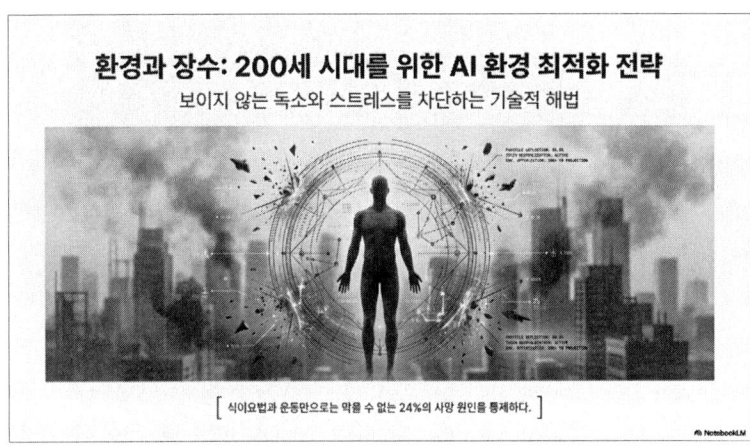

박지민(45세, IT 기업 임원)은 자신을 모범적인 건강 관리자라고 생각했습니다.

그의 루틴은 완벽했습니다. 주 3회 개인 트레이너와 함께 헬스장을 다녔고, 100% 유기농 식단을 고집했으며, 월 40만 원짜리 프리미엄 비타민 보충제를 빠짐없이 섭취했습니다. 매년 정밀 건강검진도 받았습니다.

그런데 이상했습니다. 매일 아침 두통이 찾아왔고, 오후만 되면 극심한 피로에 시달렸습니다. 밤마다 뒤척이며 깊은 잠을 이루지 못했고, 피부 트러블도 끊이지 않았습니다.

"스트레스겠지…"

지민은 그렇게 넘겼습니다.

박지민 씨의 역설: 완벽한 자기관리에도 몸이 아픈 이유

겉보기 등급 (The Visible)

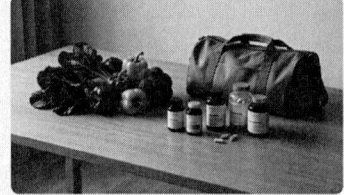

겉보기 등급: 주 3회 PT, 100% 유기농 식단, 월 40만 원 영양제.
실제 증상: 만성 두통, 오후 피로, 피부 트러블.

실제 등급 (The Reality)

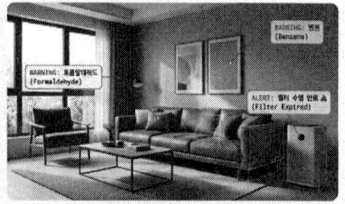

"건강의 적은 밖이 아니라 안에 있었습니다."
AI 스캔 결과: WHO 권장치 3배의 VOCs 검출

🎙 NotebookLM

어느 날, 회사 복지 프로그램으로 받은 AI 환경 건강 스캔이 충격적인 진실을 밝혔습니다.

분석 결과는 냉정했습니다.

"집안 공기의 휘발성 유기화합물(VOCs) 수치가 WHO 권장치의 3배입니다. 원인은 6개월 전 구입한 이탈리아 가죽 소파에서 방출되는 포름알데히드, 3개월 전 리모델링한 벽지에서 나오는 벤젠과 톨루엔 그리고 침실 공기청정기 필터가 2년째 교체되지 않아 오히려 오염원이 되었습니다. 당신은 건강한 것을 먹고 있지만, 독을 숨 쉬고 있습니다."

지민은 경악했습니다.

"내가 건강을 위해 투자한 돈이 매달 100만 원이 넘는데, 정작 하루에 2만 번 숨 쉬는 공기는 방치했다니…"

그는 즉시 조치를 취했습니다. VOC를 방출하는 가구를 처분하거나 전문 클리닝을 받았고, AI 공기 질 모니터를 설치해 실시간으로 추적하기 시작했습니다. 고성능 공기청정기를 들여놓고 자동 필터 교체 알림을 설정했으며, 침실 창문에 미세 먼지 차단 필터를 부착했습니다.

2주 후, 변화는 극적이었습니다. 아침 두통이 사라졌고, 수면의 질이 극적으로 개선되었습니다. AI 수면 추적 점수는 45에서 82로 뛰어올랐습니다. 피부 트러블도 90% 감소했습니다.

지민의 깨달음은 명확했습니다.

"건강의 적은 밖이 아니라 안에 있었습니다. 제가 가장 안전하다고 믿었던 우리 집이 사실은 독소 저장고였던 거죠. 이제 저는 먹는 것만큼 숨 쉬는 것에도 투자합니다. 하루 2만 번의 호흡, 이것이 제 건강을 결정합니다."

"환경을 바꿀 수 없다면, 당신은 환경의 희생양이 됩니다. 환경을 바꿀 수 있다면, 당신은 환경의 주인이 됩니다."

의학 미래학자 에릭 토폴(Eric Topol)의 말입니다.

보이지 않는 적들: 당신을 서서히 공격하는 것들

우리는 하루 평균 90%의 시간을 실내에서 보냅니다.[1] 그곳에서 약 2만 번 숨을 쉬고, 2리터의 물을 마시며, 피부로 수천 가지 물질을 흡수합니다.

문제는 현대 환경이 인류 역사상 가장 독성 물질로 가득하다는 점입니다. WHO의 충격적인 통계에 따르면 환경 오염이 전 세계 사망의 24%를 차지합니다.[2] 더 교묘한 진실이 있습니다. 이 독소들은 즉각 해를 끼치지 않습니다. 수년, 수십 년에 걸쳐 서서히 축적되며 만성 질환을 일으킵니다.[3]

당신이 200세까지 건강하게 살려면 숨 쉬는 공기, 마시는 물, 사는 공간, 정신 건강 모두를 최적화해야 합니다.

하지만 희망이 있습니다. AI와 스스로의 의지로 이 모든 것을 관리할 수 있습니다.

2. 하루 20kg, 공기는 당신이 가장 많이 섭취하는 것

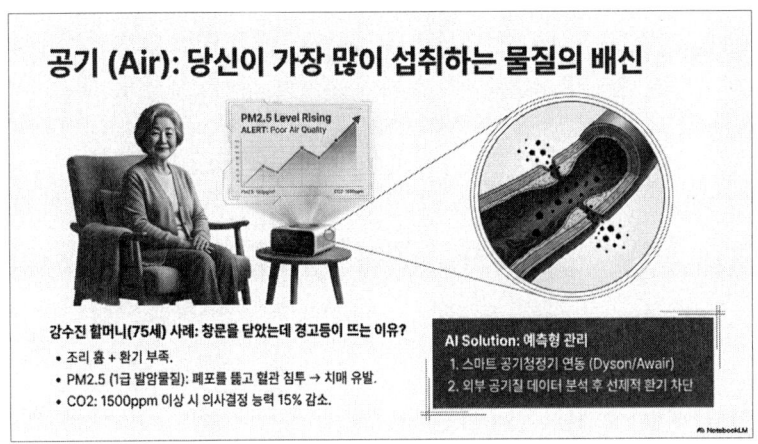

강수진 할머니(75세)의 각성

평생 서울 도심에서 산 강수진 할머니에게 최근 손주가 AI 공기 질 모니터를 선물했습니다. 처음엔 낯선 기기였지만, 어느 날 저녁 손주가 다급하게 소리쳤습니다.

"할머니, 이거 빨간불이에요!"

화면에는 충격적인 수치가 표시되었습니다. 'PM2.5: 82μg/m³- 매우 나쁨(WHO 권장 25 이하)' 할머니는 당황했습니다.

"창문 닫아 놨는데?"

실외 공기가 나쁠 때를 대비해 창문을 꼭 닫아 두는 습관이 있었기 때문입니다.

AI 분석은 예상치 못한 범인을 지목했습니다.

"주방에서 생선을 구운 후 환기가 불충분했습니다. 실내 오염도가 실외보다 3배 높습니다. 즉시 공기청정기를 최대로 가동하고, 30분

후 창문을 5분간 환기하세요. 주방 후드 필터가 6개월 동안 교체되지 않았으니 즉시 교체가 필요합니다."

조치를 취한 후 놀라운 변화가 일어났습니다. 할머니의 만성 기침이 2주 만에 70% 감소했고, 숨쉬기가 훨씬 편해졌습니다. 할머니는 이렇게 말했습니다.

"75년을 살면서 공기에 대해 한 번도 생각해 본 적이 없었어요. 그냥 당연히 숨 쉬는 거라고만 생각했죠. 이제는 매일 공기 질을 확인합니다. 손주가 '할머니가 가장 스마트한 할머니'라고 하더군요."

숫자로 보는 공기의 중요성

우리가 하루 동안 섭취하는 것들을 무게로 따져 보면 놀라운 사실이 드러납니다. 공기는 20kg, 음식은 2kg, 물은 2kg입니다. 공기가 음식과 물을 합친 것보다 10배나 많습니다. 따라서 공기 질은 우리 건강에 가장 직접적이고 강력한 영향을 미칩니다. 그런데 대부분의 사람들은 음식과 물의 품질에는 신경을 쓰면서, 정작 가장 많이 섭취하는 공기의 품질은 간과합니다.

보이지 않는 살인자들

PM2.5는 미세 먼지 중에서도 특히 위험한 입자입니다. 지름이 2.5 마이크로미터에 불과해 머리카락 두께의 30분의 1 크기입니다. 이렇게 작은 크기 때문에 코와 기관지의 방어막을 통과해 폐포 깊숙이 침투합니다. 더 심각한 것은 여기서 멈추지 않는다는 점입니다. 폐포의 얇은 벽을 뚫고 혈류로 진입하여 전신을 순환하며 온몸에 영향을 미칩니다.[6]

그 결과는 치명적입니다. 심혈관 질환의 위험이 증가하고, 뇌졸중과 치매의 가능성이 높아지며, 폐암을 유발합니다. WHO는 PM2.5를 1급 발암물질로 지정했습니다. 매일 노출되는 미세 먼지는 우리 몸속에서 염증 반응을 일으키고, 혈관 벽을 손상시키며, DNA를 변형시킵니다. 눈에 보이지 않는 이 작은 입자들이 우리 몸속에서 조용히, 그러나 지속적으로 파괴 작업을 진행하는 것입니다.

휘발성 유기화합물(VOCs)은 또 다른 숨겨진 위협입니다. 새 가구, 페인트, 카펫, 세제, 방향제에서 방출되는데, 벤젠, 포름알데히드, 톨루엔 같은 화학 물질이 대표적입니다.[7] 단기적으로는 두통, 현기증, 호흡기 자극을 일으키고, 장기적으로는 암을 유발합니다. 특히 새 가구나 리모델링 직후에는 VOCs 농도가 매우 높아집니다. 그 '새것의 냄새'가 사실은 독성 화학 물질의 방출인 것입니다.

이산화탄소(CO_2)는 직접적인 독성은 낮지만, 고농도에서는 심각한 문제를 일으킵니다. 1000ppm 이상이 되면 의사 결정 능력이 15% 감소합니다.[8] 밀폐된 침실에서 밤새 잠을 자면 쉽게 1200-1500ppm까지 올라갑니다. 이는 당신이 매일 밤 판단력이 흐려진 상태로 잠들고 있다는 의미입니다. 아침에 개운하지 않고 두통이 있다면, 그것은 단순히 잠을 적게 자서가 아니라 밤새 높은 CO_2 농도에 노출되었기 때문일 수 있습니다.

곰팡이와 알레르겐은 습한 환경에서 번식하며 천식, 알레르기, 만성 염증을 유발합니다. 특히 한국의 장마철이나 겨울철 결로가 생기는 환경에서는 곰팡이가 급속도로 증식합니다. 보이지 않는 곳에서 자라는 곰팡이 포자는 공기 중으로 퍼져 호흡기로 들어가 면역 체계를 자극하고 만성적인 염증 반응을 일으킵니다.

스스로 관리하기: AI 공기 질 모니터

Awair, Airthings, Kaiterra 같은 AI 공기 질 모니터는 단순히 숫자만 보여 주는 계측기가 아닙니다.[9] 데이터를 해석하고 적극적으로 행동하는 지능형 시스템입니다.

실제 시나리오를 보겠습니다. 오후 5시, PM2.5가 35μg/m³로 상승했습니다. AI는 즉각 대응합니다. 먼저 스마트폰으로 알림을 보냅니다. "실외 미세 먼지가 나쁩니다. 창문을 자동으로 차단합니다."

동시에 스마트 창문이 자동으로 닫히고, 공기청정기가 터보 모드로 자동 가동되며, HVAC(Heating, Ventilation, and Air Conditioning) 시스템이 재순환 모드로 전환됩니다. 당신은 아무것도 하지 않아도 됩니다. 시스템이 알아서 당신의 건강을 지킵니다.

더 똑똑한 기능은 학습과 예측입니다.

"매주 화요일 오후 5시, 근처 공사장 때문에 미세 먼지가 급증하는 패턴을 감지했습니다. 오후 4시 50분에 선제적 조치를 시작할까요?"

AI는 과거 데이터를 분석하여 패턴을 찾아내고, 문제가 발생하기 전에 미리 대응합니다. 당신은 'Yes' 버튼만 누르면 됩니다.

스마트 공기청정기의 진화

Dyson Pure, Molekule, Coway Airmega 같은 스마트 공기청정기는 혁신적인 AI 기능을 탑재하고 있습니다.[10] 실시간 오염도에 따라 팬 속도를 자동으로 조절하며, 필터 수명을 예측해 자동으로 주문합니다. 방 구조를 3D로 스캔하여 공기 흐름을 분석하고, 최적의 설치 위치를 제안합니다. 실외 공기 질 예보와 연동하여 24시간 전에 미리 준비합니다.

연구 결과에 따르면, 헤파(HEPA) 필터 공기청정기를 사용하면 실내 PM2.5가 50-70% 감소하고, 심혈관 건강 지표가 유의미하게 개선됩니다.[11] 투자 대비 효과를 계산해 보면 더욱 명확합니다. 공기청정기 비용은 50-100만 원 정도지만, 예상되는 의료비 절감액은 수천만 원에 달합니다. 심혈관 질환이나 호흡기 질환을 예방하는 것만으로도 그 가치는 충분합니다.

오늘부터 당신이 할 수 있는 것

첫 번째 단계는 즉시 시작할 수 있습니다. 집에 AI 공기 질 모니터를 설치하세요. 현재 상태를 알아야 개선할 수 있습니다. 공기청정기를 가동하세요. 특히 거실과 침실은 필수입니다. 주방 환기를 철저히 하세요. 요리 후 최소 30분 동안은 환기를 유지해야 합니다. 음식을 조리하는 과정에서 발생하는 미세 먼지와 유해 가스는 상상 이상으로 많습니다.

두 번째 단계는 1개월 내에 실행하세요. 공기청정기 필터 교체 주기를 확인하세요. 대부분 3-6개월마다 교체해야 합니다. 오래된 필터는 오히려 오염원이 됩니다. VOC를 방출하는 가구나 제품을 확인하고 교체하세요. 실내 식물을 배치하세요. 산세베리아와 스파티필름은 공기 정화 능력이 뛰어난 식물로 알려져 있습니다. 다만 식물만으로는 충분하지 않으며, 공기청정기와 병행해야 합니다.

세 번째 단계는 3개월 내에 완성하세요. 스마트 홈 공기 질 자동 관리 시스템을 구축하세요. 모니터, 공기청정기, 창문, HVAC 시스템이 서로 연동되어 자동으로 작동하는 시스템입니다. 계절별 공기 질 대응 전략을 수립하세요. 봄철 황사, 여름철 오존, 가을철 미세 먼지, 겨울철 난방 오염은 각각 다른 접근이 필요합니다. 정기적으로 실내 공기를 전문적으로 측정하세요. 연 1-2회 전문가의 정밀 측정을 통해 숨어 있는 오염원을 찾아낼 수 있습니다.

200세까지 건강하게 살려면 매일 2만 번 숨 쉬는 공기를 관리해야 합니다. 당신이 먹는 음식의 품질에 신경 쓰듯이, 당신이 숨 쉬는 공기의 품질에도 똑같이 신경 써야 합니다. 아니, 양으로 따지면 10배 더 신경 써야 합니다.

3. 생명의 근원, 물은 숨어 있는 위협

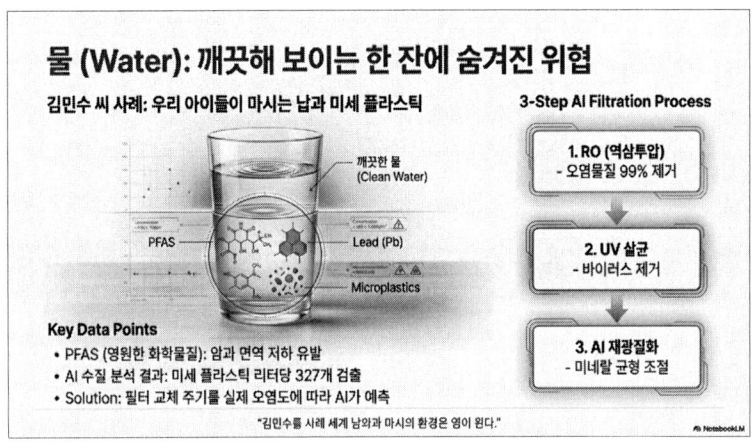

김민수 씨(37세, 두 아이 아빠)의 경험

어느 날 저녁, 뉴스 속보가 민수의 가슴을 철렁 내려앉게 했습니다.

'○○아파트 단지 수돗물 납 기준치 초과'

바로 민수네 아파트였습니다.

민수는 즉시 AI 수질 분석 서비스를 신청했습니다. 며칠 후 도착한 분석 결과는 충격적이었습니다.

"납: 15ppb (EPA 기준 15ppb, 경계선), 미세 플라스틱: 리터당 327개, 염소 부산물: 권장치 2배, 종합 판정: 부적합"

민수는 큰 충격을 받았습니다.

"아이들이 매일 이 물을 마셨다는 거잖아…"

그동안 수돗물을 정수기 없이 끓여서 마셨던 것이 떠올랐습니다.

물을 끓이면 세균은 죽지만 중금속이나 미세 플라스틱, 화학 물질은 제거되지 않는다는 사실을 이제야 깨달았습니다.

민수는 즉시 조치에 나섰습니다. AI 실시간 수질 모니터를 설치하고, 역삼투압(RO)과 활성탄, UV 살균, 재광질화를 결합한 3단계 정수 시스템을 도입했습니다. 자동 필터 교체 알림 시스템을 설정하고, 월 1회 수질 자가 테스트를 실시하기로 했습니다.

3개월 후, 놀라운 변화가 일어났습니다. 아이들의 원인 불명이었던 복통과 피부 트러블이 완전히 사라졌습니다. 병원을 여러 차례 다녀도 원인을 찾지 못했던 증상들이었는데, 알고 보니 수돗물이 문제였던 것입니다.

민수는 다짐했습니다.

"물은 생명인데, 제가 가장 소홀히 했던 부분이었습니다. 이제는 아이들이 마시는 물 한 방울, 한 방울에 신경 씁니다. 정수기 필터 값이 아깝다고요? 아이들 병원비에 비하면 아무것도 아닙니다."

인체의 60%: 물

우리 몸의 60%는 물입니다. 하루 2리터 이상을 마시고, 샤워할 때 피부로 흡수하며, 요리할 때 사용합니다. 물은 단순히 갈증을 해소하는 것이 아니라 모든 세포의 기능을 유지하고, 영양분을 운반하며, 노폐물을 배출하고, 체온을 조절하는 핵심 역할을 합니다.

문제는 수돗물이 법적 기준을 충족한다고 해서 완전히 안전한 것은 아니라는 점입니다. 법적 기준은 최소한의 안전 기준일 뿐이며, 특히 장기적인 건강 영향을 완전히 고려하지 못합니다. 더구나 한국의 수돗물 관리 기준은 선진국에 비해 일부 항목에서 느슨한 편입니다.

물속의 보이지 않는 적들

중금속, 특히 납, 수은, 비소는 낡은 배관에서 녹아 나옵니다.[12] 납의 위험성은 특히 심각합니다. 어린이에게는 뇌 발달에 치명적인 손상을 입힙니다. 어린이의 뇌는 발달 과정에 있기 때문에 납에 매우 취약하며, 미량의 노출만으로도 IQ 저하, 학습 장애, 행동 문제가 발생할 수 있습니다. 성인에게도 신경 독성을 일으키고, 고혈압과 신장 손상을 유발합니다. 무서운 점은 납이 체내에 축적되면 배출이 매우 어렵다는 것입니다.

염소 부산물, 특히 트리할로메탄은 수돗물 소독 과정에서 자동으로 생성됩니다.[13] 염소는 세균을 죽이는 데 효과적이지만, 물속의 유기물과 반응하여 트리할로메탄 같은 발암물질을 만들어 냅니다. 장기간 노출되면 방광암 위험이 증가하는 것으로 연구되었습니다. 아이러니하게도 우리를 보호하기 위한 소독 과정이 새로운 위험을 만들어 내는 것입니다.

미세 플라스틱은 충격적이게도 수돗물에서도 검출됩니다.[14] 리터당 수백 개에서 수천 개까지 발견되며, 이는 전 세계적인 현상입니다. 미세 플라스틱의 장기적인 건강 영향은 아직 연구 중이지만 내분비계 교란, 염증 반응, 세포 손상 가능성이 제기되고 있어 매우 우려스럽습니다. 우리가 매일 마시는 물을 통해 플라스틱 입자를 섭취하고 있다는 사실 자체가 현대 문명의 역설입니다.

약물 잔류물은 더욱 은밀한 위협입니다.[15] 항생제, 호르몬, 항우울제가 사람들의 몸에서 배출되어 하수로 흘러가지만, 하수 처리 시설에서 완전히 제거되지 않습니다. 그 결과 음용수에 미량으로 존재하게 됩니다. 당신은 모르는 사이에 다른 사람이 복용했던 약물을 마시고 있을 수 있습니다. 개별 농도는 낮지만, 여러 종류의 약물에 동시에, 그리고 장기간 노출되는 복합적 영향은 아직 제대로 연구되지 않았습니다.

PFAS(과불화화합물)는 '영원한 화학 물질'로 불립니다.[16] 환경에서도, 인체에서도 거의 분해되지 않기 때문입니다. 방수 코팅, 기름 방지 포장재, 소화기 등에 사용되다가 환경으로 유출되어 물에 스며듭니다. PFAS는 암, 면역력 저하, 갑상선 질환, 임신 합병증과 연관되어 있으며, 특히 임신부와 어린이에게 치명적입니다. 한 번 몸에 들어오면 수년간 축적되어 배출되지 않습니다.

AI 수질 모니터와 정수 시스템

Phyn, Flo, Flume 같은 스마트 수질 모니터는 가정의 물 사용을 혁명적으로 바꿉니다.[17] 단순히 물을 측정하는 것이 아니라 패턴을 학습하고 이상을 감지합니다. 물 사용 패턴을 추적하여 누수나 오염을 조기에 발견하고, pH, TDS(총 용존 고형물), 온도 같은 기본 수질을 측정합니다. 고급 모델은 실시간으로 중금속, 염소, 세균까지 모니터링합니다.

예를 들어, 평소와 다른 물 사용 패턴이 감지되면 즉시 알림을 보냅니다.

"새벽 3시에 비정상적인 물 사용이 감지되었습니다. 화장실 누수를 확인하세요."

또는 "TDS 수치가 갑자기 상승했습니다. 배관 문제가 의심됩니다." 이런 조기 경보가 큰 피해를 예방합니다.

AI 최적화 다단계 정수 시스템은 각 단계마다 특정 오염 물질을 제거합니다.[18]

1단계는 역삼투압(RO) 방식입니다. 극도로 미세한 막을 사용하여 거의 모든 오염 물질을 99% 이상 제거합니다. 중금속, 미세 플라스틱, PFAS, 약물 잔류물까지 걸러냅니다. 단점은 유익한 미네랄도 함께 제거된다는 것입니다. AI는 TDS 모니터를 통해 필터 효율을 실시간으로 추적하고, 성능이 떨어지면 즉시 알려 줍니다.

2단계는 활성탄 필터입니다. 염소, VOCs, 냄새, 맛을 제거합니다. 활성탄의 미세한 구멍이 화학 물질을 흡착하는 원리입니다. AI는 사용량을 기반으로 필터 수명을 예측하여 최적의 교체 시기를 알려 줍니다.

"현재 사용 패턴으로 볼 때 45일 후 필터 교체가 필요합니다."

3단계는 UV 살균입니다. 자외선으로 박테리아와 바이러스를 99.99% 제거합니다. 화학 물질을 사용하지 않기 때문에 안전하며, 물의 맛이나 냄새를 변화시키지 않습니다. AI는 UV 램프의 강도를 지속적으로 모니터링 하여 효율이 저하되면 즉시 경고를 보냅니다.

4단계는 재광질화입니다. RO 과정에서 제거된 칼슘, 마그네슘 같은 필수 미네랄을 다시 첨가합니다. 여기서 AI의 진가가 발휘됩니다. 당신의 식단과 보충제 섭취를 분석하여 최적의 미네랄 농도를 자동으로 조절합니다.

"당신은 칼슘 보충제를 복용 중이므로 물의 칼슘 농도를 낮추고 마그네슘을 높였습니다."

개인 맞춤형 미네랄 워터를 집에서 만드는 것입니다.

오늘부터 당신이 할 수 있는 것

첫 번째 단계는 즉시 실행하세요. 수돗물을 직접 음용하는 것을 중단하세요. 최소한 끓여서 마시되, 이것만으로는 충분하지 않다는 것을 인식하세요. 간이 정수기라도 설치하세요. 완벽하지는 않지만, 아무것도 하지 않는 것보다는 훨씬 낫습니다. 물병에 하루 섭취 목표인 2리터 이상을 표시하여 충분한 수분 섭취를 확인하세요.

두 번째 단계는 1개월 내에 완료하세요. AI 수질 모니터를 설치하여 현재 물의 상태를 정확히 파악하세요. 역삼투압과 활성탄을 최소한으로 포함하는 다단계 정수 시스템을 설치하세요. TDS 측정기는 20달러 정도면 구입할 수 있으니 정기적으로 수질을 자가 테스트 하세요. TDS 수치가 50ppm 이하면 양호한 상태입니다.

세 번째 단계는 3개월 내에 구축하세요. 전문 수질 검사를 받아 중금속, PFAS 같은 미량 오염 물질까지 확인하세요. 샤워 헤드에도 정수 필터를 설치하세요. 샤워할 때 피부로 흡수되는 물의 양도 상당하며, 특히 염소는 피부를 건조하게 만들고 모발을 손상시킵니다. 가능하다면 빨래와 설거지용 물도 필터링을 고려하세요. 특히 아토피나 피부 질환이 있는 가족이 있다면 필수입니다.

200세까지 건강하게 살려면 매일 마시는 2리터의 물을 철저히 관리해야 합니다. 물은 생명의 근원이며, 우리 몸을 구성하는 가장 중요한 요소입니다. 깨끗한 공기만큼이나 깨끗한 물도 건강 장수의 필수 조건입니다.

4. 전자기파는 당신을 둘러싼, 보이지 않는 파도다

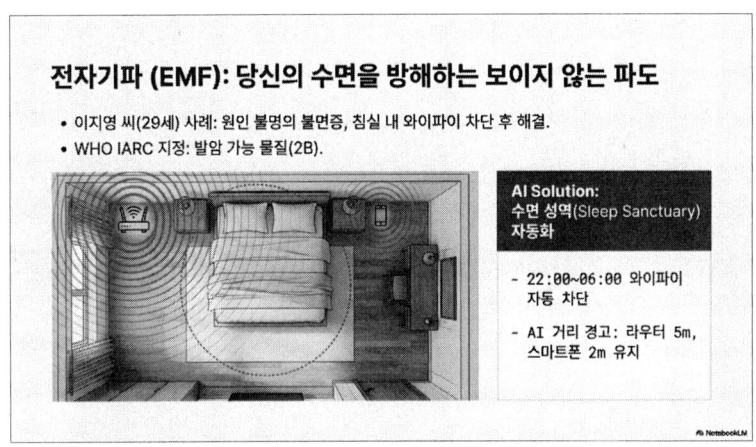

전자기파 (EMF): 당신의 수면을 방해하는 보이지 않는 파도

- 이지영 씨(29세) 사례: 원인 불명의 불면증, 침실 내 와이파이 차단 후 해결.
- WHO IARC 지정: 발암 가능 물질(2B).

AI Solution:
수면 성역(Sleep Sanctuary) 자동화

- 22:00~06:00 와이파이 자동 차단
- AI 거리 경고: 라우터 5m, 스마트폰 2m 유지

이지영 씨(29세)의 불면증 탈출기

프리랜서 디자이너로 일하는 이지영 씨는 심한 불면증으로 수면제를 복용하고 있었습니다. 밤마다 잠들지 못해 뒤척이다가 결국 약에 의존하게 된 지 1년이 넘었습니다.

그녀의 침실 환경은 다음과 같았습니다. 침대 옆에는 노트북이 24시간 켜져 있었고, 스마트폰은 베개 밑에 두고 잤습니다. 와이파이 라우터는 침대에서 불과 1m 거리에 있었으며, 블루투스 스피커와 스마트워치가 침대 옆 탁자에서 충전되고 있었습니다.

어느 날 지영은 AI EMF(전자기파) 분석 서비스를 받았습니다. 결과는 충격적이었습니다.

"침실 전자기파 수준이 권장치의 5배입니다. 주요 원인은 침대 1m 거리의 와이파이 라우터로 즉시 이동이 필요하며, 24시간 가동 중인 노트북은 수면 시 꺼야 합니다. 베개 밑의 스마트폰은 최소 2m 거리를 두

고 비행기 모드로 전환해야 합니다. 침실을 'EMF 안전 구역'으로 만드세요."

조치를 취한 지 2주 후, 놀라운 일이 일어났습니다. 지영은 처음으로 수면제 없이 7시간을 깊이 잤습니다. 1년 넘게 약 없이는 잠들 수 없었던 그녀에게 기적 같은 변화였습니다.

지영은 고백했습니다.

"저는 기술업계 사람이라 전자기파 같은 것은 미신이라고 생각했습니다. 과학적 근거가 부족하다고 무시했죠. 하지만 제 몸은 거짓말하지 않더군요. 침실에서 모든 전자기기를 치우고 나니, 마치 시끄러운 클럽에서 조용한 숲으로 온 기분이었습니다. 침실은 이제 '수면 성역'입니다. 어떤 전자기기도 들어올 수 없습니다."

전자기파의 바다에서 살기

현대인은 전자기파의 바다에 살고 있습니다. 휴대폰, 와이파이, 블루투스, 전자레인지, 송전선, 기지국에서 끊임없이 전자기파가 방출됩니다. 우리는 눈에 보이지 않는 전자기파에 하루 24시간 노출되어 있으며, 이는 인류 역사상 전례 없는 현상입니다.

과학적 합의는 아직 명확하지 않습니다. 전자기파가 건강에 미치는 영향에 대한 연구 결과들이 엇갈리고 있기 때문입니다. 하지만 주목할 만한 사실이 있습니다. 2011년 WHO 산하 국제암연구기관(IARC)은 휴대폰 전자기파를 '발암 가능 물질(2B)'로 분류했습니다.[19] 이는 결정적 증거는 없지만 가능성을 배제할 수 없다는 의미입니다. 커피와 같은 등급이지만, 커피와 달리 휴대폰은 뇌에 바로 대고 사용한다는 점이 다릅니다.

예방 원칙이라는 관점에서 보면, 확실한 무해성이 입증되지 않은 이상 노출을 최소화하는 것이 현명합니다. 특히 장기적인 영향은 수십 년이 지나야 명확해질 수 있기 때문에, 지금 당장 문제가 없다고 해서 안전하다고 단정할 수 없습니다.

전자기파 과민증(EHS)을 호소하는 사람들이 있습니다.[20] 두통, 피로, 불면, 집중력 저하를 경험한다고 합니다. 과학적으로 입증되지는 않았지만, 증상 자체는 실재합니다. 일부 연구자들은 이것이 노시보 효과(부정적인 기대로 인한 증상)일 수 있다고 하지만, 환자들에게는 원인이 무엇이든 고통이 실제입니다.

더 흥미로운 점은 전자기파가 수면에 미치는 영향입니다. 일부 연구에 따르면 전자기파 노출이 멜라토닌 분비를 억제하고, 깊은 수면 단계를 방해하며, 수면 중 뇌파 패턴을 변화시킬 수 있습니다. 이지영 씨의 사례가 단순한 우연이 아닐 수 있는 이유입니다.

AI EMF 관리

EMF 모니터 앱이나 기기를 사용하면 실시간으로 전자기파 수준을 측정할 수 있습니다.[22] 집 안의 핫스팟, 특히 침실과 작업 공간의 전자기파가 얼마나 강한지 식별하고, 각 기기로부터 안전거리를 계산해 줍니다.

AI 스마트 관리 시스템은 침실을 최적화합니다. 밤에 와이파이를 타이머로 자동으로 끄고, 스마트폰을 자동으로 비행기 모드로 전환하며, 가능한 경우 유선 연결을 우선합니다. 무선보다 유선이 항상 전자기파 노출이 적습니다.

AI가 제안하는 안전거리는 다음과 같습니다. 와이파이 라우터는 침대에서 최소 5m 떨어져 있어야 합니다. 가능하다면 침실이 아닌 거실에 두는 것이 좋습니다. 스마트폰으로 통화할 때는 이어폰을 사용하거나 스피커폰으로 전환하세요. 휴대폰을 귀에 바로 대고 장시간 통화하는 것은 피해야 합니다. 노트북을 사용할 때는 무릎에서 최소 30cm 거리를 유지하세요. 무릎 위에 직접 올려놓으면 생식 기관에 열과 전자기파가 직접 전달됩니다.

사용 패턴도 조정합니다.

"오늘 휴대폰 통화가 2시간을 초과했습니다. 내일은 이어폰 사용을 권장합니다. 뇌의 누적 노출을 줄이세요."

AI는 당신의 전자기기 사용 패턴을 추적하고, 과도한 노출을 경고하며, 대안을 제시합니다.

오늘부터 당신이 할 수 있는 것

첫 번째 단계는 즉시 실행하세요. 침실에서 모든 전자기기를 2m 이상 거리에 두세요. 알람이 필요하다면 전자파가 거의 없는 배터리식 알람 시계를 사용하세요. 자기 전에 스마트폰을 비행기 모드로 전환하세요. 알람은 비행기 모드에서도 작동합니다. 와이파이 라우터를 침실에서 최대한 멀리 옮기세요. 가능하다면 다른 방으로 이동하세요.

두 번째 단계는 1주일 내에 완료하세요. EMF 측정 앱을 다운로드하여 침실의 전자기파 수준을 측정하세요. 어느 지점이 가장 높은지 확인하고 개선하세요. 통화할 때 이어폰을 사용하는 습관을 들이세요. 유선 이어폰이 블루투스 이어폰보다 전자기파 노출이 적습니다. 노트북을 사용할 때는 외부 키보드와 마우스를 연결하여 몸과의 거리를 확보하세요.

세 번째 단계는 1개월 내에 구축하세요. 침실을 완전한 'EMF 프리존'으로 만드세요. 모든 전자기기를 제거하거나 최대한 멀리 두고, 밤에는 전원을 완전히 끄세요. 필요한 경우 EMF 차단 커튼이나 페인트를 고려하세요. 특히 외부 기지국이나 송전선에서 오는 전자기파를 차단할 수 있습니다. 밤 시간에 와이파이가 자동으로 꺼지도록 타이머를 설정하세요. 대부분의 라우터에는 이 기능이 내장되어 있습니다.

200세까지 건강하게 살려면, 잠자는 8시간만이라도 전자기파에서 벗어나야 합니다. 하루의 3분의 1은 회복의 시간입니다. 그 시간만큼은 우리 몸이 전자기파의 영향 없이 온전히 재생에 집중할 수 있도록 해주어야 합니다.

5. 화학 물질: 집 안에 숨은 호르몬 교란자

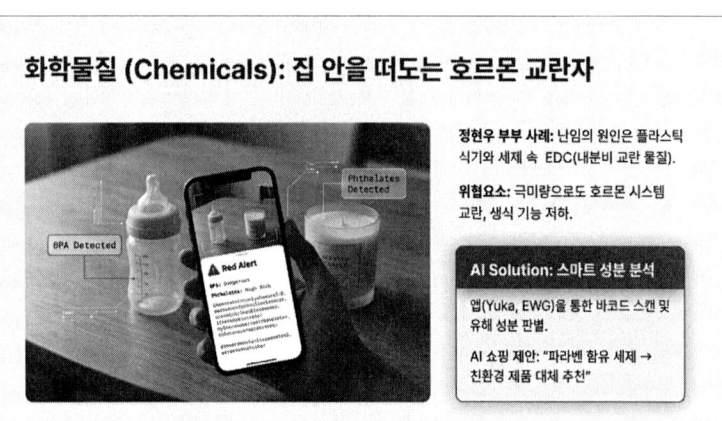

정현우 부부의 임신 준비 프로젝트

결혼 3년 차인 정현우 부부는 임신을 계획하고 있었습니다. 산부인과 의사는 예상치 못한 조언을 했습니다.

"임신을 시도하기 전에 집 환경부터 점검하세요."

부부는 처음에는 의아해했지만, AI 홈 화학 물질 스캔을 받기로 했습니다. 결과는 충격적이었습니다.

"플라스틱 식기에서 BPA가 검출되었습니다(내분비 교란 물질). 세탁세제는 파라벤이 고농도로 함유되어 있습니다(호르몬 교란). 새로 깐 카펫에서는 PBDE 난연제가 방출되고 있습니다(신경 독성). 화장품에서는 프탈레이트가 다수 검출되었습니다. 판정: 임신에 부적합한 환경입니다. 즉시 개선이 필요합니다."

현우 부부는 6개월 프로젝트를 시작했습니다. 모든 플라스틱 식기를 유리와 스테인리스로 교체했습니다. 세제는 무파라벤, 무향료 제품으로 바꿨습니다. 카펫을 완전히 제거하고, 천연 원목 마루를 깔았습니다. 화장품은 EWG(환경운동그룹) 인증 제품으로 모두 교체했습니다. 공기청정기를 설치하고 실내 식물을 여러 개 배치했습니다.

6개월 후, 놀라운 일이 일어났습니다. 부부는 건강한 임신에 성공했고, 순조롭게 출산했습니다. 현우는 다른 예비 부부들에게 조언했습니다.

"아이를 갖기 전에 집부터 바꿔야 합니다. 태아는 엄마 뱃속에서 가장 취약하거든요. 우리가 투자한 돈은 300만 원 정도였습니다. 아이의 평생 건강은 값을 매길 수 없죠."

내분비 교란 물질(EDCs): 조용한 침입자

내분비 교란 물질은 우리 몸의 호르몬 시스템을 교란하는 화학 물질입니다.[23] 주범은 BPA, 프탈레이트, 파라벤, PFAS 같은 물질들입니다. 플라스틱, 화장품, 세제, 식품 포장재 등 우리 일상 곳곳에 숨어 있습니다.

무서운 점은 극히 낮은 농도에서도 영향을 미친다는 것입니다.[24] 일반적인 독성 물질은 용량이 많을수록 독성이 강하다는 직선적 관계를 보이지만, 내분비 교란 물질은 다릅니다. 매우 적은 양에서도, 심지어 규제 기준 이하의 농도에서도 호르몬 작용을 교란할 수 있습니다. 이는 '안전 기준치' 개념 자체를 무의미하게 만듭니다.

영향은 광범위하고 심각합니다. 생식 기능이 저하됩니다. 남성의 정자 수 감소와 여성의 난소 기능 저하가 나타납니다. 전 세계적으로 남성 정자 수가 지난 40년간 절반으로 줄었다는 연구 결과가 있는데, 내분비 교란 물질이 주요 원인 중 하나로 지목됩니다. 여아의 조기 사춘기가 증가하고 있습니다. 과거에는 12-13세에 시작되던 사춘기가 이제는 8-9세에 시작되는 경우가 늘고 있습니다. 비만과 당뇨병 위험이 증가합니다. 내분비 교란 물질이 지방 세포의 형성을 촉진하고 인슐린 저항성을 증가시키기 때문입니다. 유방암과 전립선암 같은 호르몬 관련 암의 위험이 높아집니다.

특히 임신 중 노출은 치명적입니다. 태아의 뇌와 생식 기관이 발달하는 중요한 시기에 호르몬 교란이 일어나면, 그 영향은 평생 지속됩니다. 임신부가 노출된 내분비 교란 물질은 태반을 통과해 태아에게 직접 전달되며, 태아는 성인보다 훨씬 취약합니다. 이를 '태아 프로그래밍'이라고 부르는데, 엄마 뱃속에서의 환경이 아이의 평생 건강을 결정한다는 개념입니다.

더 교묘한 점은 '칵테일 효과'입니다. 우리는 하나의 화학 물질에만 노출되는 것이 아니라 수십·수백 가지 화학 물질에 동시에 노출됩니다. 개별 물질은 안전 기준 이하라도, 여러 물질이 상호 작용 하면 예상치 못한 영향을 일으킬 수 있습니다. 현재의 안전성 평가는 대부분 단일 물질만 테스트하기 때문에 이런 복합 효과를 포착하지 못합니다.

스스로 관리하기: 독소 없는 집 만들기

Think Dirty, Yuka, EWG Healthy Living 같은 스마트 쇼핑 가이드 앱은 혁명적인 도구입니다.[27] 사용법은 간단합니다. 제품의 바코드를 스캔하면 AI가 수초 내에 성분을 분석합니다. 위험 등급을 1-10점으로 표시하고, 안전한 대안을 추천합니다.

예를 들어, "이 샴푸는 7점입니다(위험). 파라벤과 SLS(황산염 계면활성제)이 함유되어 있습니다. 대안으로 이 제품을 추천합니다.- 2점(안전). 천연 성분으로만 구성되어 있습니다." 슈퍼마켓에서 제품을 고르면서 실시간으로 안전성을 확인할 수 있습니다. 더 이상 복잡한 성분표를 읽으며 고민할 필요가 없습니다.

AI 홈 공기 샘플링은 전문 서비스를 통해 실내 공기를 채취하여 VOCs와 화학 물질을 정밀하게 분석합니다.

"카펫에서 포름알데히드가 검출되었습니다. 즉시 환기하고 6개월 내에 교체를 권장합니다."

눈에 보이지 않는 위협을 가시화하여 구체적인 행동을 취할 수 있게 합니다.

제품 선택 AI는 학습 기능이 있습니다. 당신의 구매 이력을 분석하여 안전한 제품을 우선적으로 추천합니다.

"세탁 세제 재주문 시기입니다. 현재 사용 중인 제품은 파라벤이 함유되어 있습니다. 이 친환경 제품을 추천합니다. 가격은 10% 높지만 안전성은 300% 높습니다."

건강한 선택을 자동으로 유도하는 시스템입니다.

오늘부터 당신이 할 수 있는 것

첫 번째 단계는 즉시 실행하세요. 플라스틱 용기에 음식을 담아 전자레인지에 가열하는 것을 절대 금지하세요. 열을 받으면 플라스틱에서 화학 물질이 급속도로 방출됩니다. 화학 방향제와 살충제 사용을 중단하세요. 집 안의 '좋은 향기'는 대부분 프탈레이트와 합성 화학 물질에서 나옵니다. 유기농 과일과 채소를 우선적으로 구매하세요. 농약 잔류물은 내분비 교란 물질의 주요 공급원입니다.

두 번째 단계는 1개월 내에 완료하세요. EWG 앱을 다운로드하여 제품을 스캔하는 습관을 들이세요. 처음에는 번거롭지만 곧 익숙해집니다. 플라스틱 식기와 보관 용기를 유리나 스테인리스로 교체하세요. 특히 뜨거운 음식이나 기름진 음식을 담는 용기는 필수적으로 바꿔야 합니다. 세제와 화장품을 천연 성분의 무해 제품으로 교체하세요. 피부에 직접 닿는 제품일수록 더 신중해야 합니다.

세 번째 단계는 3개월 내에 구축하세요. 전문가를 통해 실내 공기 질을 측정하되 VOCs를 포함한 정밀 검사를 받으세요. 새 가구를 구매할 때는 VOC 인증을 확인하세요. 저가 가구일수록 접착제와 마감재에서 유해 물질이 많이 방출됩니다. 임신을 계획하고 있다면 최소 6개월 전부터 집 환경을 완전히 정비하세요. 태아의 뇌와 생식 기관이 형성되는 임신 초기가 가장 중요하므로, 임신 전부터 준비해야 합니다.

200세까지 건강하게 살려면 매일 접촉하는 모든 제품을 의심하고 검증해야 합니다. 편리함과 저렴함 뒤에 숨어 있는 화학 물질들이 우리 몸을 서서히 공격하고 있습니다. 당신의 집은 가장 안전한 공간이어야 하는데, 현실은 종종 그 반대입니다. 하지만 AI의 도움으로 우리는 이제 보이지 않는 위협을 가시화하고 제거할 수 있습니다.

6. 소음: 침묵의 살인자

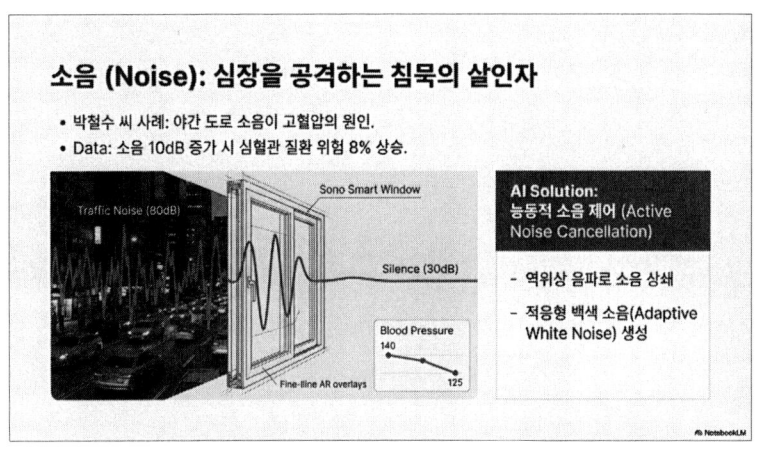

소음 (Noise): 심장을 공격하는 침묵의 살인자

- 박철수 씨 사례: 야간 도로 소음이 고혈압의 원인.
- Data: 소음 10dB 증가 시 심혈관 질환 위험 8% 상승.

Traffic Noise (80dB)

Sono Smart Window

Silence (30dB)

Fine-line AR overlays

Blood Pressure
140
125

AI Solution:
능동적 소음 제어 (Active Noise Cancellation)

- 역위상 음파로 소음 상쇄
- 적응형 백색 소음(Adaptive White Noise) 생성

박철수 씨(52세)의 혈압 정복기

대로변 아파트 1층에 사는 박철수 씨는 10년간 고혈압 약을 복용해 왔습니다. 정기 검진 때마다 의사는 고개를 갸우뚱했습니다.

"약을 먹는데도 혈압이 안 떨어지네요. 이상하네요…"

철수 씨는 AI 환경 건강 스캔을 받았습니다. 결과는 예상치 못한 범인을 지목했습니다.

"야간 평균 소음이 68dB입니다(WHO 권장 40dB 이하). 주요 소음원은 대로의 교통 소음(24시간), 새벽 쓰레기 수거차(70dB 피크), 이웃층간 소음입니다. 진단: 만성 소음 노출이 고혈압의 주범입니다. 약물치료만으로는 한계가 있습니다."

AI는 구체적인 솔루션을 제시했습니다. 능동 소음 제거 창문(Sono)을 설치하고, 침실을 도로에서 먼 안쪽 방으로 이동하며, 야간에 백색소음 생성기를 자동으로 가동하고, 귀마개와 수면 마스크를 사용하라

는 것이었습니다.

3개월 후, 극적인 변화가 일어났습니다. 철수 씨의 혈압은 140/90에서 125/80으로 떨어졌고, 복용하던 2종의 약을 1종으로 줄일 수 있었습니다.

철수 씨는 이렇게 말했습니다.

"10년간 혈압약을 먹으면서 '유전이겠지' 생각했습니다. 아버지도 고혈압이셨으니까요. 근데 진짜 문제는 소음이었습니다. 조용한 환경에서 자기 시작한 지 2주 만에 혈압이 떨어지기 시작했습니다. 소음이 저를 서서히 죽이고 있었던 거죠."

WHO의 경고: 소음은 2위 환경 살인자

WHO는 소음을 대기 오염 다음으로 심각한 환경 건강 위협으로 지목했습니다.[28] 우리는 소음을 단순한 불편함으로 여기지만, 과학은 다르게 말합니다. 소음은 우리 몸에 실제적이고 측정 가능한 생리적 변화를 일으킵니다.

만성 소음 노출의 대가는 심각합니다. 심혈관 질환 위험이 소음이 10dB 증가할 때마다 8%씩 상승합니다.[29] 이는 단순한 상관관계가 아니라 인과관계로 밝혀졌습니다. 소음이 교감신경계를 자극하여 스트레스 호르몬을 분비시키고, 혈관을 수축시키며, 혈압을 상승시키는 메커니즘이 규명되었습니다.

수면 장애도 심각합니다. 소음은 깊은 수면 단계를 감소시켜 피로와 인지 기능 저하를 일으킵니다. 당신은 잠들었다고 생각하지만, 실제로는 소음 때문에 얕은 수면과 깊은 수면 사이를 계속 오가며 진정한 회복을 이루지 못합니다. 아침에 일어났을 때 '충분히 잤는데 피곤하다'고 느낀다면, 야간 소음을 의심해 볼 필요가 있습니다.

스트레스 호르몬인 코르티솔이 만성적으로 상승합니다. 소음에 노출되면 우리 몸은 위협으로 인식하여 '투쟁 또는 도피' 반응을 활성화합니다. 단기적으로는 생존에 유리하지만, 이것이 매일 밤 지속되면 몸은 만성적인 스트레스 상태에 빠집니다. 코르티솔이 지속적으로 높으면 면역력이 저하되고, 체중이 증가하며, 노화가 가속화됩니다.

어린이에게는 특히 치명적입니다. 소음이 많은 환경에서 사는 어린이는 학습 능력과 집중력이 저하됩니다.[30] 학교가 공항이나 큰 도로 근처에 있는 경우, 학생들의 읽기 능력과 장기 기억력이 유의미하게 낮다는 연구 결과가 있습니다. 뇌가 발달하는 시기에 지속적인 소음 스트레스는 인지 발달에 영구적인 영향을 미칠 수 있습니다.

가장 해로운 것은 야간 소음입니다. 놀랍게도 잠든 상태에서도 뇌는 소음을 처리합니다.[31] 의식적으로는 깨어나지 않더라도 뇌는 계속 작동하며, 심박수와 혈압이 상승합니다. 이는 수면의 질을 떨어뜨리고 심혈관계에 스트레스를 줍니다. 당신이 기억하지 못한다고 해서 몸이 반응하지 않은 것이 아닙니다. 무의식적인 각성이 밤새 수십 번 일어나며 당신의 건강을 갉아먹습니다.

스스로 관리하기: AI 소음 관리

스마트폰 소음 측정 앱은 간단하지만 강력한 도구입니다.[32] 실시간으로 dB(데시벨)을 측정하고, WHO 기준(주간 55dB, 야간 40dB)과 비교하며, 누적 노출 시간을 기록합니다. 청력 손상 위험을 경고하기도 합니다. 예를 들어, 85dB 이상의 소음에 8시간 이상 노출되면 영구적인 청력 손상 위험이 있습니다.

AI 소음원 식별 기능은 더욱 정교합니다. 기계 학습을 통해 소음의 종류를 자동으로 구별합니다. 교통 소음인지, 이웃 소음인지, 건축 소음인지 파악하여 각각에 맞는 대응 방법을 제안합니다. 교통 소음이라면 방음창 설치를, 이웃 소음이라면 대화나 중재를, 건축 소음이라면 임시 대피를 제안하는 식입니다.

능동 소음 제거 기술은 혁신적입니다. Sono 스마트 창문은 마이크로 외부 소음을 감지하여 역위상 음파를 생성해 소음을 상쇄시킵니다.[33] 헤드폰의 노이즈 캔슬링 기술을 창문에 적용한 것입니다. 최대 50dB까지 소음을 감소시킬 수 있어, 시끄러운 도로변이 조용한 주택가 수준으로 변합니다.

적응형 백색 소음 시스템은 현재 소음 환경을 실시간으로 분석하여 최적의 마스킹 사운드를 자동으로 생성합니다. 일정한 백색 소음이 갑작스러운 소음을 가려 주어 뇌가 반응하지 않게 만듭니다. 소음을 제거할 수 없다면 마스킹하는 것이 차선책입니다.

일정 연동 기능도 유용합니다.

"오늘 밤 10시부터 새벽 6시까지 근처 도로에서 공사가 예정되어 있습니다. 옵션: 1) 백색 소음을 자동으로 가동합니다. 2) 침실을 안쪽 방으로 임시 이동하세요. 3) 2km 이내의 조용한 호텔 숙박을 추천합니다."

미리 알고 대비할 수 있습니다.

오늘부터 당신이 할 수 있는 것

첫 번째 단계는 즉시 실행하세요. 소음 측정 앱을 다운로드하여 집 안 소음 수준을 측정하세요. 특히 침실의 야간 소음을 측정하는 것이 중요합니다. 침실 창문이 이중창인지 확인하세요. 단창이라면 이중창으로 교체하는 것만으로도 큰 차이가 납니다. 긴급용으로 귀마개를 준비하세요. 갑작스러운 소음에 대비할 수 있습니다.

두 번째 단계는 1개월 내에 완료하세요. 백색 소음 기계나 앱을 사용하기 시작하세요. 처음에는 낯설지만 적응하면 없이는 잠들기 어려울 정도로 효과적입니다. 두꺼운 커튼과 카펫으로 소음을 흡수하세요. 부드러운 재질은 소리를 흡수하여 실내 반향을 줄입니다. 집에서 가장 조용한 방을 침실로 변경하세요. 도로에서 멀고 이웃과 떨어진 방이 이상적입니다.

세 번째 단계는 3개월 내에 구축하세요. 능동 소음 제거 창문 설치를 진지하게 고려하세요. 비용이 들지만, 건강에 대한 투자로 생각해야 합니다. 예산이 허용한다면 방음 공사를 하세요. 특히 소음이 심각한 경우 천장, 벽, 바닥의 방음 처리가 필요합니다. 소음이 정말 심각하다면 이사를 고려하세요. 건강이 우선입니다. 매달 병원비를 내는 것보다 조용한 곳으로 이사하는 것이 장기적으로 경제적일 수 있습니다.

200세까지 건강하게 살려면 매일 밤 8시간은 완전한 침묵 속에서 자야 합니다. 소음은 눈에 보이지 않고 즉각적인 통증을 주지 않기 때문에 무시하기 쉽습니다. 하지만 당신의 몸은 매 순간 반응하고 있으며, 그 누적된 피해는 수십 년 후 심각한 질병으로 나타납니다. 박철수 씨처럼 10년간 원인을 모르고 고생하지 마세요. 지금 당장 당신의 소음 환경을 점검하세요.

7. 스트레스: 가장 교묘한 독소

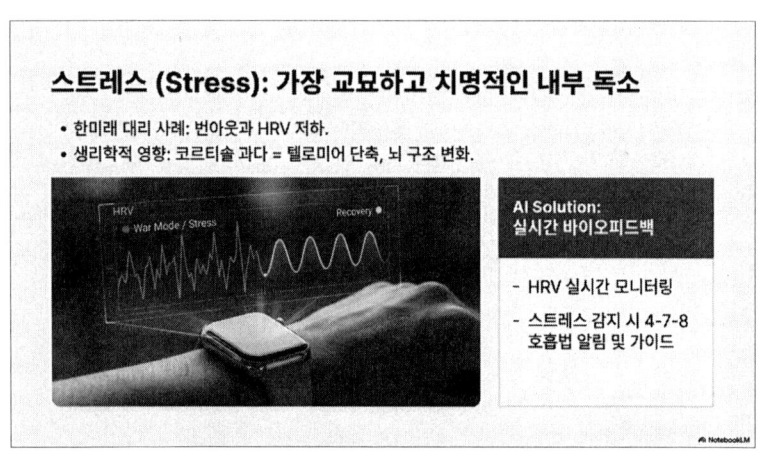

한미래 대리(31세)의 번아웃에서 회복까지

광고 기획자로 일하는 한미래 대리는 완벽주의자였습니다. 회사의 에이스로 불리며 모든 프로젝트에서 탁월한 성과를 냈습니다.

그녀의 일상은 치열했습니다. 주 5일 야근하고, 월 2-3회 주말 근무를 했으며, 24시간 이메일을 체크했습니다. 수면 시간은 하루 5시간에 불과했습니다.

어느 날 회의 중에 갑자기 쓰러졌습니다. 의식을 잃은 채로 응급실에 실려 갔습니다. 병원 진단은 명확했습니다.

"급성 스트레스 반응입니다. 번아웃 상태이며, 즉시 휴식이 필요합니다."

퇴원 후 미래는 AI 스트레스 관리 시스템을 도입했습니다. 첫 주 분석 결과는 충격적이었습니다.

"HRV(심박 변이도)가 정상의 40%에 불과합니다. 심각한 수준입니다. 교감신경이 만성적으로 과활성화되어 있고, 코르티솔은 정상의 2 배이며, 면역 기능은 30% 저하되었습니다. 판정: 당신의 몸은 '전쟁 상태'에 있습니다. 즉시 개입이 필요합니다."

AI는 12주 회복 프로그램을 제안했습니다.

1주차에서 4주차는 긴급 개입 단계였습니다. 매일 아침 10분간 AI 가이드를 따라 유도 명상을 실시했고, 2시간마다 5분 휴식 알림이 울렸습니다. 저녁 8시 이후에는 업무 이메일이 자동으로 차단되었으며, 수면 추적을 통해 강제로 7시간 수면을 확보했습니다.

5주차에서 8주차는 습관 형성 단계였습니다. 주말에는 공원이나 숲에서 2시간씩 자연에 노출되었고, 주 3회 AI 자세 교정을 받으며 요가를 했습니다. 친구나 가족을 주 2회 이상 만났으며, 새로운 취미로 도자기를 시작했습니다.

9주차에서 12주차는 균형 유지 단계였습니다. 업무와 삶의 경계를 명확히 설정하고, 스트레스 조기 감지 시스템을 가동했으며, 월 1회 '디지털 디톡스 데이'를 실천했습니다. 분기마다 한 번씩 안식 여행을 다녀왔습니다.

3개월 후, 변화는 극적이었습니다. HRV는 정상으로 회복되었고, 코르티솔은 정상 범위로 돌아왔습니다. 수면의 질 점수는 45에서 89로 뛰어올랐고, 놀랍게도 업무 생산성은 30% 향상되었습니다.

미래는 깨달았습니다.

"저는 제가 강하다고 생각했습니다. 스트레스 따위는 이겨 낼 수 있다고 믿었죠. 하지만 몸은 거짓말하지 않더군요. 쓰러지고 나서야 깨달았습니다. 스트레스는 보이지 않는 독소입니다. 가장 교묘하고, 가장 치명적인 독소입니다. 이제 저는 매일 HRV를 체크합니다. 몸이 'No'라고 하면, 저도 'No'라고 합니다."

조용히 당신을 잡아먹는 만성 스트레스

스트레스 반응은 원래 우리를 살리기 위한 생존 메커니즘이었습니다.[34] 위협에 직면하면 교감신경이 활성화되고 코르티솔과 아드레날린이 분비되어 심박수와 혈압이 상승합니다. 이것이 바로 '투쟁 또는 도피(Fight or Flight)' 반응입니다. 사자를 만났을 때 빨리 달아나거나 싸울 수 있도록 몸을 준비시키는 것입니다.

문제는 현대의 스트레스가 만성적이라는 점입니다. 업무, 돈, 관계, 뉴스에서 끊임없이 위협이 쏟아집니다. 우리 몸은 24시간 '전쟁 모드'에 놓여 있습니다. 사자는 만나고 도망치면 끝이지만, 현대인의 스트레스는 끝나지 않습니다. 월요일 아침부터 금요일 밤까지, 심지어 주말에도 이메일과 메시지가 우리를 쫓아옵니다. 몸은 계속해서 전쟁을 치르고 있는데, 회복할 시간이 없습니다.

만성 스트레스가 몸을 파괴하는 6가지 방법

첫째, 면역을 억제합니다.[35] 코르티솔이 지속적으로 높으면 T세포의 기능이 저하되어 감염과 암에 취약해집니다. 스트레스를 많이 받는 사람들이 감기에 더 자주 걸리는 것은 우연이 아닙니다. 실제로 만성 스트레스 상태의 사람들에게 감기 바이러스를 노출시키면 감염률이 2배 이상 높다는 연구 결과가 있습니다.

둘째, 만성 염증을 일으킵니다.[36] 이 염증은 심혈관 질환, 당뇨병, 알츠하이머의 뿌리가 됩니다. 스트레스 호르몬은 염증성 사이토카인의 분비를 촉진하는데, 이것이 혈관벽을 손상시키고 동맥경화를 유발하며 뇌에 염증을 일으킵니다. 만성 염증은 '조용한 킬러'로 불리며, 증상 없이 서서히 우리 몸을 파괴합니다.

셋째, 텔로미어를 단축시킵니다.[37] 텔로미어는 염색체 끝을 보호하는 캡 같은 구조인데, 세포가 분열할 때마다 짧아집니다. 텔로미어가 너무 짧아지면 세포는 더 이상 분열할 수 없고 죽습니다. 만성 스트레스는 텔로미어 단축을 가속화하여 세포 노화를 앞당기고, 수명을 단축시킵니다. 한 연구에 따르면, 만성 스트레스를 받는 사람의 텔로미어는 생물학적으로 10년 더 늙어 있었습니다.

넷째, 뇌 구조를 변화시킵니다.[38] 해마는 위축되고 편도체는 비대해집니다. 해마는 기억과 학습을 담당하는데, 만성 스트레스로 손상되면 기억력이 저하되고 새로운 것을 배우기 어려워집니다. 반면 편도체는 공포와 불안을 처리하는 부위로, 비대해지면 더 쉽게 불안을 느끼고 스트레스에 과민하게 반응하게 됩니다. 악순환의 고리가 형성되는 것입니다.

다섯째, 대사 장애를 일으킵니다.[39] 코르티솔은 복부 비만을 유발하고 인슐린 저항성을 증가시킵니다. 스트레스를 받으면 배가 나오는 것은 단순히 과식 때문이 아닙니다. 코르티솔이 지방을 복부에 축적하도록 신호를 보내며, 이 내장 지방은 대사 질환의 주범입니다. 또한 인슐린 저항성이 증가하면 혈당 조절이 어려워지고 당뇨병 위험이 높아집니다.

여섯째, 수면을 파괴합니다. 깊은 수면이 감소하면 모든 회복 기능이 저하됩니다. 코르티솔은 각성 호르몬이기 때문에 만성적으로 높으면 잠들기 어렵고 깊은 수면에 도달하기 힘듭니다. 수면이 부족하면 다음 날 스트레스에 더 취약해지고, 이것이 다시 수면을 방해하는 악순환이 이어집니다.

스스로 관리하기: AI 스트레스 모니터링

웨어러블 기기는 생리적 지표를 추적합니다. 그중에서도 HRV(심박 변이도)는 황금 지표입니다.[40] 오라, 워프, 애플 워치 같은 기기가 측정합니다. HRV가 낮으면 스트레스가 높다는 의미이며, 교감신경이 우세한 상태입니다. HRV가 높으면 이완 상태이며 부교감신경이 우세합니다.

AI는 당신의 기준선을 학습합니다. 며칠간의 데이터를 분석하여 당신만의 정상 범위를 파악하고, 이상이 감지되면 즉시 알려 줍니다.

"HRV가 평소보다 30% 낮습니다. 스트레스 수준이 높습니다. 5분간 호흡 운동을 권장합니다."

문제가 심각해지기 전에 조기 경보를 받는 것입니다.

GSR(피부 전도도)은 미세한 땀 분비를 감지하여 스트레스를 실시간으로 추적합니다.[41] 우리가 스트레스를 받으면 손바닥에 미세한 땀이 나는데, 이를 전기 전도도 변화로 측정합니다. 거짓말 탐지기에 사용되는 원리와 같습니다.

미래에는 코르티솔 웨어러블도 등장할 것입니다.[42] 타액이나 땀으로 스트레스 호르몬을 실시간으로 측정하는 기술이 개발 중입니다. 현재는 병원에서 혈액 검사로만 알 수 있지만, 곧 손목의 기기가 매 순간 코르티솔 수치를 알려 줄 것입니다.

음성과 얼굴 분석 기술도 발전하고 있습니다.[43], [44] AI가 당신의 목소리 톤, 말하는 속도, 표정의 미세한 변화에서 스트레스를 감지합니다.

"통화 중 목소리를 분석한 결과 스트레스 수준이 85%입니다. 통화

후 5분간 휴식을 권장합니다."

당신 자신도 의식하지 못하는 스트레스를 AI가 먼저 포착하는 것입니다.

스스로 관리하기: AI 스트레스 개입

첫째, 호흡은 가장 빠른 해독제입니다.[45], [46] 4-7-8 호흡법이 대표적입니다. 4초 동안 들이쉬고, 7초 동안 숨을 참고, 8초 동안 내쉽니다. 단 3분 만에 스트레스를 50% 감소시킬 수 있습니다. 이 호흡법은 부교감신경을 활성화하여 몸을 이완 모드로 전환시킵니다.

Calm, Headspace, Breathwrk 같은 AI 호흡 앱은 실시간으로 HRV를 모니터하며 최적의 호흡 패턴을 가이드합니다. 당신이 호흡하는 동안 HRV가 상승하는 것을 실시간으로 볼 수 있어, 호흡이 실제로 효과가 있다는 것을 눈으로 확인할 수 있습니다.

둘째, 명상은 뇌를 재구성합니다.[47] 8주간 마음챙김 명상을 실천하면 놀라운 변화가 일어납니다. 편도체(스트레스 중추)가 축소되고, 전전두엽(감정 조절 담당)이 두꺼워집니다. 이는 MRI로 측정 가능한 물리적 변화입니다. 명상이 단순한 정신적 위안이 아니라 뇌를 실제로 바꾼다는 증거입니다.

AI 맞춤 명상은 당신의 수준에 맞춰 제공됩니다. 초보자에게는 5분 유도 명상으로 시작하고, 숙련자에게는 30분 고요 명상을 제안합니다. 당신의 진행 상황을 추적하여 점진적으로 난이도를 높입니다.

셋째, 바이오피드백은 강력한 도구입니다.[48] Muse 헤드밴드는 뇌파를 실시간으로 시각화하고 청각화합니다. 집중하면 잔잔한 파도 소리가 들리고, 산만하면 거센 폭풍 소리가 들립니다. 명상이 추상적이고 어렵게 느껴지는 사람들에게 구체적인 피드백을 제공합니다. 당신은 게임하듯 명상을 배우게 됩니다.

넷째, 환경이 자동으로 대응합니다. 스트레스가 감지되면 조명은 따뜻한 색으로 바뀌고, 차분한 음악이 흐르며, 라벤더 아로마가 퍼지고, 온도가 최적화됩니다. 당신이 아무것도 하지 않아도 환경이 당신을 돌봅니다.

다섯째, AI 심리 상담이 24시간 제공됩니다.[49], [50], [51] Woebot, Wysa 같은 AI 챗봇은 인지행동치료(CBT) 기반으로 대화합니다. "나는 실패자야."라고 말하면, AI는 "그렇게 생각하는 증거가 무엇인가요?"라고 묻습니다. 그리고 흑백 사고를 인식하게 하고, 균형 잡힌 관점을 제시합니다. 2024년 연구에 따르면 AI 챗봇 치료가 우울과 불안을 유의미하게 감소시켰습니다.[52]

오늘부터 당신이 할 수 있는 것

첫 번째 단계는 즉시 실행하세요. HRV 추적이 가능한 웨어러블을 착용하세요. 당신의 몸 상태를 객관적으로 파악하는 것이 첫걸음입니다. 호흡 앱을 다운로드하여 하루 3회 실천하세요. 아침, 점심, 저녁 각 5분씩만 투자하면 됩니다. 저녁 8시 이후에는 업무 이메일을 차단하세요. 일과 삶의 경계를 명확히 해야 합니다.

두 번째 단계는 1주일 내에 완료하세요. 명상 앱으로 매일 5-10분 명상을 시작하세요. 처음에는 5분도 길게 느껴지지만 곧 익숙해집니다. 주 1회는 공원이나 숲에서 2시간 자연에 노출되세요. 자연은 가장 효과적인 스트레스 해소제입니다. 스트레스 일기를 작성하세요. 언제, 무엇 때문에 스트레스를 받는지 패턴을 파악해야 합니다.

세 번째 단계는 1개월 내에 구축하세요. AI 스트레스 관리 시스템을 완전히 구축하세요. 모니터링, 개입, 회복이 자동화된 시스템입니다. 스트레스 조기 경보를 설정하세요. HRV가 기준치 이하로 떨어지면 자동으로 알림이 오고, 회복 프로토콜이 작동하도록 합니다. 월 1회는 '완전 디지털 디톡스'를 실천하세요. 24시간 동안 모든 디지털 기기를 끄고 자연 속에서 보내세요.

200세까지 건강하게 살려면 스트레스를 관리하는 것이 아니라 스트레스를 예방해야 합니다. 한미래 대리처럼 쓰러지고 나서 깨닫지 마세요. 당신의 몸이 'No'라고 말하기 전에, 당신이 먼저 'No'라고 말할 수 있어야 합니다. 스트레스는 보이지 않는 독소입니다. 가장 교묘하고, 가장 치명적인 독소입니다. 하지만 AI의 도움으로 이제 우리는 보이지 않던 것을 볼 수 있고, 예측할 수 없던 것을 예측할 수 있으며, 통제할 수 없던 것을 통제할 수 있습니다.

8. 자연: 가장 강력한 무료 치유제

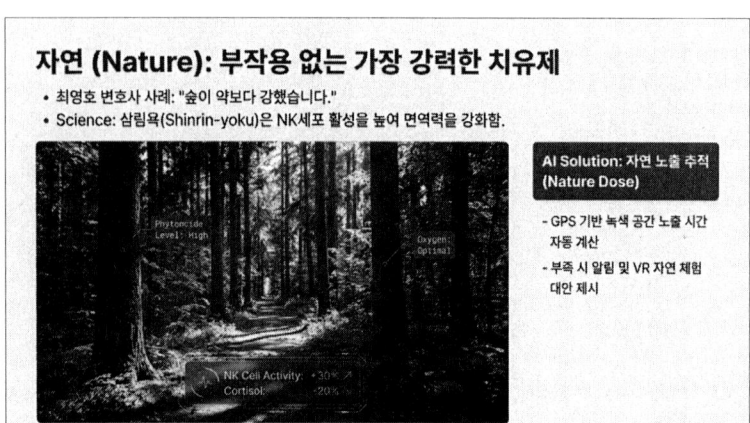

최영호 변호사(48세)의 발견

번아웃 직전에 몰린 최영호 변호사는 불면증, 고혈압, 우울증에 시달리고 있었습니다. 병원을 찾았을 때 의사는 예상치 못한 처방을 내렸습니다.

"일주일에 2시간, 숲에 가세요."

영호는 황당했습니다.

"농담이세요?"

의사는 진지하게 답했습니다.

"가장 진지합니다."

반신반의하며 영호는 의사의 처방을 따르기 시작했습니다. 매주 토요일 아침, 집 근처 산에 올랐습니다. 처음에는 시간 낭비처럼 느껴졌습니다. 그 시간에 밀린 업무를 처리하거나 잠이라도 더 자는 것이 나을 것 같았습니다.

하지만 4주 후 결과는 놀라웠습니다. 혈압은 145/92에서 128/82로 떨어졌고, 코르티솔은 30% 감소했습니다. 수면 시간은 5.5시간에서 7시간으로 늘어났으며, 우울 점수는 18에서 7로 급격히 개선되었습니다.

영호는 고백했습니다.

"저는 숲이 뭘 해 줄 거라고 전혀 믿지 않았습니다. 그저 의사 선생님이 답답해서 이상한 처방을 내리신 줄 알았죠. 근데 2주 차부터 몸이 달라지는 게 느껴지기 시작했습니다. 아침에 일어나면 개운하고, 혈압약을 줄일 수 있었으며, 밤에 잠이 왔습니다. 숲이 약보다 강력했습니다."

녹색의 치유력: 과학이 증명하다

일본의 '삼림욕(Shinrin-yoku)' 연구는 자연의 치유력을 과학적으로 입증했습니다.[54] 연구진은 참가자들을 숲에서 2시간 동안 걷게 했습니다. 결과는 명확했습니다. NK 세포(자연살해세포)의 활동이 증가했습니다. NK 세포는 암세포와 바이러스에 감염된 세포를 공격하는 우리 몸의 첫 번째 방어선입니다. 놀라운 점은 이 효과가 한 달간 지속되었다는 것입니다. 단 한 번의 숲 방문이 한 달 동안 면역 체계를 강화시킨 것입니다.

수많은 연구들이 일치된 결과를 보여 줍니다.[53] 자연에 노출되면 심박수가 낮아지고, 코르티솔이 감소하며, 기분이 개선되고, 창의성이 향상됩니다. 이는 단순한 심리적 위안이 아닙니다. 혈액 검사와 뇌 스캔으로 측정 가능한 생리적 변화입니다.

그 메커니즘은 무엇일까요? 여러 요인이 복합적으로 작용합니다. 첫째, 나무들이 방출하는 피톤치드라는 화학 물질입니다. 피톤치드는 나무들이 병원균과 해충으로부터 자신을 보호하기 위해 분비하는 물질인데, 인간에게도 긍정적인 효과를 미칩니다. NK 세포를 활성화시키고 스트레스 호르몬을 감소시킵니다.

둘째, 자연의 프랙탈 패턴입니다. 나무의 가지, 구름의 형태, 물결의 움직임은 모두 프랙탈 구조를 띱니다. 우리 뇌는 이런 자연의 패턴을 처리할 때 편안함을 느끼도록 진화했습니다. 반면, 도시의 직선적이고 인공적인 구조는 뇌에 스트레스를 줍니다.

셋째, 주의 회복 이론(Attention Restoration Theory)입니다. 도시 생활에서는 지속적으로 '직접적 주의'를 사용해야 합니다. 교통 신호를 보고, 광고를 무시하고, 소음을 걸러 내는 등 의도적인 집중이 필요합니다. 이는 인지적 피로를 유발합니다. 자연에서는 '간접적 주의'가 작동합니다. 새소리, 바람 소리, 나뭇잎의 흔들림은 노력 없이 자연스럽게 주의를 끌어 직접적 주의를 쉬게 합니다.

넷째, 운동 효과입니다. 숲을 걷는 것 자체가 신체 활동이지만, 콘크리트 위를 걷는 것보다 훨씬 쾌적합니다. 불규칙한 지형은 더 많은 근육을 사용하게 하고, 맑은 공기는 운동 효율을 높입니다.

문제는 현대인의 90%가 실내에서 시간을 보낸다는 점입니다. 도시 거주자는 자연 접근이 제한되어 있습니다. 특히 대한민국처럼 도시화율이 높은 나라에서는 많은 사람들이 자연과 단절된 채 살아갑니다. 주말에도 쇼핑몰이나 실내 공간에서 시간을 보내는 경우가 대부분입니다.

스스로 관리하기: AI가 자연을 당신에게

AI는 자연 노출을 추적합니다. GPS와 활동 데이터를 결합하여 주간 녹색 공간에서 보낸 시간을 자동으로 계산합니다.

"이번 주 녹색 공간 노출 시간이 0시간입니다. 건강 위험이 증가하고 있습니다. 가까운 공원 3곳을 안내할까요?"

당신이 의식하지 못하는 사이에 자연 결핍 상태를 파악하고 경고합니다.

가상 자연(VR)은 차선책입니다.[55] 실제 자연만큼은 아니지만 VR을 통한 자연 경험도 스트레스를 유의미하게 감소시킵니다. 바쁘거나 거동이 불편한 사람들에게 대안이 될 수 있습니다. 병원 입원 환자들에게 VR 자연 체험을 제공했더니 통증과 불안이 감소했다는 연구도 있습니다. 완벽한 대체재는 아니지만, 전혀 없는 것보다는 훨씬 낫습니다.

실내 녹화도 효과적입니다.[56] AI가 당신의 집 환경에 최적화된 식물을 추천합니다. 공기 정화가 필요하다면 산세베리아나 스파티필름을, 습도 조절이 필요하다면 아레카야자를, 심리적 안정을 위해서는 몬스테라를 제안합니다. 단순히 식물을 배치하는 것만으로도 실내 공기질이 개선되고, 스트레스가 감소하며, 생산성이 향상됩니다. 한 연구에 따르면, 사무실에 식물이 있을 때 직원들의 업무 만족도가 15% 증가했습니다.

자연 소리도 치유 효과가 있습니다.[57] 새소리, 물소리, 바람 소리를 듣는 것만으로도 스트레스가 감소합니다. AI는 현재 당신의 스트레스 수준과 환경에 맞춰 최적의 자연음을 재생합니다. 집중이 필요할 때는 잔잔한 계곡물 소리를, 이완이 필요할 때는 파도 소리를, 활력이 필요할 때는 새벽 숲의 새소리를 제공합니다.

오늘부터 당신이 할 수 있는 것

첫 번째 단계는 즉시 실행하세요. 주말에 최소 1시간은 공원을 산책하세요. 멀리 갈 필요 없습니다. 집 근처 작은 공원이라도 충분합니다. 중요한 것은 콘크리트에서 벗어나 흙과 풀, 나무가 있는 곳에 발을 디디는 것입니다. 실내에 식물 3-5개를 배치하세요. 화분을 키우는 것이 부담스럽다면 관리가 쉬운 다육식물이나 산세베리아부터 시작하세요. 창문으로 하늘이나 나무가 보이는 자리에서 일하세요. 책상 배치만 바꿔도 하루 종일 자연을 볼 수 있습니다.

두 번째 단계는 1주일 내에 완료하세요. 주 2회 자연 노출 목표를 설정하세요. 일정표에 명시적으로 기록하여 다른 약속처럼 지키세요. 자연 소리 앱으로 작업 환경을 개선하세요. 사무실이나 집에서 일할 때 배경음으로 자연 소리를 틀어 놓으면 집중력이 향상됩니다. 점심시간에는 야외에서 식사하세요. 사무실 구내식당이나 책상에서 먹지 말고, 가까운 공원 벤치나 야외 테이블을 찾으세요.

세 번째 단계는 1개월 내에 구축하세요. 월 1회는 숲, 산, 해변에서 반나절을 보내세요. 주말의 짧은 산책보다 더 깊은 자연 경험이 필요합니다. 베란다나 마당에 미니 정원을 만드세요. 직접 식물을 키우고 흙을 만지는 경험은 단순히 보는 것보다 훨씬 강력한 치유 효과가 있습니다. 자연 노출 시간을 AI로 추적하고 최적화하세요. 데이터를 보면서 자연 결핍 상태를 객관적으로 파악하고 개선할 수 있습니다.

200세까지 건강하게 살려면 주당 최소 2시간은 자연 속에 있어야 합니다. 우리는 수백만 년 동안 자연 속에서 진화했습니다. 콘크리트 정글에서 사는 것은 인류 역사에서 극히 최근의 일이며, 우리 몸은 아직 이에 적응하지 못했습니다. 최영호 변호사처럼 숲이 약보다 강력할 수 있다는 것을 기억하세요. 자연은 무료고, 부작용이 없으며, 언제나 당신을 기다리고 있습니다.

9. 사회적 연결: 외로움이라는 전염병 퇴치하기

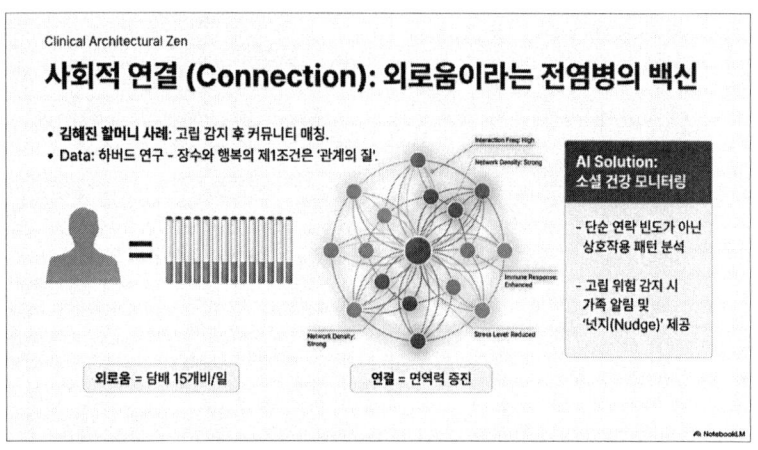

김혜진 할머니(78세)의 변화

김혜진 할머니는 혼자 살고 있습니다. 남편이 돌아가신 지 10년이 지났습니다. 자식들은 서울과 부산에서 각자의 삶을 살고 있고, 명절에나 얼굴을 봅니다. 같은 동네에서 평생을 함께한 친구들은 하나둘 세상을 떠났습니다.

할머니의 하루는 텅 비어 있었습니다. 아침에 일어나 혼자 밥을 먹고, TV를 보다가 졸고, 저녁을 먹고 다시 잠듭니다. 말을 하는 것은 슈퍼마켓 계산대에서 "봉투 주세요."라고 할 때뿐입니다. 어느 날부터 거울을 보면 낯선 사람이 보였습니다. 언제 이렇게 늙었나 싶었습니다.

딸이 선물한 AI 건강 모니터링 시스템이 경고를 보냈습니다.

"최근 2주간 대면 상호 작용이 0회입니다. 전화 통화는 1회입니다. 고립 위험이 높습니다. 경고: 외로움은 하루 담배 15개비를 피우는 것만큼 해롭습니다. 즉시 개입이 필요합니다."

AI는 자동으로 개입을 시작했습니다. 자녀들에게 알림을 전송했고, 집 근처 노인 센터의 프로그램 10개를 추천했습니다. AI 반려 로봇이 할머니와 대화를 시작했으며, 같은 관심사를 가진 이웃 3명을 매칭했습니다.

처음에 할머니는 거부했습니다.

"나이 들어서 무슨 새로운 사람들을 만나. 귀찮아."

하지만 딸의 격려와 AI의 지속적인 제안에 마지못해 노인 센터의 서예 동아리에 참여하기로 했습니다.

첫 모임은 어색했습니다. 수십 년 만에 낯선 사람들과 함께 앉아 있으니 손이 떨렸습니다. 하지만 붓을 들고 먹을 갈며 한 자, 한 자 쓰다 보니, 옆 사람과 자연스럽게 이야기를 나누게 되었습니다.

"이 글씨 참 좋네요."

"아니에요, 손이 떨려서…"

그렇게 대화가 시작되었습니다.

한 달 후, 할머니는 완전히 달라졌습니다. 서예 동아리에서 새 친구 5명을 사귀었고, 매주 목요일 오후는 모임의 날이 되었습니다. 동아리가 끝나면 함께 카페에서 차를 마시며 이야기꽃을 피웠습니다. 처음에는 서예에 대한 이야기였지만, 곧 자녀들 이야기, 젊었을 적 추억, 건강 걱정까지 모든 것을 나누게 되었습니다.

할머니는 고백했습니다.

"혼자 있으면 자꾸 우울해지고, 몸도 여기저기 아픈 것 같았어요. 병원 가면 별일 없다는데도 뭔가 불편했죠. 근데 친구들을 만나고 웃으니까, 신기하게 몸도 좋아졌어요. 혈압약도 줄었고, 잠도 잘 와요. 아침에 일어나면 '오늘은 뭐 하지?' 하면서 설레기까지 해요. 사람이 약이더라고요."

하버드 80년 연구의 결론

하버드대학교는 1938년부터 80년 넘게 사람들의 삶을 추적하는 연구를 진행했습니다.[58] 수백 명의 남성들을 젊은 시절부터 노년까지 따라가며 무엇이 그들을 행복하고 건강하게 만드는지 연구했습니다. 경제적 성공인가? 신체 건강인가? 유전자인가?

80년 후 나온 결론은 놀라웠습니다. 장수와 행복의 가장 강력한 예측 인자는 사회적 관계의 질이었습니다. 돈도, 명예도, 심지어 건강 습관도 아니었습니다. 좋은 관계를 가진 사람들이 더 오래, 더 행복하게 살았습니다.

연구를 이끈 로버트 월딩거 교수는 말했습니다.

"외로운 사람들은 덜 행복하고, 중년에 건강이 더 빨리 악화되며, 뇌 기능이 더 일찍 쇠퇴하고, 덜 외로운 사람들보다 수명이 짧았습니다."

반면 50대에 만족스러운 관계를 가진 사람들이 80대에 가장 건강했습니다. 놀라운 점은 콜레스테롤 수치보다 관계의 만족도가 노년의 건강을 더 정확하게 예측했다는 것입니다.

중요한 것은 관계의 수가 아니라 질이었습니다. 결혼 여부나 친구의 수보다, 그 관계가 얼마나 깊고 의미 있는지가 중요했습니다. 같은 공간에 있어도 갈등이 많고 정서적으로 단절된 관계는 오히려 건강에 해로웠습니다. 반면 진정으로 의지할 수 있는 사람이 있다는 느낌은 뇌를 보호하고, 신체 통증을 줄이며, 삶의 어려움을 견디게 했습니다.

외로움의 치명성

외로움은 추상적인 감정이 아니라 측정 가능한 건강 위협입니다.[59] 연구에 따르면 외로움은 하루에 담배 15개비를 피우는 것만큼 해롭습니다. 이는 과장이 아니라 대규모 메타분석을 통해 입증된 사실입니다. 만성적 외로움은 조기 사망 위험을 26% 증가시킵니다.

메커니즘은 명확합니다. 외로움은 면역 체계를 억제합니다. T세포의 기능이 저하되어 감염과 암에 취약해집니다. 동시에 만성 염증을 증가시킵니다. 외로운 사람들의 혈액을 검사하면 염증성 사이토카인 수치가 높게 나타납니다. 이 만성 염증은 심혈관 질환, 당뇨병, 알츠하이머의 근본 원인입니다.

외로움은 인지 기능 저하를 가속화합니다. 고립된 노인들은 사회적으로 활발한 노인들에 비해 인지 저하 속도가 2배 빠릅니다. 대화를 나누고, 타인과 상호 작용 하고, 사회적 단서를 읽는 행위 자체가 뇌를 활성화시키며, 인지 능력을 유지시킵니다.

우울과 불안도 증가합니다. 인간은 사회적 동물입니다. 수백만 년의 진화 과정에서 우리는 집단 속에서 생존했습니다. 고립은 생존 위협으로 인식되어 우리 뇌에 경보를 울립니다. 만성적 외로움은 뇌의 경보 시스템을 과민하게 만들어, 작은 스트레스에도 과도하게 반응하게 합니다.

특히 노년의 외로움은 치명적입니다. 배우자를 잃고, 친구들이 세상을 떠나고, 자녀들은 멀리 살고, 신체 기능이 저하되어 외출도 어려워집니다. 이런 복합적인 고립은 급속한 건강 악화를 초래합니다. 많은 노인들이 신체 질환보다 외로움으로 먼저 무너집니다.

스스로 관리하기: AI 사회적 건강 모니터

AI는 상호 작용을 추적합니다. 통화 기록, 메시지, 일정을 분석하여 대면 만남의 빈도와 패턴을 파악합니다.

"이번 달 대면 상호 작용이 지난 달보다 60% 감소했습니다. 주의가 필요합니다."

당신이 의식하지 못하는 사이에 고립이 진행되는 것을 조기에 발견합니다.

고립 조기 경보 시스템은 장기 고립을 감지하면 즉시 개입을 제안합니다.

"2주 이상 대면 상호 작용이 없습니다. 오래된 친구에게 연락하거나 커뮤니티 활동에 참여하는 것을 권장합니다."

구체적인 연락처와 활동 옵션을 함께 제공합니다.

관계 유지를 돕는 기능도 있습니다.

"어머니 생신이 3일 후입니다. 전화 또는 방문 계획을 세우시겠습니까?"

바쁜 일상에서 놓치기 쉬운 중요한 날들을 상기시켜 관계를 유지할 수 있게 합니다.

중요한 것은 AI가 의미 있는 연결을 강조한다는 점입니다. 단순한 접촉 횟수가 아니라 관계의 깊이를 추적합니다.

"SNS 친구 500명보다 깊은 대화를 나누는 친구 3명이 더 중요합니다. 이번 주 의미 있는 대화 시간은 45분이었습니다. 목표치 2시간에 미달합니다."

피상적인 연결이 아니라 진정한 유대감을 형성하도록 유도합니다.

AI는 또한 같은 관심사나 상황의 사람들을 연결해 줍니다. 혼자 사는 노인들끼리, 같은 질병을 앓는 환자들끼리, 같은 취미를 가진 사람들끼리 매칭하여 공감대를 형성할 수 있게 합니다. 김혜진 할머니가 서예 동아리에서 빠르게 친구를 사귈 수 있었던 것도 AI가 할머니의 과거 관심사와 현재 필요를 분석하여 최적의 활동을 추천했기 때문입니다.

오늘부터 당신이 할 수 있는 것

첫 번째 단계는 즉시 실행하세요. 1주일에 최소 1명과 의미 있는 대화를 30분 이상 나누세요. 전화나 영상 통화도 좋지만, 가능하다면 직접 만나세요. 오래된 친구에게 먼저 연락하세요. "요즘 어떻게 지내?" 한마디면 충분합니다. 가족과 식사할 때는 전자 기기를 치우세요. 스마트폰을 보면서 밥 먹는 것은 함께 있어도 혼자 있는 것과 같습니다.

두 번째 단계는 1주일 내에 완료하세요. 관심사를 기반으로 한 모임이나 동호회를 찾으세요. 독서, 등산, 사진, 요리 무엇이든 좋습니다. 같은 관심사는 대화의 물꼬를 트고 지속적인 만남의 이유가 됩니다. 월 1회 새로운 사람을 만나는 목표를 세우세요. 낯선 사람과의 만남이 부담스럽다면 친구의 친구를 소개받는 것도 좋습니다. 봉사 활동에 참여하세요. 타인을 돕는 행위는 자신에게도 의미와 연결감을 제공합니다.

세 번째 단계는 1개월 내에 구축하세요. '건강 친구' 2-3명을 만드세요. 함께 운동하고 건강한 식단을 공유하는 친구입니다. 같은 목표를 가진 사람과 함께하면 동기 부여가 되고 지속 가능성이 높아집니다. 정기적인 사회 활동을 스케줄에 고정하세요. 주 2-3회 약속을 정해

놓으면 고립될 여지가 없어집니다. AI 소셜 건강 추적 시스템을 활용하세요. 데이터로 자신의 사회적 건강 상태를 객관적으로 파악하고 개선할 수 있습니다.

200세까지 건강하게 살려면 외롭게 오래 사는 것이 아니라 함께 건강하게 살아야 합니다. 김혜진 할머니가 발견했듯이, 사람이 약입니다. 최고의 의사, 최고의 약, 최첨단 의료 기술보다 중요한 것은 당신 옆에 있는 사람입니다. 웃고, 이야기하고, 함께 밥 먹고, 서로를 돌보는 그 사람들이 당신을 200세까지 데려갈 것입니다.

10. AI 환경 건강 통합 대시보드: 모든 것을 한눈에

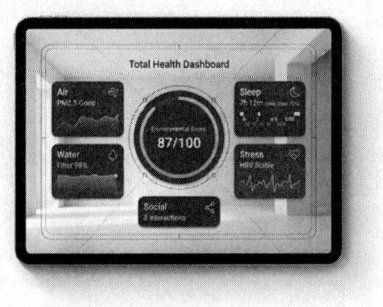

AI 환경 건강 통합 대시보드: 보이지 않는 것을 한눈에

- **통합 모니터링:** 공기, 물, 소음, 스트레스의 상관관계 분석.
- **예측적 개입:** 환경 변화(미세먼지, 소음) 사전 예측 및 방어 모드 가동.
- **개인화:** 유전자 특성에 맞춘 나만의 허용 기준 설정.

모든 환경 요소는 따로 작동하지 않습니다. 서로 복잡하게 상호 작용 하며 복합적인 영향을 미칩니다. 예를 들어, 소음 스트레스는 면역 체계를 약화시키고, 약해진 면역 체계는 공기 오염의 영향을 증폭시킵니다.[61] 수면 부족은 스트레스 저항력을 낮추고, 높아진 스트레스는 다시 수면을 방해합니다. 화학 물질 노출은 내분비계를 교란하고, 교란된 호르몬은 대사 기능을 저하시켜 다른 독소에 더 취약하게 만듭니다.

이것이 바로 개별적 접근의 한계입니다. 공기만 깨끗하게 해도, 수질 만 개선해도, 소음만 줄여도 충분하지 않습니다. 모든 요소가 연결되어 있기 때문에 통합적인 접근이 필요합니다. 한곳의 구멍을 막아도 다른 곳에서 물이 새면 배는 가라앉습니다.

AI의 진정한 힘: 통합 관리

AI의 진정한 힘은 단일 플랫폼에서 모든 환경 요소를 통합적으로 관리한다는 점입니다.

실시간 모니터링은 여러 지표를 동시에 추적합니다. 공기 질(PM2.5, VOCs, CO_2), 수질(중금속, 염소, TDS), 소음(dB, 누적 노출), 전자기파(핫스팟), 스트레스(HRV, 코르티솔), 사회적 건강(상호 작용 빈도)을 모두 한 화면에서 볼 수 있습니다. 과거에는 각각 다른 전문가와 다른 기기가 필요했지만, 이제는 통합된 시스템이 모든 것을 추적합니다.

우선순위 자동 설정 기능은 가장 중요한 문제를 먼저 해결하도록 안내합니다.

"현재 가장 큰 위험은 야간 소음 68dB입니다. 우선 조치로 능동 소음 제거 창문 설치를 권장합니다. 예상 효과는 혈압 10% 감소, 수면의 질 30% 개선입니다."

여러 문제가 동시에 발견되더라도 어디서부터 시작해야 할지 명확하게 알려 줍니다. 건강 영향이 가장 크고, 개선 효과가 가장 높으며, 실행 가능성이 높은 순서로 제안합니다.

예측적 개입은 문제가 발생하기 전에 대비합니다.

"다음 주 미세 먼지 농도가 높을 것으로 예상됩니다(모델 신뢰도 85%). 권장 사항: 실외 운동을 실내로 변경하고, 공기청정기를 24시간 가동하세요."

기상 데이터, 대기질 예보, 지역 공사 일정, 계절적 패턴을 모두 분석하여 앞으로 일어날 일을 미리 알려 줍니다. 반응적 대응이 아니라 선제적 예방이 가능해집니다.

개인화된 최적화는 당신의 유전자, 건강 상태, 민감도를 모두 반영합니다.

"당신은 소음에 특히 민감한 유전형을 가지고 있습니다. 일반인보다 2배 더 주의가 필요합니다."

같은 환경이라도 사람마다 반응이 다릅니다. 어떤 사람은 소음에 민감하고, 어떤 사람은 화학 물질에 민감하며, 어떤 사람은 스트레스에 취약합니다. AI는 당신만의 취약점을 파악하여 맞춤형 보호 전략을 제공합니다.

200세를 위한 안전한 피난처: 스스로 만드는 건강 환경

우리는 환경에서 완전히 벗어날 수 없습니다. 도시를 떠나 산속으로 들어가지 않는 한 대기 오염과 소음, 화학 물질에 노출됩니다. 하지만 가장 많은 시간을 보내는 공간, 즉 집과 직장은 최적화할 수 있습니다. 하루 16시간 이상을 실내에서 보낸다면, 그 공간을 건강한 피난처로 만드는 것이 무엇보다 중요합니다.

당신이 오늘부터 시작할 수 있는 '200세 환경 프로젝트'

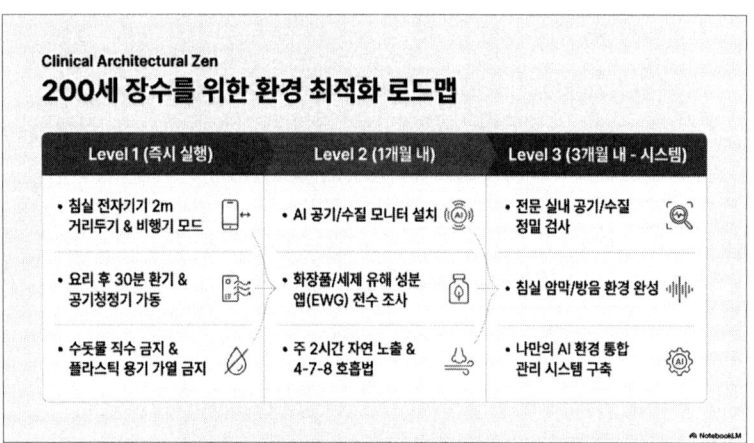

1단계는 측정과 인식입니다. 1주일 안에 완료하세요. AI 공기 질 모니터를 설치하여 실시간으로 실내 공기를 추적하세요. 수질 TDS 측정기로 물의 오염도를 확인하세요. 소음 측정 앱을 사용하여 하루 동안의 소음 노출을 기록하세요. 스트레스 HRV 추적을 시작하여 당신의 기준선을 파악하세요. 이 단계에서 중요한 것은 현재 상태를 객관적으로 파악하는 것입니다. "나는 괜찮아."라는 주관적 느낌이 아니라, 숫자로 확인해야 합니다. 많은 사람들이 이 단계에서 충격을 받습니다. 생각보다 공기가 나쁘고, 물이 오염되어 있으며, 소음이 크고, 스트레스가 높다는 것을 데이터로 확인하기 때문입니다.

2단계는 긴급 개입입니다. 1개월 안에 완료하세요. 공기청정기를 설치하고 24시간 가동하세요. 필터는 정기적으로 교체해야 효과가 있습니다. 정수 시스템을 업그레이드하세요. 최소한 활성탄과 역삼투압 필터를 포함해야 합니다. 침실에서 모든 전자기기를 제거하여 EMF 프리존을 만드세요. 유해 화학 물질이 함유된 제품을 천연 제품으로 교체하세요. 세제, 화장품, 플라스틱 용기부터 시작하세요. 이 단계는 가장 즉각적인 위협을 제거하는 과정입니다. 완벽하지 않아도 됩니다. 80%의 개선이 목표입니다.

3단계는 시스템 구축입니다. 3개월 안에 완료하세요. AI 통합 환경 관리 시스템을 도입하여 모든 모니터링과 대응을 자동화하세요. 센서가 문제를 감지하면 AI가 분석하고 자동으로 대응합니다. 공기 질이 나빠지면 공기청정기가 켜지고, 소음이 감지되면 백색 소음이 작동하며, 스트레스가 높아지면 조명과 음악이 바뀝니다. 정기 점검 일정을 설정하여 필터 교체, 수질 검사, 시스템 업데이트를 놓치지 않도록 하세요. 가족 전체로 건강 환경을 확장하세요. 당신만이 아니라 배우자, 자녀, 부모님까지 같은 혜택을 받을 수 있도록 합니다. 이 단계에서 환경 관리는 의식적 노력이 아니라 자동화된 시스템이 됩니다.

4단계는 지속과 진화입니다. 평생 계속됩니다. 새로운 환경 위협이 발견되면 즉시 대응하세요. 과학은 계속 발전하며 우리가 몰랐던 새로운 위험을 밝혀냅니다. 기술 업데이트를 적극 활용하세요. 센서는 더 정확해지고, AI는 더 똑똑해지며, 대응 방법은 더 효과적으로 발전합니다. 건강 데이터를 누적하고 분석하세요. 몇 년간의 데이터가 쌓이면 당신만의 패턴이 보입니다. 어떤 환경에서 가장 건강했는지, 어떤 변화가 가장 효과적이었는지 알 수 있습니다. 200세 환경 건강을 유지하세요. 이것은 일회성 프로젝트가 아니라 평생의 여정입니다.

다음 장에서는 이 모든 건강 관리를 바탕으로 200세 시대를 위한 삶을 어떻게 설계할지 탐구합니다. 경제적 준비, 관계 관리, 자아 실현까지 다룹니다. 건강한 몸만으로는 충분하지 않습니다. 200년을 살 경제적 여유, 200년을 함께할 관계, 200년 동안 추구할 의미가 필요합니다.

건강한 환경은 건강한 삶의 토대입니다. 아무리 완벽한 식단을 먹고, 열심히 운동하고, 최첨단 의료를 받아도, 매일 독소를 마시고 숨쉬고 접촉한다면 소용없습니다. 토대가 무너지면 그 위에 지은 모든 것이 무너집니다.

AI는 그 토대를 만드는 도구입니다. 과거에는 환경 관리가 소수의 전문가나 부유층의 특권이었습니다. 집 안의 공기 질을 측정하려면 수백만 원짜리 장비와 전문가가 필요했고, 수질을 정밀하게 분석하려면 실험실에 의뢰해야 했으며, 스트레스를 객관적으로 측정하려면 병원에 가야 했습니다. 이제는 수만 원짜리 센서와 무료 앱으로 가능합니다. AI가 전문가의 지식을 민주화했습니다.

하지만 실행은 당신의 몫입니다. AI는 문제를 발견하고 해결책을 제시하지만, 공기청정기를 사는 것은 당신입니다. 플라스틱 용기를 버리고 유리 용기를 사는 것은 당신입니다. 침실에서 전자 기기를 치우는 것은 당신입니다. 주말에 숲으로 가는 것은 당신입니다. 친구에게 먼저 연락하는 것은 당신입니다.

"환경을 바꿀 수 없다면 환경의 노예가 됩니다. 환경을 바꿀 수 있다면 환경의 주인이 됩니다."

당신은 환경의 주인이 될 것입니까, 노예가 될 것입니까?

선택은 지금 이 순간부터 시작됩니다. 책을 덮고 스마트폰을 들어 공기 질 측정 앱을 다운로드하는 순간, 당신은 노예에서 주인으로 바뀝니다. 슈퍼마켓에서 플라스틱 용기 대신 유리 용기를 집어 드는 순간, 당신은 주인이 됩니다. 저녁 8시에 업무 이메일을 끄는 순간, 당신은 주인이 됩니다. 주말 아침 공원으로 산책을 나가는 순간, 당신은 주인이 됩니다.

200세까지 건강하게 사는 것은 운이 아닙니다. 유전자의 선물도 아닙니다. 선택의 결과입니다. 매일매일 내리는 작은 선택들이 쌓여 200년의 삶을 만듭니다. 오늘 숨 쉬는 공기, 오늘 마시는 물, 오늘 접촉하는 화학 물질, 오늘 받는 소음, 오늘 느끼는 스트레스, 오늘 나누는 대화가 모두 당신의 200세를 결정합니다.

지금 시작하세요. 내일이 아니라 오늘, 이 순간부터. 당신의 집을 200세를 위한 피난처로 만드세요. AI는 준비되어 있습니다. 당신도 준비되었습니까?

참고 문헌

1. Klepeis, N. E., Nelson, W. C., Ott, W. R., Robinson, J. P., Tsang, A. M., Switzer, P., ... & Engelmann, W. H. (2001). The National Human Activity Pattern Survey (NHAPS): A resource for assessing exposure to environmental pollutants. Journal of Exposure Analysis and Environmental Epidemiology, 11(3), 231–252.

2. World Health Organization. (2016). Preventing disease through healthy environments: A global assessment of the burden of disease from environmental risks. Geneva: World Health Organization.

3. Landrigan, P. J., Fuller, R., Acosta, N. J. R., Adeyi, O., Arnold, R., Basu, N. N., ... & Zhong, M. (2018). The Lancet Commission on pollution and health. The Lancet, 391(10119), 462–512.

4. Epel, E. S., Blackburn, E. H., Lin, J., Dhabhar, F. S., Adler, N. E., Morrow, J. D., & Cawthon, R. M. (2004). Accelerated telomere shortening in response to life stress. Proceedings of the National Academy of Sciences, 101(49), 17312–17315.

5. World Health Organization. (2020). Stress at the workplace. WHO Technical Brief.

6. Cohen, A. J., Brauer, M., Burnett, R., Anderson, H. R., Frostad, J., Estep, K., ... & Forouzanfar, M. H. (2017). Estimates and 25-year trends of the global burden of disease attributable to ambient air pollution: an analysis of data from the Global Burden of Diseases Study 2015. The Lancet, 389(10082), 1907–1918.

7. Wolkoff, P. (2013). Indoor air pollutants in office environments: Assessment of comfort, health, and performance. International Journal of Hygiene and Environmental Health, 216(4), 371–394.

8. Satish, U., Mendell, M. J., Shekhar, K., Hotchi, T., Sullivan, D., Streufert, S., & Fisk, W. J. (2012). Is CO_2 an indoor pollutant? Direct effects of low-to-moderate CO_2 concentrations on human decision-making performance. Environmental Health Perspectives, 120(12), 1671–1677.

9. Steinemann, A. (2018). Fragranced consumer products: Effects on asthmatics. Air Quality, Atmosphere & Health, 11(1), 3–9.

10. Tham, K. W. (2016). Indoor air quality and its effects on humans—A review of challenges and developments. Building and Environment, 109, 1–4.

11. Barn, P., Larson, T., Noullett, M., Kennedy, S., Copes, R., & Brauer, M. (2008). Infiltration of forest fire and residential wood smoke: an evaluation of air cleaner effectiveness. Environmental Health Perspectives, 116(6), 742–747.

12. Lanphear, B. P., Hornung, R., Khoury, J., Yolton, K., Baghurst, P., Bellinger, D. C., ... & Roberts, R. (2005). Low-level environmental lead exposure and children's intellectual function: an international pooled analysis. Environmental Health Perspectives, 113(7), 894–899.

13. Villanueva, C. M., Cantor, K. P., Grimalt, J. O., Malats, N., Silverman, D., Tardon, A., ... & Kogevinas, M. (2007). Bladder cancer and exposure to water disinfection by-products through ingestion, bathing, showering, and swimming in pools. Epidemiology, 18(1), 212–217.

14. Kosuth, M., Mason, S. A., & Wattenberg, E. V. (2018). Anthropogenic con-

tamination of tap water, beer, and sea salt. PLoS ONE, 13(4), e0194970.

15. Kolpin, D. W., Furlong, E. T., Meyer, M. T., Thurman, E. M., Zaugg, S. D., Barber, L. B., & Buxton, H. T. (2002). Pharmaceuticals, hormones, and other organic wastewater contaminants in U.S. streams. Environmental Science & Technology, 36(6), 1202–1211.

16. Sunderland, E. M., Hu, X. C., Dassuncao, C., Tokranov, A. K., Wagner, C. C., & Allen, J. G. (2019). A review of the pathways of human exposure to poly- and perfluoroalkyl substances (PFASs) and present understanding of health effects. Environmental Health Perspectives, 127(6), 067001.

17. Rhoads, W. J., Pruden, A., & Edwards, M. A. (2017). Interactive effects of corrosion, copper, and chloramines on Legionella and mycobacteria in hot water plumbing. Environmental Science & Technology, 51(12), 7065–7075.

18. Cotruvo, J. A. (2017). 2017 WHO guidelines for drinking water quality: First addendum to the fourth edition. Journal - American Water Works Association, 109(7), 44–51.

19. IARC Working Group on the Evaluation of Carcinogenic Risks to Humans. (2013). Non-ionizing radiation, Part 2: Radiofrequency electromagnetic fields. IARC Monographs on the Evaluation of Carcinogenic Risks to Humans, Vol. 102. Lyon, France: International Agency for Research on Cancer.

20. Rubin, G. J., Nieto-Hernandez, R., & Wessely, S. (2010). Idiopathic environmental intolerance attributed to electromagnetic fields (formerly 'electromagnetic hypersensitivity'): an updated review of the literature. Bioelectromagnetics, 31(1), 1–11.

21. Ahlbom, A., Day, N., Feychting, M., Roman, E., Skinner, J., Dockerty, J., … & Olsen, J. (2000). A pooled analysis of magnetic fields and childhood leukaemia. British Journal of Cancer, 83(5), 692–698.

22. Hardell, L., & Carlberg, M. (2009). Mobile phones, cordless phones and the risk for brain tumours. International Journal of Oncology, 35(1), 5–17.

23. Gore, A. C., Chappell, V. A., Fenton, S. E., Flaws, J. A., Nadal, A., Prins, G. S., … & Zoeller, R. T. (2015). EDC-2: The Endocrine Society's second scientific statement on endocrine-disrupting chemicals. Endocrine Reviews, 36(6), E1–E150.

24. Braun, J. M., Sathyanarayana, S., & Hauser, R. (2013). Phthalate exposure and children's health. Current Opinion in Pediatrics, 25(2), 247–254.

25. Herbstman, J. B., Sjödin, A., Kurzon, M., Lederman, S. A., Jones, R. S., Rauh, V., … & Perera, F. P. (2010). Prenatal exposure to PBDEs and neurodevelopment. Environmental Health Perspectives, 118(5), 712–719.

26. Bouchard, M. F., Bellinger, D. C., Wright, R. O., & Weisskopf, M. G. (2010). Attention-deficit/hyperactivity disorder and urinary metabolites of organophosphate pesticides. Pediatrics, 125(6), e1270–e1277.

27. Dodson, R. E., Nishioka, M., Standley, L. J., Perovich, L. J., Brody, J. G., & Rudel, R. A. (2012). Endocrine disruptors and asthma-associated chemicals in consumer products. Environmental Health Perspectives, 120(7), 935–943.

28. World Health Organization. (2018). Environmental noise guidelines for the European Region. Copenhagen: WHO Regional Office for Europe.

29. Babisch, W. (2014). Updated exposure-response relationship between road traffic noise and coronary heart diseases: A meta-analysis. Noise & Health,

16(68), 1–9.

30. Stansfeld, S. A., & Matheson, M. P. (2003). Noise pollution: non-auditory effects on health. British Medical Bulletin, 68(1), 243–257.

31. Basner, M., Babisch, W., Davis, A., Brink, M., Clark, C., Janssen, S., & Stansfeld, S. (2014). Auditory and non-auditory effects of noise on health. The Lancet, 383(9925), 1325–1332.

32. Berglund, B., Lindvall, T., & Schwela, D. H. (1999). Guidelines for community noise. Geneva: World Health Organization.

33. Muellner, H., Groh, B., Shahabpoor, E., & Baldauf, D. (2020). Active noise control for smart windows. Applied Acoustics, 163, 107228.

34. McEwen, B. S. (2007). Physiology and neurobiology of stress and adaptation: central role of the brain. Physiological Reviews, 87(3), 873–904.

35. Segerstrom, S. C., & Miller, G. E. (2004). Psychological stress and the human immune system: a meta-analytic study of 30 years of inquiry. Psychological Bulletin, 130(4), 601–630.

36. Slavich, G. M., & Irwin, M. R. (2014). From stress to inflammation and major depressive disorder: a social signal transduction theory of depression. Social Cognitive and Affective Neuroscience, 9(6), 774–785.

37. Epel, E. S., Blackburn, E. H., Lin, J., Dhabhar, F. S., Adler, N. E., Morrow, J. D., & Cawthon, R. M. (2004). Accelerated telomere shortening in response to life stress. Proceedings of the National Academy of Sciences, 101(49), 17312–17315.

38. McEwen, B. S., & Gianaros, P. J. (2010). Central role of the brain in stress and adaptation: links to socioeconomic status, health, and disease. Current

Opinion in Neurobiology, 20(2), 189–195.

39. Björntorp, P. (2001). Do stress reactions cause abdominal obesity and comor-
bidities? Obesity Reviews, 2(2), 73–86.

40. Thayer, J. F., Åhs, F., Fredrikson, M., Sollers, J. J., III, & Wager, T. D.
(2012). A meta-analysis of heart rate variability and neuroimaging studies:
implications for heart rate variability as a marker of stress and health. Neuro-
science & Biobehavioral Reviews, 36(2), 747–756.

41. Picard, R. W., Fedor, S., & Ayzenberg, Y. (2016). Multiple arousal theory
and daily-life electrodermal activity asymmetry. Emotion Review, 8(1),
62–75.

42. Russell, E., Koren, G., Rieder, M., & Van Uum, S. (2012). Hair cortisol as a
biological marker of chronic stress: current status, future directions and
unanswered questions. Current Opinion in Endocrinology, Diabetes, and
Obesity, 19(5), 429–433.

43. Cummins, N., Scherer, S., Krajewski, J., Schnieder, S., Epps, J., & Quatieri,
T. F. (2015). A review of depression and suicide risk assessment using speech
analysis. Speech Communication, 71, 10–49.

44. Ekman, P., & Friesen, W. V. (2003). Unmasking the face: A guide to recog-
nizing emotions from facial clues. Malor Books.

45. Jerath, R., Crawford, M. W., Barnes, V. A., & Harden, K. (2015). Self-regu-
lation of breathing as a primary treatment for anxiety. Applied Psychophysi-
ology and Biofeedback, 40(2), 107–115.

46. Weil, A. (2011). Breathing: The master key to self healing. Sounds True.

47. Hölzel, B. K., Carmody, J., Vangel, M., Congleton, C., Yerramsetti, S. M.,

Gard, T., & Lazar, S. W. (2011). Mindfulness practice leads to increases in regional brain gray matter density. Psychiatry Research: Neuroimaging, 191(1), 36–43.

48. Brandmeyer, T., Delorme, A., & Wahbeh, H. (2019). The neuroscience of meditation: classification, phenomenology, correlates, and mechanisms. Frontiers in Psychology, 10, 1307.

49. Anderson, E., & Shivakumar, G. (2013). Effects of exercise and physical activity on anxiety. Frontiers in Psychiatry, 4, 27.

50. Fitzpatrick, K. K., Darcy, A., & Vierhile, M. (2017). Delivering cognitive behavior therapy to young adults with symptoms of depression and anxiety using a fully automated conversational agent (Woebot): a randomized controlled trial. JMIR Mental Health, 4(2), e19.

51. Beck, J. S. (2011). Cognitive behavior therapy: Basics and beyond (2nd ed.). Guilford Press.

52. Abd-Alrazaq, A. A., Rababeh, A., Alajlani, M., Bewick, B. M., & Househ, M. (2020). Effectiveness and safety of using chatbots to improve mental health: systematic review. Journal of Medical Internet Research, 22(7), e16021.

53. Bratman, G. N., Hamilton, J. P., & Daily, G. C. (2012). The impacts of nature experience on human cognitive function and mental health. Annals of the New York Academy of Sciences, 1249(1), 118–136.

54. Li, Q., Kobayashi, M., Wakayama, Y., Inagaki, H., Katsumata, M., Hirata, Y., … & Miyazaki, Y. (2009). Effect of phytoncide from trees on human natural killer cell function. International Journal of Immunopathology and

Pharmacology, 22(4), 951–959.

55. Annerstedt, M., Jönsson, P., Wallergård, M., Johansson, G., Karlson, B., Grahn, P., … & Währborg, P. (2013). Inducing physiological stress recovery with sounds of nature in a virtual reality forest—Results from a pilot study. Physiology & Behavior, 118, 240–250.

56. Wolverton, B. C., Johnson, A., & Bounds, K. (1989). Interior landscape plants for indoor air pollution abatement. NASA Technical Memorandum 108061.

57. Ratcliffe, E., Gatersleben, B., & Sowden, P. T. (2013). Bird sounds and their contributions to perceived attention restoration and stress recovery. Journal of Environmental Psychology, 36, 221–228.

58. Waldinger, R. J., & Schulz, M. S. (2010). What's love got to do with it? Social functioning, perceived health, and daily happiness in married octogenarians. Psychology and Aging, 25(2), 422–431.

59. Holt-Lunstad, J., Smith, T. B., Baker, M., Harris, T., & Stephenson, D. (2015). Loneliness and social isolation as risk factors for mortality: a meta-analytic review. Perspectives on Psychological Science, 10(2), 227–237.

60. Primack, B. A., Shensa, A., Sidani, J. E., Whaite, E. O., Lin, L. Y., Rosen, D., … & Miller, E. (2017). Social media use and perceived social isolation among young adults in the U.S. American Journal of Preventive Medicine, 53(1), 1–8.

61. Münzel, T., Gori, T., Babisch, W., & Basner, M. (2014). Cardiovascular effects of environmental noise exposure. European Heart Journal, 35(13), 829–836.

9장

200세 시대를 위한 라이프 디자인 : 돈, 관계, 자아

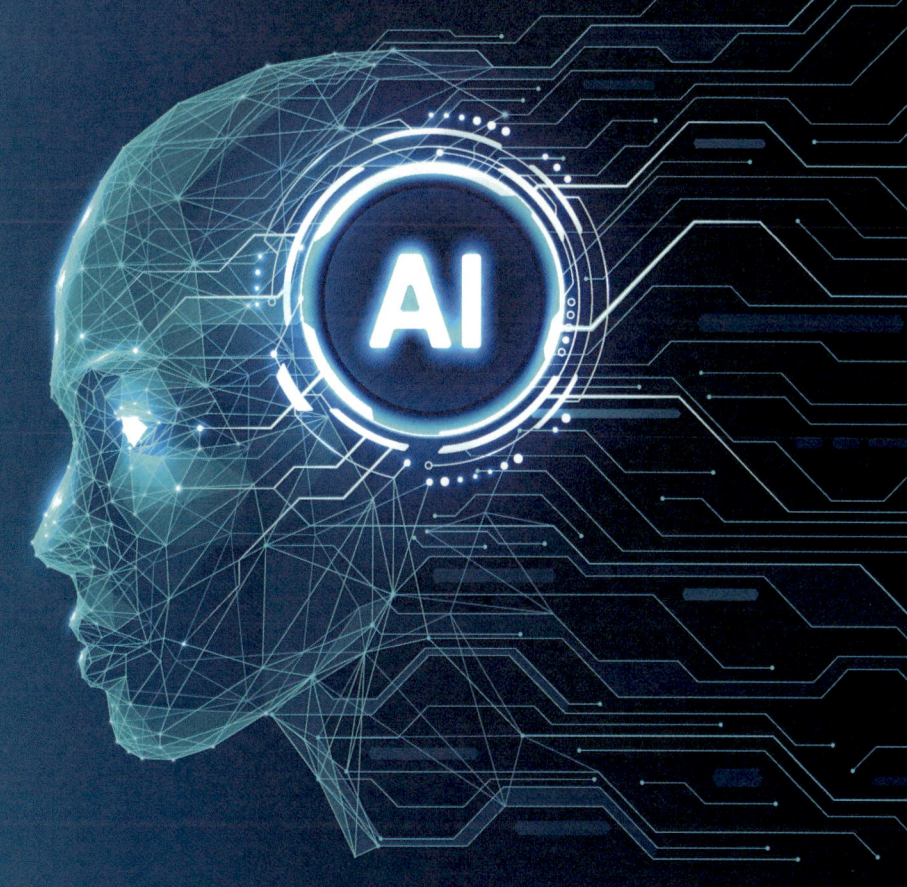

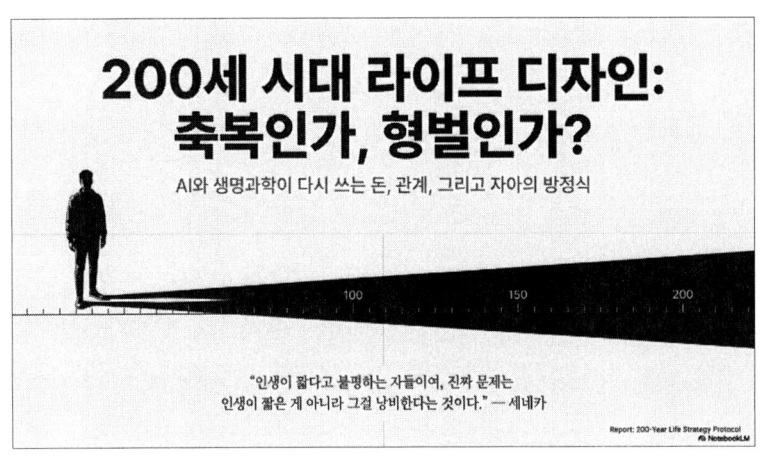

200세 시대 라이프 디자인:
축복인가, 형벌인가?

AI와 생명과학이 다시 쓰는 돈, 관계, 그리고 자아의 방정식

"인생이 짧다고 불평하는 자들이여, 진짜 문제는
인생이 짧은 게 아니라 그걸 낭비한다는 것이다." —세네카

Report: 200-Year Life Strategy Protocol
NotebookLM

김영수 씨의 충격적인 깨달음: 187년을 어떻게 살 것인가

김영수(55세, 대기업 임원)는 최신 AI 건강 분석을 받았습니다. 유전자 검사, 지난 6개월간의 생활 습관 데이터, 최근 도입한 맞춤형 건강기능식품 섭취 이력까지 모든 것이 분석에 포함되었습니다.

화면에 결과가 떴습니다.

"예상 수명: 187세. 축하합니다!"

영수는 잠시 기뻤습니다. 6개월 전부터 시작한 AI 맞춤형 건강 관리가 효과를 보이고 있었습니다. 개인 유전자에 최적화된 오메가-3, NMN, 비타민D 조합을 매일 섭취하고, 주 4회 운동을 빠짐없이 하며, 수면을 최적화한 노력이 헛되지 않았습니다. 생물학적 나이는 실제보다 8년이나 젊어졌고, 각종 건강 지표는 30대 수준으로 개선되었습니다.

하지만 곧 기쁨이 공포로 바뀌었습니다.

'은퇴 자금은 30년 분만 준비했는데… 132년을 어떻게 살지?'

영수는 한국 대기업 임원답게 철저하게 노후를 준비했습니다. 퇴직

금과 연금, 부동산 투자 수익으로 85세까지는 여유롭게 살 수 있을 것으로 계산했습니다. 평균 수명이 80세 초반이니 충분하다고 생각했죠. 하지만 187세라니. 그의 계획은 인생의 절반도 커버하지 못했습니다.

'아내와 앞으로 132년을 더 함께? 우리가 마지막으로 제대로 대화한 게 언제더라…'

결혼 25년. 처음 10년은 사랑했고, 다음 10년은 익숙했으며, 마지막 5년은 그냥 함께 사는 것이었습니다. 아내는 아내대로, 영수는 영수대로 각자의 삶을 살았습니다. 아침에 "밥 먹어."라는 말 외에는 거의 대화가 없었습니다. 주말에도 영수는 골프를 가고, 아내는 친구들을 만났습니다. 그래도 25년은 버텼습니다. 하지만 132년을 더? 불가능해 보였습니다.

'65세에 퇴직하면 122년 동안 뭘 하며 살지? 골프만 122년?'

회사가 전부였습니다. 30년간 회사를 위해 살았고, 회사에서 인정받는 것이 곧 자신의 가치였습니다. 10년 후 퇴직하면 뭘 할까 막연히 생각한 적은 있지만, 구체적인 계획은 없었습니다. 골프나 치고, 여행 좀 다니고, 손주들이나 봐 주면 되지 않을까 정도였습니다. 하지만 그게 30년이 아니라 122년이라면? 상상조차 되지 않았습니다.

그날 밤, 영수는 한숨도 자지 못했습니다. 침대에 누워 천장을 바라보며 끊임없이 계산했습니다. 얼마가 필요한지, 무엇을 해야 하는지, 어떻게 살아야 하는지. 187세까지 산다는 것이 축복인지, 저주인지 알 수 없었습니다. 새벽 5시, 결국 잠을 포기하고 일어났습니다.

다음 날 아침, 영수는 AI 라이프 플래너를 신청했습니다. 건강만 관리해서는 안 된다는 것을 깨달았습니다. 인생 전체를 다시 설계해야 했습니다. 몇 시간 후 첫 분석 결과가 도착했습니다.

"현재 계획으로 78세에 파산이 예정되어 있습니다. 이후 109년을 무일푼으로 생존하게 됩니다."

숫자는 냉정했습니다. 현재 자산과 수입, 지출 패턴을 분석한 결과 78세에 모든 돈이 바닥난다는 것이었습니다. 그리고 187세까지 109년을 어떻게 살아야 할지 아무런 계획이 없었습니다. 연금은 턱없이 부족했고, 부동산은 가격이 하락할 가능성이 높았으며, 의료비는 나이가 들수록 급증할 것으로 예측되었습니다.

"결혼 만족도: 32점/100점(위험 수준). 132년 더 유지할 가능성: 12%."

AI는 영수와 아내의 문자 메시지, 통화 기록, 함께 보낸 시간을 분석했습니다. 대화의 빈도와 질, 감정적 교류, 공유하는 활동의 양을 모두 계산했습니다. 결과는 참담했습니다. 현재 상태로는 앞으로 10년도 버티기 어려웠습니다. 하물며 132년은 불가능했습니다.

"일의 의미 점수: 3점/10점. 번아웃 위험: 높음."

영수는 회사에서 성공했지만, 일에서 의미를 찾지 못했습니다. 매출, 실적, 승진. 이것이 전부였습니다. 왜 일하는지, 무엇을 위해 살아가는지 진지하게 생각해 본 적이 없었습니다. AI는 그의 업무 패턴, 스트레스 수준, 일에 대한 태도를 분석하여 번아웃 위험이 높다고 경고했습니다. 이대로라면 퇴직 전에 쓰러질 가능성이 컸습니다.

"참고: 당신의 건강 관리는 우수합니다(92점/100점). 맞춤형 건강기능식품 섭취로 생물학적 나이가 실제보다 8년 젊습니다. 하지만 건강만으로는 충분하지 않습니다. 재정, 관계, 목적도 함께 관리해야 합니다."

영수는 식은땀을 흘렸습니다. 지난 6개월 동안 그는 건강에만 집중했습니다. 최고급 건강기능식품에 매달 수백만 원을 썼고, 개인 트레이너를 고용했으며, 수면 최적화를 위해 첨단 장비를 구입했습니다. 몸은 젊어졌지만, 정작 그 몸으로 살아갈 인생은 준비되지 않았습니다.

건강한 몸으로 187년을 산다는 것. 그것은 축복이 될 수도, 지옥이 될 수도 있다는 것을 영수는 그날 깨달았습니다.

1. 200세까지 산다는 것이 축복인가, 저주인가?

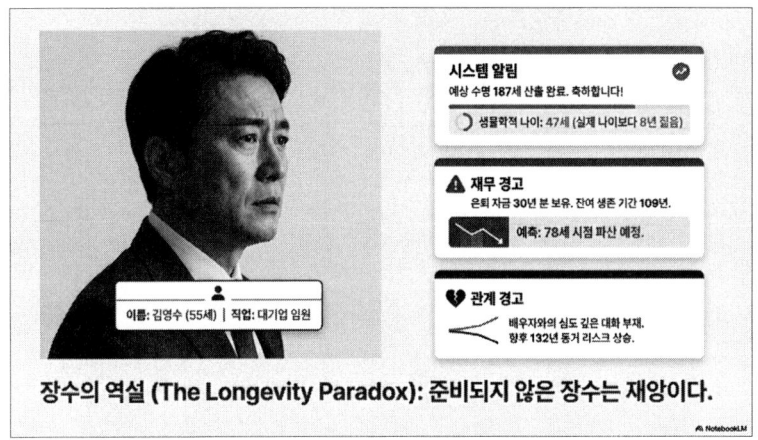

시스템 알림
예상 수명 187세 산출 완료. 축하합니다!
🌙 생물학적 나이: 47세 (실제 나이보다 8년 젊음)

⚠️ 재무 경고
은퇴 자금 30년 분 보유. 잔여 생존 기간 109년.
📉 예측: 78세 시점 파산 예정.

💙 관계 경고
배우자와의 심도 깊은 대화 부재.
향후 132세 동거 리스크 상승.

이름: 김영수 (55세) | 직업: 대기업 임원

장수의 역설 (The Longevity Paradox): 준비되지 않은 장수는 재앙이다.

"인생이 짧다고 불평하는 자들이여, 진짜 문제는 인생이 짧은 게 아니라 그것을 낭비한다는 것이다. 인생은 충분히 길다. 제대로 쓰기만 한다면."

로마 철학자 세네카(Seneca)의 말입니다.

장수의 역설: 길다고 좋은 건 아니다

당신이 200세까지 산다면 그것이 축복일까요? 답은 '어떻게 사느냐'에 달려 있습니다.

건강하게(검증된 건강기능식품과 AI 맞춤 관리로), 경제적으로 안정적이며, 의미 있는 관계 속에서, 계속 성장하며 산다면 축복입니다. 하지만 건강하지만 가난하고, 외롭고, 무료하며, 목적 없이 산다면 고통스러운 연장에 불과합니다.

박지수 씨(62세)의 깨달음이 이를 잘 보여 줍니다.

"저는 10년 전부터 검증된 건강기능식품을 꾸준히 섭취했습니다.

오메가3, 코엔자임Q10, 레스베라트롤, 종합비타민…. AI가 제 유전자와 혈액 검사 결과에 맞춰 조합을 최적화해 줬습니다. 덕분에 생물학적 나이가 48세입니다. 하지만 깨달았습니다. 건강만으로는 부족하다는 것을. 제 친구들은 하나둘 세상을 떠나거나 요양원에 가고, 자식들은 바쁘고, 저는 하루 종일 TV만 봅니다. 건강하게 오래 사는 것과 행복하게 오래 사는 것은 완전히 다른 문제더군요."

80년 설계도의 완전한 붕괴

우리 사회의 모든 구조는 80년 수명을 전제로 설계되었습니다.[1] 전통적인 '3단계 인생'은 교육 20년, 일 40년, 은퇴 20년으로 구성됩니다.

200세 시대에 이 모델은 어떻게 될까요? 시나리오를 살펴보겠습니다.

첫 번째 시나리오는 20년 교육으로 180년을 사는 것입니다. 불가능합니다. 지식의 반감기는 5년에 불과합니다. 대학에서 배운 지식은 졸업 후 몇 년이면 구식이 됩니다. 특히 기술 분야는 더욱 빠릅니다. 20년 교육으로 평생을 버티는 것은 상상조차 할 수 없습니다.

두 번째 시나리오는 40년 일하고 160년을 은퇴하는 것입니다. 재정적으로 미친 짓입니다. 40년 소득으로 160년을 살려면 저축률이 80%를 넘어야 합니다. 현실적으로 불가능합니다. 정신적으로도 지옥입니다. 목적 없는 160년을 어떻게 견디겠습니까?

세 번째 시나리오는 180년을 일하는 것입니다. 번아웃과 의미 상실이 불가피합니다. 같은 일을 180년? 인간의 정신은 그렇게 설계되지 않았습니다.

다단계 인생: 새로운 패러다임

해답은 평생을 여러 '장(章, chapters)'으로 나누는 것입니다.[2] 각 단계에서 배우고, 일하고, 쉬고, 전환하는 것입니다. 그리고 각 단계마다 건강 관리도 진화해야 합니다.

20-40대는 기초 건강을 확립하고 예방적 건강기능식품을 시작하는 시기입니다. 아직 젊고 건강하지만, 바로 지금이 투자를 시작할 최적기입니다. 복리 효과는 일찍 시작할수록 극대화됩니다.

40-60대는 노화가 시작되는 시기로 항산화제를 강화해야 합니다. 세포 손상이 누적되기 시작하고, 대사 기능이 저하되며, 만성 질환의 씨앗이 뿌려집니다. 이 시기에 적극적으로 대응하면 다음 수십 년이 달라집니다.

60-80대는 적극적인 노화 방지와 맞춤형 조합이 필요합니다. 유전자 검사와 정기적인 혈액 검사를 바탕으로 개인에게 최적화된 건강기능식품 조합을 구성합니다. 일반적인 조합이 아니라 당신의 몸에 맞춘 정밀 의학입니다.

80-100대는 기능 유지와 인지 건강에 집중합니다. 신체 기능의 독립성을 유지하고, 치매를 예방하며, 삶의 질을 보존하는 것이 목표입니다.

100세 이상은 삶의 질 최적화에 초점을 맞춥니다. 단순히 숨 쉬는 것이 아니라 의미 있고 즐거운 삶을 사는 것입니다.

이 복잡한 설계를 돕는 것이 AI입니다. AI 라이프 플래너는 재정, 건강, 관계, 커리어, 학습을 통합적으로 관리합니다.

돈: 200년 생존의 수학

박지혜 변호사의 각성과 역전

박지혜(42세)는 AI 재정 플래너를 처음 사용했습니다.[5] 그녀는 성공한 변호사로, 자신이 노후를 철저히 준비했다고 생각했습니다.

입력한 정보는 다음과 같았습니다. 현재 자산은 8억 원, 연 소득은 1억 5천만 원, 연 지출은 7천만 원(건강기능식품에 월 30만 원 포함), 예상 수명은 192세(AI 건강 분석 기반)였습니다.

AI가 내놓은 진실은 잔인했습니다.

"현재 계획으로 82세에 파산합니다. 이후 110년을 무일푼으로 살게 됩니다."

지혜는 손이 떨렸습니다. 110년을 돈 없이 어떻게 살란 말입니까? 자식들에게 짐이 되고, 국가 복지에 의존하며, 가난 속에서 늙어 가는 모습이 눈앞에 그려졌습니다.

하지만 AI는 단순히 겁만 준 것이 아니었습니다. 해결책도 제시했습니다.

"참고: 당신의 건강 투자(검증된 건강기능식품과 규칙적 운동)는 장기적으로 의료비를 연간 500만 원 절감할 것으로 예상됩니다. 80-120세 구간에서 예상 의료비가 일반인보다 40% 낮습니다. 이를 재정 계획에 반영하면 상황이 개선됩니다."

AI가 권장한 전략은 구체적이었습니다. 저축률을 40%에서 60%로 높이고, 포트폴리오를 주식 60%, 채권 20%, 대체투자 20%로 재구성하며, 75세까지 컨설팅 파트타임 소득을 유지하고, 다단계 소득 전략을 구축하며, 건강 투자를 유지하여 예방적 의료비 절감 효과를 극대화하라는 것이었습니다.

6개월 후, 상황이 극적으로 바뀌었습니다.

"150세까지 재정 안정성을 유지할 확률: 89%."

지혜는 다시 숨을 쉴 수 있게 되었습니다.

지혜의 깨달음은 명확했습니다.

"건강기능식품에 월 30만 원 쓰는 게 아깝다고 생각했습니다. 하지만 AI가 계산해 보니, 이것이 80세 이후 매년 500만 원 이상의 의료비를 절감하더라고요. 당뇨약, 고혈압약, 관절염 치료, 인지 기능 저하 관리…. 이런 것들이 안 생기거나 늦춰지는 것입니다. 건강 투자는 비용이 아니라 최고의 재정 전략이었습니다."

은퇴라는 개념의 죽음

65세에 은퇴하여 135년을 생존한다? 재정적으로 불가능합니다. 설령 가능하다 해도 정신적으로 파괴적입니다. 목적 없는 135년은 영혼의 죽음입니다.

새로운 개념이 필요합니다. 바로 재정적 자유입니다.' 일하고 싶을 때 일하고, 쉬고 싶을 때 쉴 수 있는 유연성입니다. 완전히 일을 멈추는 것이 아니라, 일에 대한 선택권을 갖는 것입니다. 돈 때문에 억지로 일하지 않아도 되고, 의미 있다고 생각하면 언제든 일할 수 있는 상태입니다.

건강 투자의 복리 효과

이철민 예방의학 교수의 분석은 눈을 뜨게 합니다.

"200세 시대 재정 설계에서 가장 간과되는 것이 '건강 투자의 복리 효과'입니다. 40세부터 매월 30만 원을 검증된 건강기능식품에 투자

한다고 가정해 봅시다. 40-60세 구간에서 연간 360만 원씩 20년이면 7,200만 원, 60-80세 구간에서 또 7,200만 원, 총투자액은 1억 4,400만 원입니다."

"하지만 이로 인한 의료비 절감은 엄청납니다. 심혈관 질환 예방으로 80-100세 구간에서 평균 1억 원 절감, 치매 발병 지연으로 100-120세 구간에서 평균 2억 원 절감, 관절 및 골다공증 예방으로 평생 5,000만 원 절감, 당뇨 및 대사증후군 예방으로 평생 8,000만 원 절감, 총절감액은 약 4억 원입니다. 투자 대비 수익률이 2,700%입니다. 어떤 금융 상품도 이를 따라오지 못합니다."

4% 규칙의 함정과 건강 변수

전통적인 '4% 규칙'이 있습니다.[4] 연간 지출의 25배를 저축하면 4% 인출로 평생 살 수 있다는 것입니다. 하지만 두 가지 문제가 있습니다. 첫째, 30년 은퇴를 전제로 합니다. 둘째, 의료비 변수를 과소평가합니다.

200세 시대의 새로운 공식은 다릅니다. 건강하게 관리하는 경우 기본 생활비에 낮은 의료비를 더하면 연간 지출의 30배가 필요합니다. 건강 관리를 안 하는 경우 기본 생활비에 높은 의료비를 더하면 연간 지출의 40배가 필요합니다. 이 차이는 필요 자산에서 수십억 원의 차이를 만듭니다.

다단계 소득: 평생 여러 번 벌기

200세 시대는 단일 커리어의 종말을 의미합니다.[6] 여러 '장(章, chapters)'으로 구성된 직업 인생이 필요합니다.

2. 인생의 소득 지도

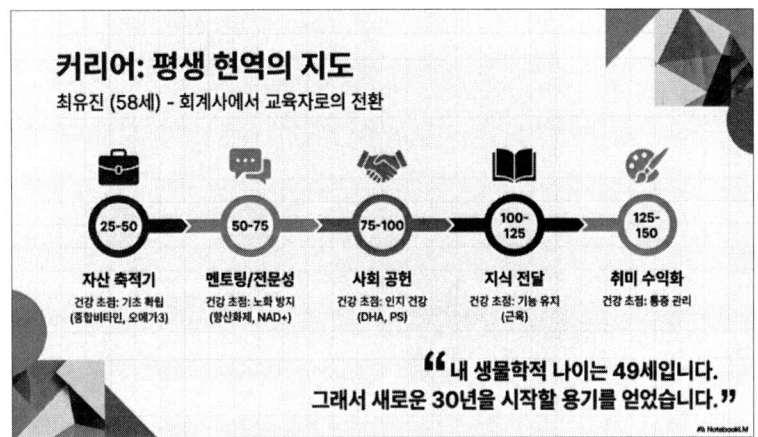

25-50세는 집중적인 커리어 구축 시기입니다. 높은 소득을 벌고 적극적으로 저축해야 합니다. 이 시기는 체력도 좋고, 학습 능력도 뛰어나며, 리스크를 감당할 여력도 있습니다. 건강 관리는 기초를 확립하는 데 집중합니다. 종합비타민, 오메가3, 규칙적인 운동 습관을 들이는 것만으로도 충분합니다. 아직 큰 문제가 없기 때문에 예방에 집중하면 됩니다.

50-75세는 전문성을 활용하는 시기입니다. 컨설팅이나 멘토링으로 유연한 시간을 가지며 일합니다. 젊은 시절처럼 주 60시간씩 일할 필요는 없지만, 쌓아 온 전문성과 네트워크는 여전히 가치가 있습니다. 건강 관리는 노화 방지를 강화해야 합니다. 항산화제, NAD+ 부스터, 깊은 수면에 집중합니다. 이 시기부터 노화 신호가 본격적으로 나타나기 시작하므로 적극적인 대응이 필요합니다.

75-100세는 열정을 기반으로 일하는 시기입니다. 사회 공헌과 파트타임 활동을 병행합니다. 더 이상 돈을 위해 일하지 않습니다. 의미

있다고 생각하는 일, 즐거운 일만 선택적으로 합니다. 건강 관리는 인지 기능에 집중합니다. DHA, 포스파티딜세린, 뇌 운동이 핵심입니다. 신체 건강도 중요하지만, 정신 건강이 더욱 중요해지는 시기입니다.

100-125세는 지식을 전달하는 시기입니다. 저술과 강연을 통해 평생의 지혜를 나눕니다. 100년 이상 살아온 경험 자체가 귀중한 자산입니다. 건강 관리는 기능 유지에 초점을 맞춥니다. 근육량 보존, 관절 건강, 면역 강화가 목표입니다. 독립적인 생활을 최대한 오래 유지하는 것이 삶의 질을 결정합니다.

125-150세는 가벼운 활동과 취미를 수익화하는 시기입니다. 그림을 그리고, 글을 쓰고, 정원을 가꾸며, 손주들과 시간을 보냅니다. 필요하다면 이것을 작은 수입원으로 만들 수도 있습니다. 건강 관리는 삶의 질 최적화에 집중합니다. 통증 관리와 에너지 유지가 핵심입니다.

150세 이상은 완전한 재정적 자유와 선택적 활동의 시기입니다. 하고 싶은 것만 합니다. 건강 관리는 편안한 노년에 초점을 맞춥니다. 최소한의 개입으로 증상을 완화하며 편안하게 지냅니다.

AI의 역할은 명확합니다. 각 단계 전환을 계획하고, 필요한 기술 재교육을 안내하며, 소득과 지출의 균형을 맞추고, 단계별로 최적의 건강 관리 프로토콜을 제공합니다. 혼자서는 이 복잡한 200년 설계를 할 수 없습니다. AI가 네비게이터가 되어 길을 안내합니다.

역설적 공포를 기회로

가장 큰 재정적 위험이 무엇일까요? 역설적이게도 '너무 오래 사는 것'입니다. 하지만 건강하게 오래 사는 것은 완전히 다른 이야기입니다.

건강하지 않고 오래 사는 경우를 생각해 봅시다. 120세까지 생존하는데 80세부터 요양 비용이 월 500만 원 들어간다고 가정하면, 40년 동안 500만 원씩 12개월이면 총 24억 원이 필요합니다. 상상할 수 없는 금액입니다. 대부분의 사람들은 이를 감당할 수 없어 가족에게 짐이 되거나 국가 복지에 의존하게 됩니다.

건강하게 오래 사는 경우는 다릅니다. 역시 120세까지 생존하지만 110세까지 독립적으로 생활합니다. 마지막 10년만 부분적인 도움이 필요하다면 총요양 비용은 3억 원 정도입니다. 차이는 21억 원입니다. 건강 관리가 재정 계획의 핵심인 이유입니다.

장수 연금(Longevity Annuity)은 특정 나이, 예를 들어 85세부터 평생 고정 소득을 제공하는 금융 상품입니다.[7] AI는 당신의 건강, 유전자, 생활 습관, 건강기능식품 섭취 이력을 분석하여 최적의 연금 구매 시점과 금액을 계산합니다.

"당신의 건강 관리 수준으로 보아 일반인보다 10년 늦게 연금을 시작해도 안전합니다. 이로써 30% 저렴한 비용으로 동일한 보장을 받을 수 있습니다."

같은 보장을 받으면서도 수천만 원을 절약할 수 있습니다. 건강한 사람은 보험료가 저렴해야 합니다. 과거에는 이것이 불가능했지만, AI와 웨어러블 기기로 개인의 건강 상태를 정확히 추적할 수 있게 되면서 가능해졌습니다.

의료비: 보이지 않는 폭탄을 제거하다

강민지 씨(58세)의 경험은 건강 투자의 가치를 명확히 보여 줍니다.

"저는 5년 전 AI 건강 분석을 받았습니다. 유전자 검사 결과 심혈관 질환 고위험군이더라고요. 가족력도 있었습니다. 아버지가 심근경색으로 돌아가셨고, 어머니도 협심증을 앓고 계셨습니다.

AI가 맞춤형 건강기능식품 조합을 처방했습니다. 하루 2g의 고용량 오메가3, 300mg의 코엔자임Q10, 500mg의 마그네슘, 비타민K2와 D3 그리고 레스베라트롤이었습니다. 월 비용이 약 40만 원이었습니다. 처음에는 비싸다고 생각했습니다. 한 달에 40만 원이면 1년에 480만 원인데, 이게 정말 효과가 있을까 의심스러웠죠.

하지만 5년 후 재검사를 받았을 때 놀라운 결과가 나왔습니다. 혈관 나이가 오히려 3년 젊어져 있었습니다. 의사 선생님이 매우 놀라며 무엇을 했느냐고 물으셨습니다. 혈관의 탄력성이 개선되었고, 동맥경화 지표가 현저히 낮아졌으며, 염증 수치도 정상 범위로 돌아왔습니다.

AI가 재계산한 제 평생 심혈관 질환 의료비 예상치는 충격적이었습니다. 건강기능식품을 복용하기 전 예상치는 80-120세 구간에서 1억 8천만 원이었습니다. 복용 후 예상치는 3천만 원으로 줄어들었습니다. 5년간 2,400만 원을 투자해서 1억 5천만 원을 아낀 셈입니다. 이보다 좋은 투자가 어디 있겠습니까?"

AI 의료비 예측의 정교함

AI는 건강 데이터, 가족력, 건강기능식품 섭취 이력을 분석하여 예상 의료비를 정교하게 추정합니다.[9] 단순한 평균이 아니라 당신만의 예측입니다.

"유전자 분석 결과, 심혈관 질환 위험이 높습니다. 시나리오 A, 건강기능식품을 섭취하지 않는 경우 80-100세 구간의 관련 의료비는 약 2억 원입니다. 이는 심근경색 치료비 5천만 원, 협심증 관리비 연간 300만 원씩 20년, 뇌졸중 재활비 7천만 원, 각종 합병증 관리를 포함한 금액입니다."

"시나리오 B, AI 맞춤 건강기능식품을 섭취하는 경우 80-100세 구간의 관련 의료비는 약 5천만 원으로 감소합니다. 질병 발병률이 75% 낮아지고, 설령 발병하더라도 경증으로 그치며, 회복이 빠르기 때문입니다."

"권장 사항: 건강저축계좌(HSA)에 매월 50만 원을 적립하세요. 건강기능식품 비용 30만 원, 예비 의료비 20만 원으로 구성합니다. 40년간 적립하면 원금 2억 4천만 원에 투자 수익을 더해 약 4억 원이 모입니다. 이는 시나리오 B의 예상 의료비를 충분히 커버하고도 남습니다."

미래 기술 추적

AI는 미래 의료 기술까지 추적합니다.

"2040년경 당신의 무릎 관절염 치료용 줄기세포 치료가 상용화될 것으로 예상됩니다. 비용은 약 5천만 원입니다. 현재 기술로는 인공관절 수술이 필요하지만, 15년 후에는 자신의 줄기세포로 관절을 재생할 수 있게 됩니다.

하지만 현재부터 글루코사민, 콘드로이틴, MSM, 콜라겐 조합을 섭취하면 관절염 발병 시기를 15년 지연시킬 수 있습니다. 이 경우 더 저렴하고 효과적인 3세대 치료법을 활용할 수 있습니다. 2055년경 예상되는 4세대 나노 로봇 치료는 비용이 1천만 원으로 떨어지고, 효과는 훨씬 우수할 것으로 전망됩니다.

따라서 권장 전략은 현재 관절 건강기능식품으로 발병을 최대한 지연시키고, 불가피하게 치료가 필요할 때는 가장 발전된 기술을 활용하는 것입니다. 조기 치료보다 늦춘 치료가 더 효과적이고 경제적인 역설적 상황입니다."

이것이 AI 시대 의료비 관리의 핵심입니다. 단순히 돈을 모으는 것이 아니라 질병을 예방하고, 발병을 지연시키며, 최적의 타이밍에 최선의 치료를 받는 전략적 접근입니다. 건강기능식품 투자는 그 첫 단추입니다.

3. 상속: 건강 유산도 함께

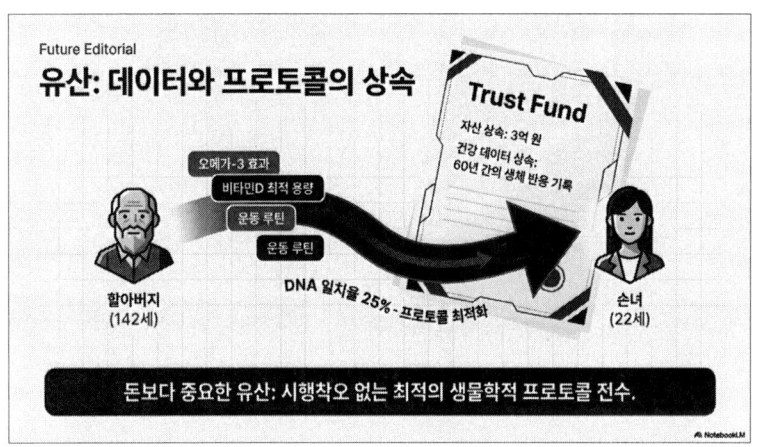

당신이 150세까지 산다면 자녀는 이미 70-80세가 됩니다. 이때 재정 유산만큼 중요한 것이 있습니다. 바로 건강 유산입니다.

과거에는 부모가 자식에게 물려주는 것이 땅, 집, 돈이었습니다. 하지만 200세 시대에는 가장 귀중한 유산이 달라집니다. 자녀들은 이미 70-80세로, 그들 스스로 평생 일하며 재정적으로 안정되어 있을 가능성이 높습니다. 그들에게 정말 필요한 것은 앞으로 100년을 더 건강하게 살 수 있는 정보와 자원입니다.

AI 세대 간 부 이전과 건강 정보 이전 최적화

AI는 세대 간 부의 이전뿐만 아니라 건강 정보의 이전까지 최적화합니다,[10] 분석 결과는 다음과 같습니다.

"자녀들은 이미 재정적으로 안정되어 있습니다. 그들의 순자산은 각각 15억 원과 12억 원으로 노후에 큰 어려움이 없을 것으로 예상됩니다. 따라서 전통적인 현금 유산은 그들에게 큰 의미가 없습니다.

권장 유산 구성은 다음과 같습니다. 손주 교육 신탁 3억 원, 장수 연구 재단 기부 2억 원 그리고 손주 맞춤형 건강 프로토콜과 평생 건강기능식품 신탁 5천만 원입니다.

손주의 유전자는 당신과 25% 일치합니다. 이는 당신이 평생 축적한 건강 데이터와 효과적이었던 건강기능식품 정보가 손주에게 직접 적용될 수 있다는 의미입니다. 당신이 100년 동안 시행착오를 거쳐 발견한 최적의 건강 관리 방법을 손주는 20세부터 바로 적용할 수 있습니다.

구체적으로, 당신의 유전자 분석 결과 비타민D 흡수율이 평균보다 40% 낮았고, 이를 고용량 비타민D 보충으로 해결했습니다. 손주도 동일한 유전 변이를 가질 확률이 높습니다. 당신이 60세에 발견한 이 사실을 손주는 20세부터 알고 대응할 수 있습니다. 이는 40년의 시간을 절약하는 것입니다.

또한 당신이 평생 섭취한 건강기능식품 중 오메가3와 커큐민 조합이 특히 효과적이었다는 데이터가 있습니다. 당신의 염증 지표는 이 조합을 섭취한 후 60% 감소했습니다. 손주가 같은 유전적 배경을 가졌다면 동일한 효과를 기대할 수 있습니다.

건강기능식품 신탁 5천만 원은 손주가 20세부터 80세까지 60년간 매월 7만 원씩 최적의 건강기능식품을 제공받을 수 있는 금액입니다. 복리 투자 수익을 고려하면 충분합니다. 이것이 손주에게 줄 수 있는 가장 가치 있는 선물입니다.

계산해 보면, 손주는 당신의 건강 데이터를 활용하여 평생 의료비를 약 3억 원 절감할 수 있습니다. 질병을 조기에 예방하고, 효과적인 건강기능식품을 젊을 때부터 섭취하며, 불필요한 시행착오를 피할 수 있기 때문입니다. 5천만 원의 신탁으로 3억 원의 가치를 만드는 것입니다.

더 중요한 것은 금전적 가치를 넘어서는 것입니다. 손주는 당신보다 건강하게, 오래, 활기차게 살 수 있습니다. 당신이 80세에 경험한 체력 저하를 손주는 100세에 경험할 것입니다. 당신이 90세에 겪은 인지 기능 저하를 손주는 120세까지 피할 수 있습니다. 이것이야말로 진정한 유산입니다."

이것이 200세 시대의 새로운 상속입니다. 돈이 아니라 건강, 정보가 아니라 지혜, 재산이 아니라 시간을 물려주는 것입니다. AI는 이 모든 것을 가능하게 만듭니다. 당신의 평생 건강 데이터를 분석하고, 유전적 유사성을 계산하며, 최적의 전략을 후손에게 전달합니다.

당신이 150년을 살며 배운 것을 손주는 첫날부터 알고 시작합니다. 이것이 세대 간 지식의 가속화이며, 인류 전체의 건강 수명을 늘리는 길입니다.

4. 관계: 사랑의 새로운 수학

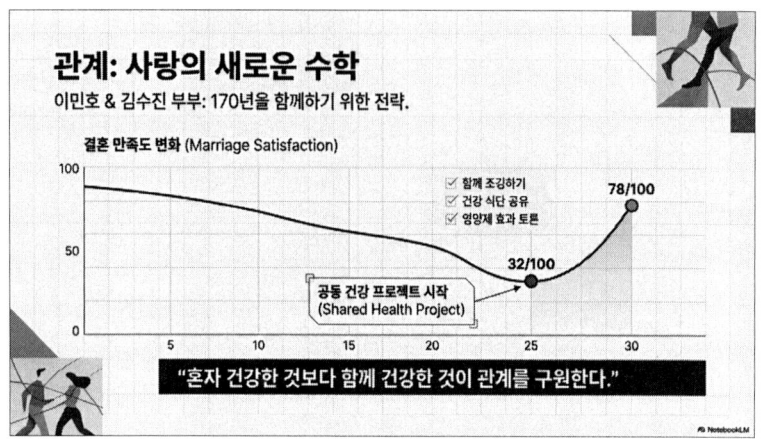

이민호-김수진 부부의 위기와 재건

결혼 25년 차 부부인 이민호와 김수진은 AI 관계 코칭 앱을 시작했습니다.[13] 겉으로 보기에는 문제가 없었습니다. 큰 다툼도 없었고, 각자 자기 일을 하며 평화롭게 지냈습니다. 하지만 뭔가 공허했습니다. 언제부터인가 서로에게 말을 걸지 않게 되었고, 주말에도 각자의 시간을 보냈습니다.

첫 주 보고서는 충격적이었습니다.

"최근 3개월간 깊은 대화가 68% 감소했습니다. 주말에 함께 보내는 시간은 40% 감소했습니다. 관계 건강 점수는 42점/100점으로 위험 수준입니다. 참고: 두 분 모두 건강 관리는 우수합니다(민호 89점/100점, 수진 91점/100점). 함께 건강하게 150세까지 살 가능성이 높습니다. 하지만 현재 관계 상태로는 함께 즐거운 100년을 보내기 어렵습니다."

두 사람은 충격을 받았습니다. 몸은 건강하게 관리하면서 정작 관계는 방치하고 있었던 것입니다. 150년을 함께 산다는 것은 단순히 같은 집에서 사는 것이 아니라 진정으로 연결되어 있어야 한다는 것을 깨달았습니다.

AI는 구체적인 솔루션을 제시했습니다. 매주 금요일 저녁을 '대화의 시간'으로 스케줄에 고정하고, 그 시간에는 모든 전자기기를 치우고 서로에게만 집중하라고 했습니다. 월 1회 데이트 나이트를 가지고, 새로운 공동 취미로 부부 요리 클래스를 시작하며, 공동 건강 목표를 설정하라고 제안했습니다. 함께 마라톤을 완주하고, 함께 채식 요리를 배우는 것 같은 구체적인 목표였습니다.

6개월 후 관계 건강 점수는 78점/100점으로 올라갔습니다. 민호는 말했습니다.

"AI가 우리 결혼을 구했습니다. 우리는 함께 건강해지고 있었지만, 함께 행복해지는 법을 잊고 있었습니다."

수진도 덧붙였습니다.

"이제 우리는 같이 아침 조깅을 하고, 건강한 요리를 만들고, 새로운 건강기능식품의 효과에 대해 토론합니다. 건강이 우리의 공통 프로젝트가 되었습니다. 서로의 HRV 점수를 확인하고, 누가 더 깊은 수면을 취했는지 비교하고, 함께 식단을 계획합니다. 건강 관리가 우리를 다시 하나로 만들었습니다."

170년을 함께 건강하게

전통적인 결혼 서약에는 "죽음이 우리를 갈라놓을 때까지"라는 문구가 있습니다. 평균 수명이 80년일 때는 결혼 후 50-60년을 의미했습니다. 하지만 200년 수명 시대에는 150-170년을 의미합니다.

한 사람과 170년을 함께한다? 건강하게 함께한다면 가능할 수도 있습니다. 정영숙-박준형 부부의 이야기가 그 가능성을 보여 줍니다.

결혼 52년 차, 현재 75세인 이 부부는 말합니다.

"우리는 결혼 30년 차에 함께 건강 관리를 시작했습니다. AI가 우리 두 사람의 유전자를 분석해서 공통 취약점을 찾아줬습니다. 둘 다 심혈관 질환 위험이 높더라고요. 그래서 함께 식단을 바꾸고, 함께 운동하고, 함께 건강기능식품을 먹기 시작했습니다.

20년이 지난 지금, 우리는 45세처럼 활동적입니다. 손주들과 등산하고, 여행하고, 댄스까지 배웠습니다. 최근에는 라틴댄스를 배우기 시작했는데, 젊은 사람들보다 우리가 더 열정적이라는 말을 들었습니다.

의사가 말하더군요. '두 분은 함께 120세까지 건강하게 살 가능성이 매우 높습니다. 배우자가 함께 건강 관리를 하는 경우, 각각의 건강 수명이 15년씩 늘어나는 시너지 효과가 있습니다.' 이제 우리 목표는 함께 150세 생일을 축하하는 것입니다. 그리고 그게 가능할 것 같습니다."

건강이 관계를 구하는 방법은 명확합니다. 첫째, 공동의 목표를 제공합니다. 함께 건강해지는 것은 함께 이루는 프로젝트입니다. 둘째, 함께 보내는 시간을 늘립니다. 함께 운동하고, 함께 요리하고, 함께 건강검진을 받습니다. 셋째, 미래에 대한 희망을 줍니다. 함께 100년을 더 산다는 목표는 관계에 투자할 이유를 만듭니다.

5. 100년을 이어 주는 건강 지혜

200세 시대에는 5-6세대가 동시에 생존합니다.[14] 증조할아버지가 증손녀와 대화를 나누는 것이 일상이 됩니다.

김철수 할아버지(142세)와 증손녀 지민(22세)의 대화는 이를 잘 보여 줍니다.

지민이 물었습니다.

"증조할아버지, 비결이 뭐예요? 142세인데 혼자 산책하시고, 책도 읽으시고, 저랑 대화도 하시잖아요. 제 친구 할아버지는 80세인데 요양원에 계시는데…."

할아버지가 웃으며 답했습니다.

"비결? 세 가지야. 첫째, 80세부터 AI 맞춤형 건강 관리를 시작했지. 늦었다고 생각했는데, 의사가 '지금이라도 시작하면 40년은 더 건강하게 산다'고 하더구나. 맞았어. 80세에 시작했는데, 벌써 62년이 지났잖니.

둘째, 검증된 건강기능식품만 먹었어. 광고에 현혹되지 않고, AI가 내 유전자와 혈액 검사 결과로 추천한 것만 먹었지. 60년간 한 번도 거르지 않았단다. 친구들은 '그런 거 효과 없다'고 했지만, 나는 믿고 계속했어. 지금 보니 그 친구들은 다 세상을 떠났고 나만 남았구나.

셋째, 매일 배웠어. 100세에 프로그래밍을 배우고, 120세에 피아노를 시작했단다. 뇌를 쓰지 않으면 녹슬거든. 지금도 매일 새로운 것을 배우려고 노력해. 다음 달에는 유튜브 채널을 시작할 계획이야."

그리고 할아버지는 가장 중요한 이야기를 꺼냈습니다.

"그런데 지민아, 네 유전자는 나와 25% 닮았단다. AI가 분석해 보니 너도 나처럼 오메가3와 비타민D에 특히 잘 반응하는 체질이더구나. 내가 평생 효과를 본 조합을 너에게 물려주마. 돈이나 집이 아니라 이게 진짜 유산이야. 네가 20대부터 이것을 알고 시작한다면, 나보다 훨씬 더 오래, 더 건강하게 살 수 있을 거야."

AI 세대 간 건강 지혜 이전

AI는 이를 과학적으로 분석합니다.[15]

"할아버지의 120년 건강 데이터를 분석한 결과, 오메가3(특정 브랜드)의 효과가 98점, NAD+ 부스터의 효과가 94점, 레스베라트롤의 효과가 89점으로 나타났습니다. 손주의 유전자 유사도가 25%이므로 동일한 조합의 효과는 85-90점으로 예상됩니다."

"권장 사항: 할아버지가 평생 효과를 본 프로토콜을 손주에게 20대부터 적용하세요. 예상 건강 수명 연장은 25년입니다. 할아버지가 80세에 발견한 최적의 조합을 손주는 20세부터 사용할 수 있습니다. 60년의 시간을 절약하는 것입니다."

이것이 세대 간 건강 지혜의 이전입니다. 과거에는 할아버지가 손주에게 "건강하게 살아라."라고 말하는 것이 전부였습니다. 이제는 구체적인 유전 정보, 효과적인 건강기능식품 조합, 최적의 생활 습관을 데이터로 물려줄 수 있습니다.

함께 건강하게 늙기

하버드 장수 연구는 명확히 밝혔습니다. 사회적 연결의 질이 건강의 가장 강력한 예측 인자입니다.[16] 혼자 건강해지려고 노력하는 것보다 함께 건강해지는 것이 훨씬 효과적입니다.

'건강 친구 그룹'의 힘을 보여 주는 사례가 있습니다. 선우, 민지, 현아, 지수는 모두 54세의 대학 동창입니다.

"우리는 50세에 '100세 프로젝트'를 시작했습니다. 네 명이 함께 100세까지 건강하게 사는 것이 목표였습니다. 함께 AI 건강 분석을 받고, 함께 운동하고, 함께 건강 요리를 배우고, 서로의 건강기능식품 섭취를 확인합니다."

"매주 토요일 아침 함께 조깅하고, 월 1회 건강 세미나에 참석하고, 분기마다 함께 건강 검진을 받습니다. 검진 결과를 서로 공유하고, 누구의 수치가 개선되었는지 비교하고, 서로 격려합니다."

"4년이 지난 지금, 우리 네 명 모두 생물학적 나이가 45세입니다. 의사가 놀라더라고요. '한 명도 아니고 네 명 모두?' 우리는 알고 있습니다. 혼자였다면 불가능했을 거라는 것을. 누군가 포기하려고 할 때 다른 사람이 붙잡아 줍니다. 함께여서 가능했습니다."

"그리고 알았습니다. 혼자 건강해지는 것보다 함께 건강해지는 것이 훨씬 즐겁다는 것을. 매주 토요일 아침이 기다려집니다. 친구들을 만나는 것도 좋지만, 함께 건강해지고 있다는 느낌이 더 좋습니다."

AI 소셜 건강 네트워크

AI는 이를 정량화합니다.

"건강 친구 그룹 효과를 분석한 결과, 혼자 건강 관리를 할 때 1년 유지율은 35%에 불과합니다. 하지만 그룹으로 건강 관리를 할 때 1년 유지율은 87%로 급증합니다. 권장 사항: 3-5명의 '건강 동료'를 찾으세요. 함께 목표를 설정하고, 서로 확인하며, 성과를 공유하세요."

이것이 사회적 건강의 힘입니다. 건강은 개인의 선택이지만, 그 선택을 지속하는 것은 관계의 힘입니다.

외로움을 건강으로 이기다

외로움은 하루에 담배 15개비를 피우는 것만큼 해롭습니다.[19] 그러나 건강한 노년은 외로움을 극복하는 가장 강력한 도구가 될 수 있습니다.

앞 장에서 소개한 김혜진 할머니의 이야기는 사실 여기서 다시 시작됩니다. AI의 고립 경보가 할머니를 서예 동아리로 이끌었다면, 그 이후 할머니가 스스로 선택한 두 번째 발걸음이 있었습니다. 서예 동아리에서 만난 친구들과 이야기를 나누다 알게 된 것이었습니다. 노인 센터에 '100세 건강 클럽'이 있다는 것을.

처음에는 망설였습니다. 낯선 사람들 사이에서 또다시 새로운 관계를 시작하는 것이 쉽지 않았습니다. 하지만 건강이라는 공통 관심사는 대화의 문턱을 낮췄습니다. 어떤 운동이 관절에 좋은지, 어떤 식단이 혈압을 낮추는지, 이런 이야기들이 자연스럽게 사람과 사람을 이었습니다. 함께 요가를 하고, 건강 요리를 배우고, 주말이면 동네 뒷산을 올랐습니다.

6개월 후 AI 재분석 결과가 나왔습니다.

"사회적 연결 85점/100점. 면역 기능 정상. 인지 기능 개선 중."

숫자는 담담했지만, 할머니의 삶은 그 어떤 수치보다 풍요롭게 바뀌어 있었습니다. 새 친구가 12명 늘었고, 매일 웃었습니다.

할머니의 사례가 보여 주는 것은 단순하지만 깊습니다. 건강을 추구하는 행위는 몸을 고치는 것에 그치지 않습니다. 같은 목표를 가진 사람들을 한자리에 불러 모으고, 그 안에서 진정한 유대를 만들어 냅니다. 건강이 곧 연결이고, 연결이 곧 치유입니다.

AI 건강 기반 사회 연결

AI는 고립 위험군을 감지하면 근처의 건강 활동 그룹을 추천합니다. "2km 거리에 아침 조깅 클럽이 있습니다. 매주 수요일에 건강 요리 교실이 있습니다. 화요일과 목요일에 실버 요가가 있습니다. 참여할 경우 예상 효과는 사회적 연결 60점 증가, 우울 위험 45% 감소, 전반적 건강 15% 개선입니다."

이것이 AI 시대의 사회 연결입니다. 과거에는 우연히 만나고 우연히 친구가 되었습니다. 이제는 AI가 당신과 비슷한 관심사, 비슷한 건강 목표, 비슷한 나이대의 사람들을 정확히 찾아 연결해 줍니다.

끊임없는 재발명과 건강의 선순환
최유진 회계사의 변신: 건강이 준 제2의 인생

최유진(58세, 생물학적 나이 49세)은 30년 경력의 회계사로 성공했지만 공허함을 느꼈습니다.

"숫자만 보는 게 지겹습니다. 의미 있는 일을 하고 싶습니다."

하지만 전환에는 용기가 필요했습니다. 그때 그녀는 깨달았습니다. '내가 건강하니까 용기가 나는구나.'

"만약 제가 아프고 피곤했다면, 새로운 도전은 생각도 못 했을 것입니다. 하지만 10년 전부터 AI 건강 관리를 해 왔고, 검증된 건강기능식품을 꾸준히 먹었더니, 58세인데 40대처럼 에너지가 넘칩니다. 아침에 일어나면 '오늘은 무엇을 할까?' 하면서 설렘니다. 그래서 생각했습니다. '아, 나는 앞으로 건강하게 70년을 더 살 수 있구나. 그럼 30

년 회계사를 했으니, 이제 다른 것도 해 볼 수 있겠다.'라고. 건강이 나에게 선택권을 준 것입니다."

AI 라이프 코치와 건강 분석 통합

AI는 커리어와 건강을 통합적으로 분석했습니다.

"최유진 님의 커리어 분석: 현재 회계사로 30년 경력, 전문성은 최고 수준입니다. 하지만 최근 3개월간 교육 콘텐츠 소비가 3배 증가했고, 멘토링 관련 대화를 5회 언급했습니다. 이는 전환 신호입니다."

"건강 분석: 생물학적 나이는 49세로 실제보다 9년 젊습니다. 에너지 수준은 동년배 상위 10%입니다. 예상 건강 수명은 110세입니다. 새로운 도전이 가능한 기간은 52년입니다."

"제안: 건강한 당신은 완전히 새로운 30년 커리어를 시작할 수 있습니다. 회계 교육자로 전환하여 60-90세 구간을 활용하세요. 30년 회계 경력과 30년 교육 경력, 총 60년의 전문성을 쌓을 수 있습니다."

2년 후, 유진은 10만 명이 수강한 인기 강사가 되었습니다.

"58세에 새 인생을 시작했습니다. 수익은 절반이지만 행복은 3배입니다. 매일 아침 일어나는 것이 즐겁습니다. 학생들의 '감사합니다. 덕분에 합격했습니다.'라는 메시지를 받으면 가슴이 벅찹니다. 그리고 알았습니다. 건강이 없었다면 이 모든 것이 불가능했다는 것을. 건강이 나에게 선택권을 주었습니다. 아프고 피곤했다면 58세에 새로운 도전을 할 엄두도 못 냈을 것입니다. 건강은 단순히 오래 사는 것이 아니라, 선택할 수 있는 자유를 주는 것입니다."

6. 평생 학습: 건강한 뇌의 특권

한 번 배운 지식으로 200년을 살 수 있을까요? 불가능합니다. 지식의 반감기는 5년에 불과하고, 기술은 끊임없이 진화합니다. 하지만 건강한 뇌는 평생 배울 수 있습니다. 나이는 숫자일 뿐입니다.

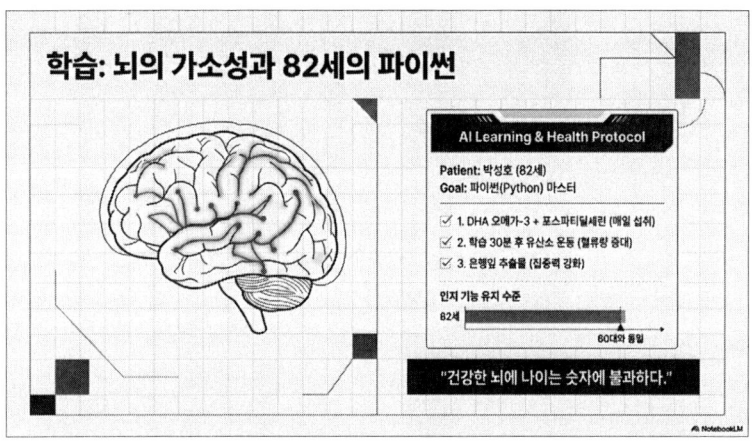

박성호 교수(82세, 생물학적 뇌 나이 60세)의 이야기가 이를 증명합니다.

"저는 80세에 머신러닝을 배우기 시작했습니다. 주변에서 모두 말렸습니다. '그 나이에 무슨 프로그래밍이냐', '이제 편하게 쉬셔야지', '늙은이가 젊은이들 따라 할 필요 없다'고 했습니다. 하지만 저는 자신이 있었습니다.

40년간 매일 DHA 오메가3, 포스파티딜세린, 은행잎 추출물을 먹어 왔습니다. 뇌 건강에 좋다는 것을 일찍부터 알았고, 한 번도 거르지 않았습니다. 매년 인지 기능 검사를 받는데, 계속 60대 수준을 유지했습니다. 숫자가 거짓말하지 않더군요.

2년 동안 열심히 공부했습니다. 처음에는 어려웠습니다. 프로그래밍 언어가 낯설었고, 개념들이 복잡했습니다. 하지만 포기하지 않았습니다. 매일 2시간씩, 주말에는 4시간씩 공부했습니다. 82세에 파이썬 자격증을 땄습니다. 시험장에서 제가 가장 나이가 많았지만, 점수는 상위 10%였습니다.

그리고 지금은 AI로 의학 데이터를 분석하는 강의를 합니다. 젊은 의사들이 제 수업을 듣습니다. '교수님, 어떻게 그 나이에 이런 걸 다 하세요?'라고 물으면 저는 답합니다. '건강한 뇌에 나이는 숫자일 뿐입니다.'"

AI 학습 가이드와 뇌 건강 통합

AI는 학습과 건강을 통합적으로 관리합니다.[24]

"현재 보유 기술, 커리어 목표, 시장 수요, 뇌 건강 상태를 모두 분석했습니다. 당신의 뇌 나이는 60세로, 실제 나이인 82세보다 22년 젊습니다. 학습 능력은 정상 성인 상위 30%입니다. 권장 학습 강도는 중급 수준입니다."

"6개월 계획을 제시합니다. 첫 4주는 파이썬 기초로 뇌 부담이 낮습니다. 다음 4주는 데이터 시각화로 시각적 학습이 주가 되어 당신에게 특히 적합합니다. 그다음 8주는 머신러닝 입문으로 매일 30분씩, 주말은 휴식합니다. 마지막 8주는 실전 프로젝트입니다."

"뇌 건강 지원 프로토콜도 함께 제공합니다. 학습 30분 후 10분씩 휴식하세요. 뇌가 정보를 통합할 시간이 필요합니다. 오메가3 용량을 학습 기간 동안 증량하세요. 수면은 8시간을 엄수하세요. 학습한 내용이 수면 중에 장기 기억으로 전환됩니다. 매일 30분 유산소 운동을 하세요. 뇌 혈류가 증가하여 학습 효율이 높아집니다."

"이 조합으로 당신은 20-30대와 동일한 학습 효율을 낼 수 있습니다. 나이는 장애물이 아닙니다. 오히려 당신은 젊은이들에게 없는 것을 가졌습니다. 인내심, 경험 그리고 무엇보다 40년간 관리해 온 건강한 뇌입니다."

건강이 주는 의미의 자유

"의미를 가진 사람은 거의 모든 것을 견딜 수 있다."

빅터 프랭클(Viktor Frankl)의 말입니다.[26] 하지만 건강을 잃으면 의미를 찾기 어렵습니다. 반대로, 건강하면 의미를 자유롭게 탐색할 수 있습니다.

이순자 할머니(95세, 생물학적 나이 72세)의 이야기입니다.

"저는 90세에 새로운 목적을 찾았습니다. 손주들에게 전통 자수를 가르치는 것입니다. 제가 평생 해온 자수 기술을 다음 세대에 물려주고 싶었습니다. 만약 제가 아프고 손이 떨렸다면 불가능했을 것입니다. 하지만 70년간 건강을 관리했고, 특히 관절 건강에 신경을 썼습니다.

글루코사민, 콘드로이틴, MSM, 콜라겐… AI가 추천한 조합을 40년간 먹었습니다. 처음에는 효과를 못 느꼈습니다. 하지만 60대, 70대를 지나며 또래 친구들과 비교하니 확연히 달랐습니다. 친구들은 손가락이 뻣뻣하고 관절이 아파 바느질을 못 했습니다. 저는 95세에도 바늘귀에 실을 꿸 수 있습니다. 떨림 없이 정교한 자수를 놓을 수 있습니다.

이제 매주 토요일이면 손주 셋이 찾아옵니다. 함께 자수를 놓습니다. 제가 60년 전 시집올 때 만들었던 보자기 무늬를 손주들이 다시 만듭니다. 전통이 이어지는 것을 보면 가슴이 벅찹니다. 건강이 제게 목적을 실현할 수 있는 몸을 선물했습니다. 건강하지 않았다면 이 기쁨을 느낄 수 없었을 것입니다."

AI 목적 탐색과 건강 역량 매칭

AI는 당신의 목적과 건강 역량을 매칭합니다.[28]

"인생 검토 세션 분석 결과, '다음 세대 돕기'를 반복적으로 언급했습니다. 멘토링 욕구가 높습니다. '손으로 만드는 것'을 선호한다고 여러 번 말했습니다. 공예와 예술에 적성이 있습니다."

"건강 역량을 분석했습니다. 손의 정밀도는 70대 수준으로 우수합니다. 시력은 교정 후 정상입니다. 지구력은 2시간 연속 활동이 가능합니다. 결론: 당신의 건강 상태는 수공예 멘토링에 최적입니다. 주 2-3회, 회당 2시간이 가능하며, 앞으로 20년간 이 활동을 지속할 수 있을 것으로 예상됩니다."

이것이 건강이 주는 의미의 자유입니다. 하고 싶은 것을 할 수 있는 몸, 가르치고 싶은 것을 가르칠 수 있는 정밀함, 이어 주고 싶은 것을 이어 줄 수 있는 지구력. 건강은 단순히 오래 사는 것이 아니라, 의미 있게 사는 것을 가능하게 합니다.

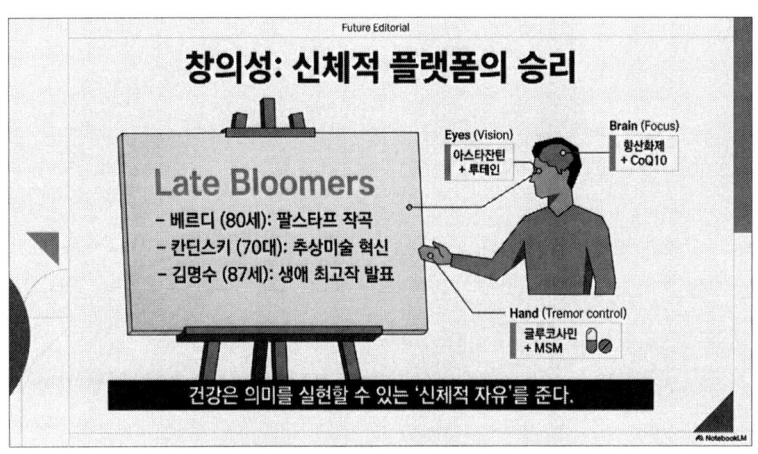

창의성: 건강한 노년의 폭발

노년기는 창의성이 쇠퇴하는 시기일까요? 건강하다면 그 믿음은 틀렸습니다. 오히려 노년기는 창의성이 폭발하는 시기가 될 수 있습니다.

김명수 화가(87세, 생물학적 나이 68세)의 이야기입니다.

"저는 85세에 제 인생 최고의 그림을 그렸습니다. 20세부터 그림을 그려 왔으니 65년간 붓을 잡았습니다. 하지만 제 작품 중 최고는 최근 5년 동안 그린 것들입니다. 깊이가 다릅니다. 색의 조화가 다릅니다. 구도가 다릅니다. 작년에는 국립현대미술관에서 개인전을 열었습니다.

비결이 무엇이냐고요? 건강한 뇌와 안정된 손입니다. 50년간 항산화제를 먹어 왔습니다. 비타민E, C, 레스베라트롤, 코엔자임Q10…. 뇌세포를 산화 스트레스로부터 보호한 것입니다. 그리고 관절 건강 관리입니다. 하루도 빠짐없이 글루코사민 복합체를 먹었습니다.

87세에도 3시간 연속으로 그림을 그릴 수 있습니다. 손이 떨리지 않습니다. 붓을 잡은 손이 제 의도대로 정확히 움직입니다. 색 구분이 명확합니다. 미세한 색조 차이를 여전히 볼 수 있습니다. 구도가 머릿속에 선명합니다. 캔버스 앞에 서면 완성작이 이미 보입니다.

젊었을 때는 기술이 있었지만 깊이가 없었습니다. 이제는 65년의 경험이 쌓여 깊이가 생겼습니다. 그리고 건강이 그 깊이를 표현할 수 있는 도구를 제공했습니다. 건강이 제 창의성에 날개를 달아 줬습니다. 아프고 손이 떨렸다면 머릿속의 그림을 캔버스에 옮길 수 없었을 것입니다."

창조적 거장들의 공통점

역사를 보면 패턴이 있습니다.[31] 베르디는 80세에 오페라 〈팔스타프〉를 작곡했습니다. 평생 절제된 식사와 규칙적인 운동을 했습니다. 프랭크 로이드 라이트는 90세에 구겐하임 미술관을 설계했습니다. 채식주의자였고, 매일 산책했습니다. 칸딘스키는 70대에 가장 혁신적인 작품을 만들었습니다. 요가와 명상을 하며 철저하게 건강을 관리했습니다.

패턴은 명확합니다. 후기 걸작은 건강한 몸과 깊은 경험의 결합입니다. 경험만으로는 부족합니다. 그 경험을 표현할 건강한 몸이 필요합니다. 건강만으로도 부족합니다. 표현할 깊이 있는 내용이 필요합니다. 둘이 만날 때 걸작이 탄생합니다.

200세 시대, 당신은 여러 번의 창조적 정점을 경험할 수 있습니다. 40대의 정점, 60대의 정점, 80대의 정점, 100대의 정점. 각 단계마다 다른 깊이, 다른 통찰, 다른 창조성이 있습니다. 건강이 그 모든 정점을 가능하게 합니다.

7. 일과 여가: 건강이 만드는 새로운 균형

강민수 씨의 안식년: 재충전의 과학

강민수(48세)는 번아웃 직전이었습니다. 15년간 쉬지 않고 달려왔습니다. 주말도 없었고, 휴가도 제대로 쓰지 않았습니다. 성공했지만 공허했고, 돈은 벌었지만 건강을 잃고 있었습니다.

AI가 경고를 보냈습니다.

"스트레스 호르몬이 위험 수준입니다. 면역 기능이 저하되고 있습니다. 조속한 휴식이 필요합니다."

하지만 민수는 망설였습니다.

"쉬면 뒤처질 것 같습니다. 경쟁자들은 계속 앞으로 가는데 저만 멈출 수는 없습니다."

AI는 과학적으로 설득했습니다.

"당신의 현재 건강 궤적을 분석했습니다. 계속 이 속도로 일하면 52세에 심혈관 사건이 발생할 확률이 35%입니다. 심근경색이나 뇌졸중을 의미합니다. 하지만 6개월 안식년을 갖는다면 회복 후 65세까지 건강을 유지할 확률이 90%로 올라갑니다."

"안식년에 대한 투자 대비 수익을 계산해 봤습니다. 비용은 생활비 1,500만 원과 소득 손실 7,500만 원을 합쳐 총 9,000만 원입니다. 편익은 의료비 절감 예상액 1억 5천만 원과 생산성 증가로 인한 수입 증대 5,000만 원입니다. 순이익은 1억 1천만 원입니다. 결정은 당신의 몫이지만, 수학은 명확합니다."

민수는 안식년을 택했습니다. 처음에는 불안했습니다. 회사에 6개월 휴직을 신청하고 짐을 꾸렸습니다. 동료들은 의아해했지만, 민수는 확신이 있었습니다.

6개월의 안식년을 이렇게 보냈습니다. 2개월 동안 유럽 배낭여행을 다녀왔습니다. 파리, 로마, 바르셀로나를 천천히 걸으며 오랜만에 자신과 대화했습니다. 요리 학교에서 1개월간 건강 요리에 집중했습니다. 채소를 다루고, 향신료를 배합하고, 건강한 식단을 직접 만드는 법을 배웠습니다. 가족과 2개월을 보냈습니다. 아내와 매일 산책하고, 아이들과 여행을 다니며, 그동안 놓쳤던 시간을 채웠습니다. 마지막 1개월은 명상 수련과 건강 리트릿에 참여했습니다. 깊은 숨을 쉬고, 요가를 배우고, 몸과 마음을 재정비했습니다.

복귀 후 민수는 완전히 달라졌습니다.

"다른 사람이 되었습니다. 에너지는 3배로 늘었고, 창의성이 폭발했습니다. 6개월 만에 승진했습니다. 이전에는 보이지 않던 해결책들이 보였고, 새로운 아이디어가 샘솟았습니다. 팀원들이 놀라워했습니다.

그리고 안식년 동안 건강 관리를 완전히 재설계했습니다. AI 건강 기능식품 조합을 업그레이드했습니다. 유전자 검사를 다시 받고, 최신 연구 결과를 반영하여 맞춤형 조합을 새로 구성했습니다. 운동 루틴도 재정비했습니다. 매일 아침 30분 요가와 저녁 30분 걷기를 습관으로 만들었습니다.

투자 대비 수익은 계산할 수 없을 만큼 큽니다. 9,000만 원을 썼지만, 제가 얻은 것은 돈으로 환산할 수 없습니다. 건강, 관계, 창의성 그리고 무엇보다 앞으로 70년을 더 살 수 있다는 확신입니다."

건강 투자가 만드는 일의 지속 가능성

200세 시대의 일은 단순히 '돈 벌기'를 넘어섭니다.[36] 의미, 기여, 성장이 중요해집니다. 하지만 건강 없이는 의미 있는 일도 불가능합니다. 아무리 하고 싶은 일이 있어도 몸이 따라 주지 않으면 소용없습니다.

정혜원 교수(72세, 현역 대학 교수)의 이야기입니다.

"저는 72세에도 일주일에 4일 강의합니다. 학생들과 토론하고, 논문을 쓰고, 국제 학회에 참석합니다. 작년에는 미국에서 열린 학회에 초청받아 기조연설을 했습니다. 제 동료들은 60대에 대부분 은퇴했습니다. 건강이 안 좋아서였습니다. 허리가 아파 오래 서 있을 수 없다거나, 기억력이 떨어져 강의 준비가 힘들다거나, 에너지가 없어 학생들을 감당할 수 없다는 이유였습니다.

차이가 무엇일까요? 저는 40대부터 체계적으로 건강을 관리했습니다. 매일 1시간 운동을 빠짐없이 했습니다. 아침 30분 요가와 저녁 30분 걷기였습니다. 검증된 건강기능식품을 섭취했습니다. 종합비타민, 오메가3, 코엔자임Q10, 비타민D를 30년간 먹었습니다. 매년 정밀 검진을 받았고, AI 건강 최적화 시스템을 활용했습니다.

덕분에 생물학적 나이가 55세입니다. 혈관 나이, 뇌 나이, 근육량 모두 50대 중반 수준입니다. 의사가 말하더군요. '교수님, 앞으로 20년은 더 현역으로 일하실 수 있습니다.' 건강 투자가 제 커리어를 50% 연장시켰습니다. 금전적 가치로 환산하면 수십억 원입니다. 하지만 더 중요한 것은 제가 사랑하는 일을 계속할 수 있다는 것입니다.

학생들을 가르치는 것이 제 삶의 의미입니다. 60세에 은퇴했다면 지난 12년의 기쁨을 놓쳤을 것입니다. 그리고 앞으로 20년의 기쁨도 누

릴 수 있습니다. 건강이 제게 준 선물은 시간입니다. 의미 있는 일을
할 수 있는 시간입니다."

AI 일-건강 통합 관리

AI는 일과 건강을 통합적으로 관리합니다.

"일의 의미 점수와 건강 역량을 매칭했습니다. 현재 의미 점수는 8
점/10점으로, 높습니다. 건강 역량은 9점/10점으로, 우수합니다. 결
론: 지속 가능합니다. 향후 15-20년간 현재 수준을 유지할 수 있을 것
으로 예상됩니다."

"권장 사항은 다음과 같습니다. 현재 업무 강도를 유지하세요. 무리
하지도 말고 줄이지도 마세요. 현재가 최적입니다. 건강기능식품 조합
을 지속하세요. 30년간 효과를 본 조합을 바꿀 이유가 없습니다. 주 1
회 완전한 휴식일을 추가하세요. 장기 지속성을 위해 필요합니다. 5년
마다 안식년을 가지세요. 재충전과 재설계의 시간입니다."

"이 패턴으로 당신은 90세까지 의미 있는 일을 할 수 있습니다. 단
순히 일을 하는 것이 아니라, 사랑하는 일을 열정적으로 하는 것입니
다. 건강이 그것을 가능하게 합니다."

200세 시대, 일은 40년 하고 마는 것이 아닙니다. 여러 단계에 걸쳐
평생 하는 것입니다. 하지만 평생 일하려면 평생 건강해야 합니다. 건
강은 일의 전제 조건입니다. 건강 투자는 커리어 투자입니다. 건강기능
식품에 쓴 돈은 비용이 아니라 미래 소득에 대한 투자입니다. 강민수
씨와 정혜원 교수처럼, 건강이 당신의 일을 지속 가능하게 만듭니다.

8. AI 라이프 통합 대시보드: 건강이 중심

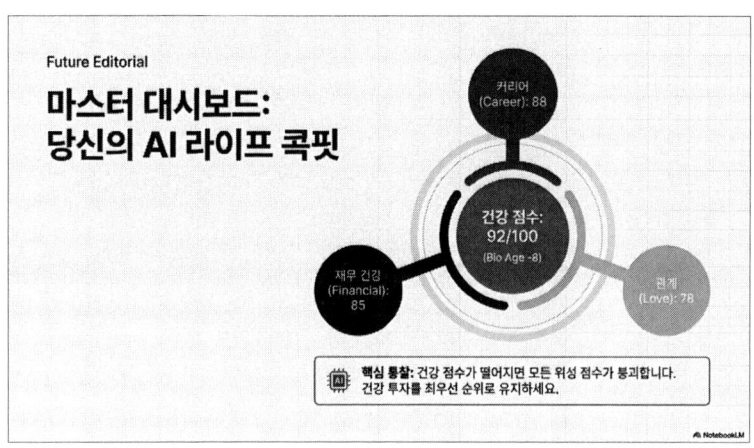

모든 영역의 중심에 건강이 있다

재정, 관계, 커리어, 학습, 의미. 인생의 모든 영역이 서로 연결되어 있습니다. 하지만 그 중심에는 단 하나, 건강이 있습니다. 건강이 무너지면 모든 것이 무너집니다. 건강이 튼튼하면 모든 것이 가능해집니다.

AI 라이프 통합 플랫폼은 당신 인생의 '콕핏(Cockpit)'이며, 건강은 그 엔진입니다.[37] 비행기 조종석에 앉은 조종사처럼, 당신은 하나의 대시보드에서 인생의 모든 영역을 한눈에 볼 수 있습니다.

통합 대시보드에는 여섯 개의 핵심 지표가 표시됩니다.

건강 점수가 기반입니다. 생물학적 나이, 주요 장기 기능, 예측 수명, 건강기능식품의 효과가 모두 여기 표시됩니다. 이것이 다른 모든 것을 떠받치는 토대입니다.

재정 건강은 건강 영향을 반영합니다. 순자산, 소득 그리고 중요하게도 의료비 예상치가 건강 상태를 기반으로 계산됩니다. 건강한 사람과 건강하지 않은 사람의 재정 계획은 완전히 다릅니다. 재정적 자유까지 남은 기간도 여기 표시됩니다.

관계 품질은 건강이 가능하게 만듭니다. 주요 관계의 건강도와 사회 활동 참여 능력이 측정됩니다. 건강하지 않으면 아무리 관계를 개선하고 싶어도 에너지가 없습니다. 건강이 관계에 투자할 여력을 줍니다.

커리어 만족도는 건강이 유지시킵니다. 일의 의미와 지속 가능성이 건강을 기반으로 평가됩니다. 아무리 좋아하는 일이라도 몸이 따라주지 않으면 계속할 수 없습니다.

학습 활동은 뇌 건강이 기반입니다. 학습 능력이 뇌 나이를 반영하여 측정되고, 다음 학습 목표가 제시됩니다. 건강한 뇌는 나이에 상관없이 계속 배울 수 있습니다.

목적 정렬은 건강이 실현시킵니다. 당신의 목적을 실현할 능력이 신체 기능을 기반으로 평가됩니다. 하고 싶은 것이 있어도 할 수 있는 몸이 없으면 소용없습니다.

통합 점수는 건강 승수 효과를 보여 줍니다. 모든 영역의 점수에 건강 계수를 곱한 것이 실제 삶의 질입니다. 건강이 1.5배라면 모든 영역이 1.5배로 증폭됩니다. 건강이 0.5배라면 모든 것이 절반으로 줄어듭니다.

실시간 건강 중심 조언

AI는 실시간으로 분석하고 조언합니다.

"현재 상태를 분석했습니다. 건강 점수는 92점/100점으로 우수하며, 생물학적 나이가 실제보다 8년 젊습니다. 이것이 다른 모든 영역을 가능하게 만드는 기반입니다."

"재정은 85점/100점으로 우수합니다. 하지만 주목할 점이 있습니다. 건강 투자로 매월 30만 원을 쓰고 계시는데, 이것이 장기적으로 연간 500만 원의 의료비를 절감합니다. 건강 투자는 비용이 아니라 최고의 재정 전략입니다."

"관계는 42점/100점으로 주의가 필요합니다. 하지만 좋은 소식이 있습니다. 건강한 당신은 개선할 역량이 충분합니다. 파트너와 함께하는 공동 건강 활동을 권장합니다. 함께 운동하고, 함께 건강한 요리를 만들고, 함께 건강 목표를 추구하세요. 건강이 관계를 회복시킬 것입니다."

"커리어는 88점/100점으로 우수합니다. 현재 건강을 유지한다면 앞으로 20년 더 지속 가능합니다. 건강이 당신의 커리어를 연장시킵니다."

"핵심 통찰은 이것입니다. 당신의 건강이 모든 것의 기반입니다. 건강 투자를 절대 줄이지 마세요. 오히려 관계와 여가 시간을 늘려 스트레스를 줄이세요. 이것이 건강을 더욱 개선할 것이고, 개선된 건강은 다시 모든 영역을 향상시킬 것입니다. 건강의 선순환을 만드세요."

200년의 선물: 건강하게 쓰는 법

200세까지 사는 것은 선물입니다. 하지만 건강하게 200세를 사는 것은 훨씬 더 큰 선물입니다. 단순히 숨만 쉬며 200년을 사는 것과 활력 있게 의미 있게 200년을 사는 것은 천지 차이입니다.

이 선물을 제대로 쓰려면 무엇이 필요할까요?

첫째, 유연한 전략이 필요합니다. 80년 인생을 위한 고정된 계획은

200년 인생에 맞지 않습니다. 변화하는 상황에 맞춰 계속 조정해야 합니다.

둘째, 지속적인 조정이 필요합니다. 한 번 세운 계획을 고집하지 마세요. 매년, 매 단계마다 재평가하고 수정하세요. AI가 당신의 변화를 추적하고 최적의 조정을 제안합니다.

셋째, 변화를 받아들이는 열린 마음이 필요합니다. 200년 동안 세상은 상상할 수 없을 만큼 변합니다. 저항하지 말고 받아들이세요. 배우고, 적응하고, 성장하세요.

그리고 무엇보다 매일의 건강 투자가 필요합니다. 오늘 먹는 한 알의 건강기능식품, 오늘 걷는 30분, 오늘 자는 7시간의 수면. 이 작은 선택들이 쌓여 200년을 만듭니다.

AI는 이 긴 여정의 동반자입니다. 당신을 안내하고, 경고하고, 격려하고, 최적화합니다. 건강은 그 여정의 연료입니다. 연료가 떨어지면 여정은 멈춥니다. 연료가 충분하면 어디든 갈 수 있습니다.

오늘부터 시작하는 200세 프로젝트

200년은 멀리 있지 않습니다. 오늘부터 시작됩니다. 당신이 오늘 할 수 있는 것들이 있습니다.

첫째, AI 건강 분석을 받으세요. 유전자 검사, 혈액 검사, 생활 습관 분석을 통해 당신만의 건강 프로토콜을 만드세요. 일반적인 조언이 아니라 당신의 몸에 맞춘 정밀한 계획입니다. 비용은 수십만 원이지만, 가치는 수억 원입니다.

둘째, 검증된 건강기능식품을 시작하세요. 광고에 현혹되지 마세요. 과학적 근거가 있는 것만 선택하세요. AI가 추천하는 기본 조합은 종합비타민, 오메가3, 비타민D입니다. 여기에 당신의 유전자와 건강 상태에 최적화된 맞춤형 조합을 추가하세요. 매월 30만 원 정도의 투자로 평생 수억 원의 의료비를 절감할 수 있습니다.

셋째, 건강 투자를 최고의 재정 전략으로 인식하세요. 건강기능식품 비용을 아깝다고 생각하지 마세요. 이것은 미래 의료비를 줄이는 가장 확실한 방법입니다. 젊을 때 한 달에 30만 원을 투자하면, 늙어서 한 달에 500만 원을 아낍니다. 투자 대비 수익률 1,600%입니다.

넷째, 건강 친구를 만드세요. 혼자보다 함께가 훨씬 효과적입니다. 건강 동료 3-5명과 함께 200세 프로젝트를 시작하세요. 함께 운동하고, 함께 건강한 요리를 배우고, 서로의 건강기능식품 섭취를 확인하고, 함께 건강 검진을 받으세요. 함께하면 1년 유지율이 87%로 올라갑니다.

다섯째, 평생 학습과 평생 건강을 결합하세요. 건강한 뇌는 나이가 없습니다. 새로운 것을 배우고, 뇌 건강에 투자하세요. DHA, 포스파티딜세린, 은행잎 추출물 같은 뇌 건강 건강기능식품을 섭취하세요. 80세에 프로그래밍을 배우고, 100세에 피아노를 시작하세요. 가능합니다.

더 큰 그림

이 책의 마지막 장에서는 더 큰 그림을 그립니다. 개인의 건강한 장수를 넘어, 인류 전체가 직면할 윤리적·철학적·사회적 질문들을 탐구합니다.

우리는 호모 데우스, 신이 된 인간의 문턱에 서 있습니다. 200년을 살고, 질병을 정복하고, 노화를 역전시키는 능력을 갖게 되었습니다.

그 문을 열기 전에, 우리는 준비되어 있을까요?

누가 200년을 살 자격이 있을까요? 부유한 사람만? 모든 인류가 평등하게 장수할 수 있을까요? 200년을 사는 인류와 80년을 사는 인류가 공존한다면 어떤 일이 벌어질까요? 세대 간 격차는 어떻게 될까요? 환경은 감당할 수 있을까요? 일자리는 충분할까요?

이런 거대한 질문들 앞에서, 우리는 어떤 선택을 해야 할까요?

하지만 한 가지는 분명합니다. 200년의 삶은 단순히 더 긴 삶이 아닙니다. 질병 없이, 활력 있게, 의미 있게 사는 완전히 새로운 종류의 삶입니다. 인류가 한 번도 경험해 보지 못한 삶입니다.

그리고 그 설계는 지금, 오늘, 당신이 먹는 한 알의 건강기능식품에서 시작됩니다. 거대한 변화는 작은 선택에서 시작됩니다. 200년의 여정은 오늘 한 걸음에서 시작됩니다.

당신은 준비되었습니까?

건강하게 200년을 살 준비가 되었습니까?

그렇다면 지금 시작하세요. 내일이 아니라 오늘, 이 순간부터. 당신의 200년이 지금 시작됩니다.

참고 문헌

1. Gratton, L., & Scott, A. (2016). The 100-year life: Living and working in an age of longevity. Bloomsbury Publishing.

2. Gratton, L., & Scott, A. (2021). The new long life: A framework for a perfect future. Bloomsbury Publishing.

3. Bengen, W. P. (1994). Determining withdrawal rates using historical data. Journal of Financial Planning, 7(4), 171–180.

4. Pfau, W. D. (2011). Safe savings rates: A new approach to retirement planning over the life cycle. Journal of Financial Planning, 24(5), 42–50.

5. Malkiel, B. G. (2019). A random walk down Wall Street: The time-tested strategy for successful investing (12th ed.). W. W. Norton & Company.

6. Ibarra, H. (2003). Working identity: Unconventional strategies for reinventing your career. Harvard Business Review Press.

7. Milevsky, M. A. (2005). Real longevity insurance with a deductible: Introduction to advanced actuarial & financial engineering concepts. Insurance: Mathematics and Economics, 37(1), 117–138.

8. Guyton, J. T., & Klinger, W. J. (2006). Decision rules and maximum initial withdrawal rates. Journal of Financial Planning, 19(3), 48–58.

9. Lusardi, A., & Mitchell, O. S. (2007). Financial literacy and retirement preparedness: Evidence and implications for financial education. Business Economics, 42(1), 35–44.

10. Joulfaian, D. (2006). Inheritance and saving. National Bureau of Economic Research Working Paper, No. 12569.

11. Brown, S. L., & Lin, I.-F. (2012). The gray divorce revolution: Rising divorce among middle-aged and older adults, 1990–2008. Journals of Gerontology Series B: Psychological Sciences and Social Sciences, 67(6), 731–741.

12. Cherlin, A. J. (2009). The marriage-go-round: The state of marriage and the family in America today. Vintage.

13. Gottman, J. M., & Silver, N. (2015). The seven principles for making marriage work: A practical guide from the country's foremost relationship expert. Harmony.

14. Bengtson, V. L. (2001). Beyond the nuclear family: The increasing importance of multigenerational bonds. Journal of Marriage and Family, 63(1), 1–16.

15. Fingerman, K. L., Miller, L. M., Birditt, K., & Zarit, S. (2009). Giving to the good and the needy: Parental support of grown children. Journal of Marriage and Family, 71(5), 1220–1233.

16. Waldinger, R. J., & Schulz, M. S. (2010). What's love got to do with it? Social functioning, perceived health, and daily happiness in married octogenarians. Psychology and Aging, 25(2), 422–431.

17. Bhattacharya, K., Ghosh, A., Monsivais, D., Dunbar, R. I. M., & Kaski, K. (2016). Sex differences in social focus across the life cycle in humans. Royal Society Open Science, 3(4), 160097.

18. Marquez, J., & Main, A. (2021). Can friendship across ages combat ageism? The Gerontologist, 61(4), 549–558.

19. Holt-Lunstad, J., Smith, T. B., Baker, M., Harris, T., & Stephenson, D. (2015). Loneliness and social isolation as risk factors for mortality: A meta-analytic review. Perspectives on Psychological Science, 10(2), 227–237.

20. Abdi, J., Al-Hindawi, A., Ng, T., & Vizcaychipi, M. P. (2018). Scoping review on the use of socially assistive robot technology in elderly care. BMJ Open, 8(2), e018815.

21. Quoidbach, J., Gilbert, D. T., & Wilson, T. D. (2013). The end of history illusion. Science, 339(6115), 96–98.

22. Deming, D. J. (2017). The growing importance of social skills in the labor market. The Quarterly Journal of Economics, 132(4), 1593–1640.

23. Giurgiu, L. (2017). Microlearning an evolving elearning trend. Scientific Bulletin, 22(1), 18–23.

24. Kizilcec, R. F., Pérez-Sanagustín, M., & Maldonado, J. J. (2017). Self-regulated learning strategies predict learner behavior and goal attainment in Massive Open Online Courses. Computers & Education, 104, 18–33.

25. Ebbinghaus, H. (1885). Memory: A contribution to experimental psychology. Teachers College, Columbia University.

26. Frankl, V. E. (1959). Man's search for meaning. Beacon Press.

27. Tornstam, L. (2005). Gerotranscendence: A developmental theory of positive aging. Springer Publishing Company.

28. Butler, R. N. (1963). The life review: An interpretation of reminiscence in the aged. Psychiatry, 26(1), 65–76.

29. Erikson, E. H. (1950). Childhood and society. W. W. Norton & Company.

30. Hunter, E. G., & Rowles, G. D. (2005). Leaving a legacy: Toward a typology. Journal of Aging Studies, 19(3), 327–347.

31. Galenson, D. W. (2006). Old masters and young geniuses: The two life cycles of artistic creativity. Princeton University Press.

32. Simonton, D. K. (1990). Creativity in the later years. The Gerontologist, 30(5), 626–631.

33. Brown, S., & Vaughan, C. (2009). Play: How it shapes the brain, opens the imagination, invigorates the soul. Penguin.

34. Handy, C. (1994). The age of paradox. Harvard Business Press.

35. Davidson, H., & Cope, B. (2003). Business travel: Conferences, incentive travel, exhibitions, corporate hospitality and corporate travel. Pearson Education.

36. Wrzesniewski, A., McCauley, C., Rozin, P., & Schwartz, B. (1997). Jobs, careers, and callings: People's relations to their work. Journal of Research in Personality, 31(1), 21–33.

37. Dodge, R., Daly, A. P., Huyton, J., & Sanders, L. D. (2012). The challenge of defining wellbeing. International Journal of Wellbeing, 2(3), 222–235.

호모 데우스의 문턱에서 :
기술과 인간의 조화

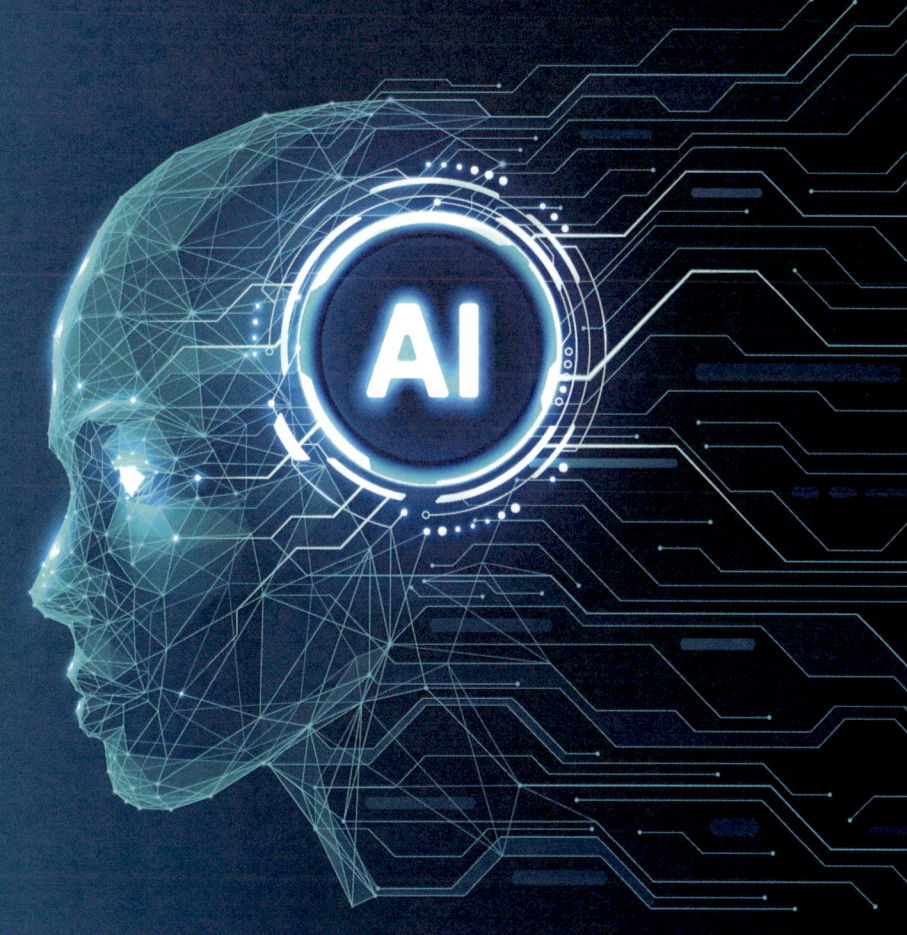

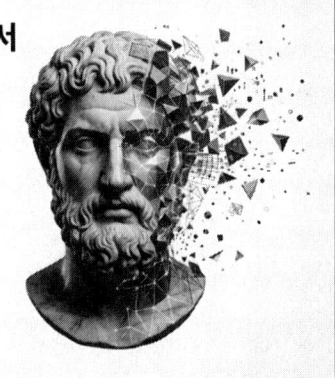

제10장: 호모 데우스의 문턱에서
(기술과 인간의 조화)

우리는 200세 시대를 맞이할 지혜를 갖추었는가?

인류는 노화를 되돌리고 생명을 설계하는 전례 없는
능력을 확보했습니다.
유발 하라리가 예견한 '호모 데우스(Homo Deus)',
즉 신이 된 인간의 시대가 도래하고 있습니다.
하지만 기술적 능력(Capability)과 윤리적 지혜(Wisdom)
사이에는 거대한 간극이 존재합니다.

인류는 역사상 전례 없는 순간에 서 있습니다. 우리는 노화를 되돌리고, 질병을 정복하며, 뇌를 증강하고, 심지어 생명 자체를 설계할 수 있는 능력을 갖게 되었습니다. 유발 하라리가 말한 '호모 데우스(Homo Deus)', 즉 신이 된 인간의 시대가 도래하고 있습니다.[1]

그러나 능력이 곧 지혜를 의미하지는 않습니다. 우리는 기술적으로는 200세를 살 수 있는 시대에 접어들었지만, 과연 사회적으로, 윤리적으로, 심리적으로 충분히 준비되어 있을까요? 불멸을 꿈꾸지만, 그것이 정말로 바람직한 것일까요? AI가 우리 자신보다 우리를 더 정확히 이해하는 세상에서, 인간의 자율성과 존엄성은 어떻게 지켜질 수 있을까요?

이 마지막 장에서는 기술이 아니라 철학을 다룹니다. 200세 장수 시대가 제기하는 근본적이고도 깊은 질문들 그리고 우리가 반드시 직면해서야 할 선택들을 탐구합니다. 기술은 어디까지나 도구일 뿐입니다. 그 도구를 어떻게 사용하실지, 어떤 미래를 만들어 가실지는 전적으로 우리 자신에게 달려 있습니다.

1. 장수의 윤리학: 누구를 위한 200세인가

접근성의 문제: 불평등의 심화

현재 첨단 장수 기술은 매우 높은 비용을 수반합니다. 전장 유전자 시퀀싱, AI 기반 맞춤형 건강 관리, 줄기세포 치료, 세놀리틱 약물, 나노 로봇에 이르기까지, 이 모든 혁신적 기술이 사실상 경제적으로 여유 있는 분들에게만 접근이 가능한 실정입니다.[2]

만약 이러한 추세가 개선되지 않은 채 계속된다면, 우리는 인류가 두 계층으로 극명하게 나뉘는 디스토피아를 맞이하게 될 수 있습니다. 200세까지 건강하게 살아가시는 '장수 엘리트'와 여전히 80세 언저리에서 생을 마감하시는 '필멸의 대중'으로 갈라지는 세상입니다.[3] 이것은 단순한 경제적 불평등의 차원을 넘어, 태어날 때부터 수명이 결정되는 '생물학적 카스트 제도'로 고착될 수 있습니다.

더욱 우려스러운 점은 이 격차가 한 세대에서 끝나지 않고 대를 이어 누적된다는 사실입니다. 경제적으로 풍요로운 부모는 자녀에게 최적의 유전자 편집, 최고 수준의 교육, 최상의 건강 관리를 제공하십니다. 그렇게 성장한 자녀는 더 오래 살고, 더 많은 부를 축적하며, 다시 자신의 자녀에게 같은 혜택을 물려줍니다. 반면, 빈곤층은 이 선순환의 고리에서 소외된 채 세대를 거듭할수록 점점 더 뒤처지게 됩니다.[4]

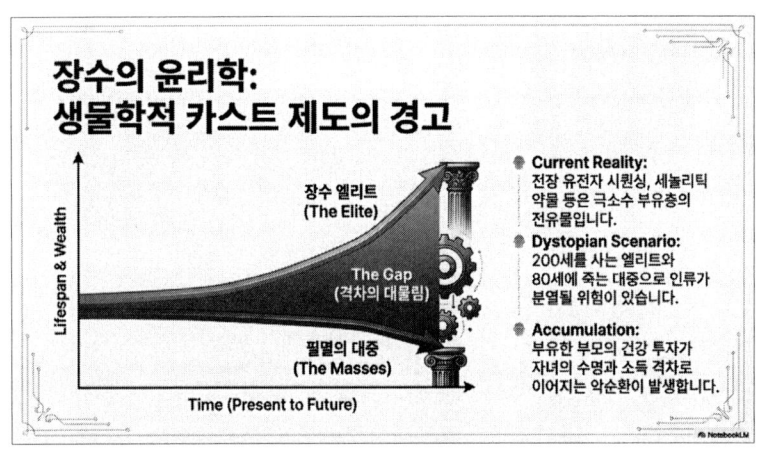

그렇다면 해결책은 무엇일까요?

첫째, 기술의 민주화입니다. 정부와 사회가 장수 기술을 소수의 전유물이 아닌 공공재로 인식하고, 모든 시민에게 보편적 접근을 보장해야 합니다. 백신이나 항생제가 그러했던 것처럼, 기본적인 장수 치료는 경제적 여건과 무관하게 모든 사람에게 제공되어야 한다는 사회적·윤리적 합의가 반드시 선행되어야 합니다.[5]

둘째, 비용의 급격한 감소를 정책적으로 유도해야 합니다. 인간 게놈 시퀀싱 비용이 2003년 27억 달러에서 2023년 100달러 미만으로 떨어진 사례를 주목하십시오.[6] 규모의 경제와 기술 발전이 결합되면, 대부분의 장수 기술 역시 급속히 저렴해질 수밖에 없습니다. 정책은 이 비용 하락의 속도를 더욱 가속화하는 방향으로 설계되어야 합니다.

셋째, 개발도상국에 대한 적극적인 기술 이전입니다. 선진국 시민들만 200세를 누리는 세상은 지속 가능하지도 않고, 도덕적으로도 결코 용납될 수 없습니다. WHO를 비롯한 국제기구가 중심이 되어, 장수 기술을 전 세계에 걸쳐 공정하게 보급하는 체계를 구축해야 합니다.[7]

넷째, 대안적 비즈니스 모델의 적극적인 장려입니다. 일부 선도적 생명공학 기업들은 이미 '개방형 혁신(open innovation)' 모델을 채택하여 핵심 특허를 공유하고, 저비용 제네릭 의약품의 생산을 허용하고 있습니다.[8] 이러한 흐름 속에서 사회적 기업과 비영리 조직 또한 장수 기술의 보편화에 매우 중요한 역할을 담당하게 될 것입니다.

인구 문제: 지구는 200억 인구를 감당할 수 있는가?

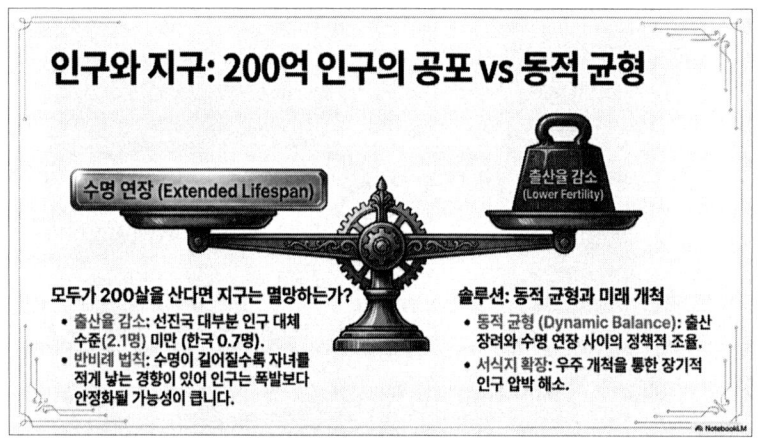

만약 모든 사람이 200세까지 살게 된다면, 지구의 인구는 폭발적으로 증가할 것입니다. 현재 약 80억 명인 세계 인구가 100억, 나아가 200억까지 불어날 수 있습니다. 이는 환경, 자원, 사회 시스템 전반에 걸쳐 상상하기 어려울 만큼 거대한 압박을 가하게 됩니다.[9]

그러나 실제로는 이처럼 단순한 산술로 예측할 수 없는 복합적인 역학이 작동합니다. 출산율은 이미 전 세계적으로 뚜렷한 감소 추세를 보이고 있습니다. 거의 모든 선진국이 인구 대체 수준인 2.1명 이하의 출산율을 기록하고 있으며, 대한민국은 0.7명으로 세계 최저 수준에 머물고 있습니다.[10] 수명이 길어질수록 오히려 자녀를 적게 낳는 경향이 뚜렷해진다는 점도 주목해야 합니다.

수학적 모델들은 200세 수명과 낮은 출산율이 결합될 경우, 인구가 폭발하기는커녕 오히려 안정되거나 점진적으로 감소할 수 있다고 제시하고 있습니다.[11] 물론 이것 역시 또 다른 형태의 도전입니다. 극단적으로 고령화된 사회는 혁신의 동력과 사회적 활력을 잃어버릴 위험이 있기 때문입니다.

해결책은 동적 균형에 있습니다. 출산을 장려하는 정책과 장수 기술의 확산을 균형 있게 조정하여, 인구를 지속 가능한 수준으로 유지해 나가야 합니다. 또한 보다 장기적인 시야에서 우주 개척도 유력한 해결책이 될 수 있습니다. 인류가 화성과 그 너머의 세계로 활동 영역을 확장해 나가게 되면, 지구에 집중된 인구 압박은 자연스럽게 완화될 수 있을 것입니다.[12]

세대 간 정의: 자원의 분배

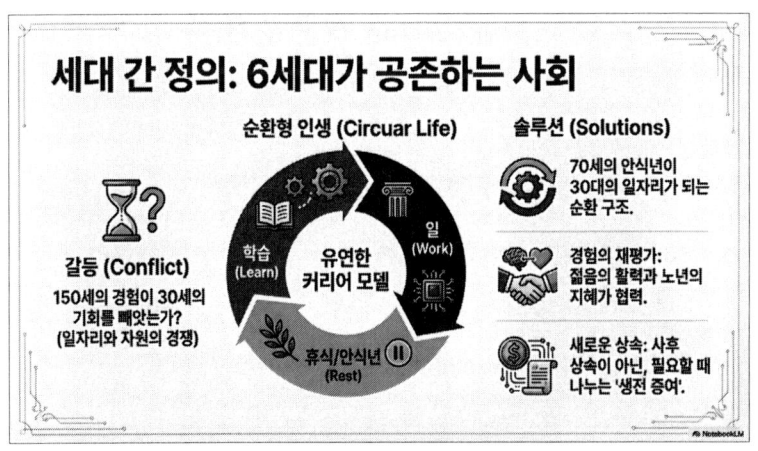

200세 시대에는 다섯에서 여섯 세대가 동시에 살아가게 됩니다. 이 것은 자원 분배에 있어 인류가 한 번도 마주한 적 없는, 전혀 새로운 차원의 도전을 제기합니다. 누가 일자리를 가져야 할까요? 150세의 어르신께서 여전히 현역으로 활동하고 계시면, 젊은 세대의 기회는 그만큼 줄어들 수밖에 없습니다. 그렇다고 150세라는 이유만으로 강제 은퇴를 요구하는 것은 명백한 연령 차별에 해당합니다.[13]

유연한 커리어 모델이 그 답이 될 수 있습니다. 제9장에서 논의했듯이, 다단계 인생에서는 일과 학습과 휴식을 한 시기에 몰아넣는 것이 아니라 평생에 걸쳐 자연스럽게 섞어 가게 됩니다. 70세이신 분께서 안식년을 보내시는 동안, 30대의 젊은 인재가 그 역할을 일시적으로 맡습니다. 이러한 방식이 정착되면, 세대 간의 관계는 갈등이 아니라 상호 보완적인 협력의 구조로 전환될 수 있습니다.[14]

아울러 경험이 지닌 가치를 근본적으로 재평가해야 합니다. 젊음만을 숭배하는 문화에서 벗어나, 세월이 빚어낸 나이와 경험 역시 마땅히 존중받는 문화로 전환해 나가야 합니다. 150세가 축적하신 깊은 지혜는, 30세가 발휘하시는 넘치는 활력과는 또 다른 방식으로 대체 불가능한 가치를 지닙니다. 다양한 세대가 각자의 강점을 가지고 협력할 때, 비로소 최고의 결과가 만들어집니다.[15]

상속과 부의 이전에 관한 사회적 규범도 전면적으로 재고해야 합니다. 전통적으로 사람들은 생을 마감할 때 재산을 다음 세대에 물려주었습니다. 그러나 부모가 150세고 자녀가 120세인 상황이라면, 기존의 상속 체계는 더 이상 작동하지 않습니다. 완전히 새로운 규범이 필요합니다. 예를 들어, 생전 증여를 훨씬 이른 시점에서 더 빈번하게 실행하거나, 자녀 세대를 건너뛰어 손주와 증손주 세대에게 직접 자산

을 이전하는 방식 등이 적극적으로 논의되어야 할 것입니다.[16]

2. 정체성과 자아: 나는 누구인가?

연속성의 역설

여러분께서는 20대의 자신, 80대의 자신 그리고 160대의 자신과 과연 같은 사람이실까요? 철학자들은 수천 년에 걸쳐 '개인 정체성(personal identity)'이라는 이 근원적인 문제를 끊임없이 탐구해 왔습니다.[17]

기억 이론은 연속된 기억이 정체성을 구성한다고 말합니다. 그러나 우리는 살아가면서 실로 많은 것을 잊습니다. 160세의 여러분께서는 20대 시절의 대부분을 기억하지 못하실 것입니다. 그렇다면 여전히 같은 사람이라고 말할 수 있을까요?

신체 이론은 같은 몸이 정체성을 보장한다고 주장합니다. 그러나 인체의 세포는 약 7년을 주기로 대부분 새롭게 교체됩니다.[18] 여기에 장기 이식, 나노 로봇을 활용한 체내 수리, 심지어 뇌-컴퓨터 인터페이스까지 고려하면, 몸이라는 물리적 기반 자체도 시간이 흐르면서 근본적으로 달라지게 됩니다.

심리적 연속성 이론이 현재로서는 가장 설득력 있는 관점을 제시합니다. 세월에 걸쳐 점진적으로 진화해 가는 신념, 가치관, 성격의 연쇄적 흐름이 곧 정체성을 형성한다는 것입니다.[19] 20대의 여러분과 160대의 여러분은 분명 크게 다르겠지만, 그 사이의 모든 단계를 한 걸음씩 거쳐 오셨기에 하나의 연속선 위에서 분명히 연결되어 있습니다.

그러나 200세라는 수명은 이 심리적 연속성을 극한까지 늘어뜨립니다. 어느 시점에 이르러 여러분께서는 "나는 더 이상 그때의 나와 같은 사람이 아니다."라고 느끼실 수 있습니다. 이것은 한편으로는 불안한 감각일 수 있지만, 동시에 깊은 해방감이 될 수도 있습니다. 여러

분께서는 한 번의 인생 안에서 스스로를 여러 차례 재발명하실 자유를 갖게 되는 것입니다.[20]

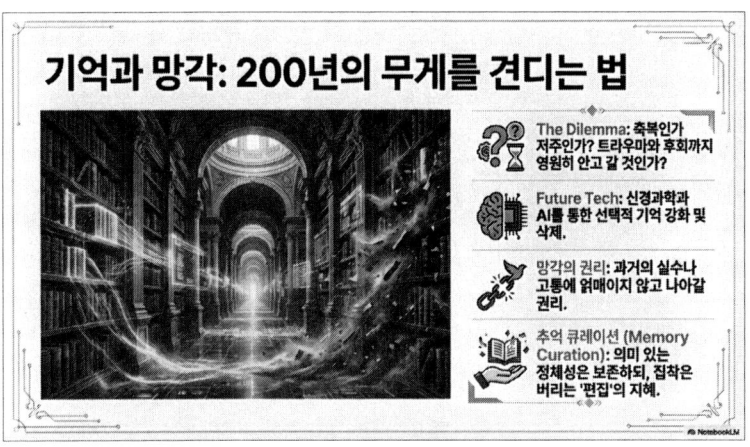

기억의 관리: 무엇을 기억하고 무엇을 잊을 것인가?

200년에 걸친 기억은 축복이자 동시에 저주가 될 수 있습니다. 소중한 순간들을 오래도록 간직할 수 있지만, 트라우마와 후회의 무게 또한 함께 짊어져야 합니다.

머지않은 미래에는 선택적 기억 조작이 현실로 다가올 수 있습니다. 신경과학과 AI의 비약적인 발전을 통해, 특정 기억을 선별적으로 강화하거나 약화시키고, 경우에 따라서는 완전히 삭제하는 것까지 가능해질 수 있습니다.[21]

이것은 매우 무거운 윤리적 딜레마를 제기합니다. PTSD를 겪고 계신 분이 극심한 트라우마 기억을 지우는 것은 언뜻 바람직해 보입니다. 그러나 우리가 겪어 온 고통스러운 경험 역시 지금의 우리를 만들어 낸 일부입니다. 그 기억을 지워 버리면, 남겨진 자아는 과연 누구일까요?[22]

망각의 권리 또한 점점 더 중요한 의제가 됩니다. 디지털 시대에는 삶의 모든 순간이 어딘가에 기록됩니다. AI는 여러분의 모든 순간을 단 하나도 빠뜨리지 않고 기억합니다. 그러나 인간에게는 잊을 권리가 있습니다. 실수했던 순간, 창피했던 기억, 더 이상 자신과 맞지 않는 과거의 자아를 뒤에 두고 앞으로 나아갈 권리 말입니다.[23]

균형 잡힌 접근이 필요합니다. 의미 있는 기억은 소중하게 보존하되, 그것에 지나치게 얽매이지 않는 것이 관건입니다. AI는 이른바 '추억 큐레이션'을 도와 여러분의 인생에서 가장 가치 있는 경험들을 생생하게 유지해 드리면서도, 과거에 대한 집착에서 자유로워지실 수 있도록 섬세하게 안내해 드릴 것입니다.

3. 디지털 불멸

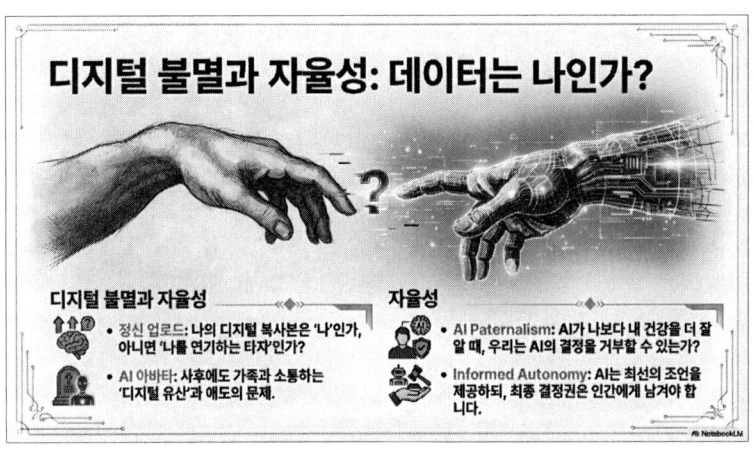

일부 미래학자들은 '정신 업로드(mind uploading)'라는 대담한 가능성을 제안합니다. 뇌의 신경 구조를 완벽하게 스캔하여 컴퓨터에 업로드하면, 디지털 형태로 영원히 존재할 수 있다는 것입니다.[24]

그러나 여기에는 쉽게 넘어갈 수 없는 근본적인 철학적 문제가 존재합니다. 그 디지털 복사본은 과연 '여러분 자신'일까요, 아니면 여러분과 똑같이 사고하는 '또 다른 존재'일까요? 원본인 여러분께서 돌아가시면, 복사본이 여전히 활동하고 있더라도 여러분께서는 실질적으로 세상을 떠나신 것이 아닐까요?[25]

연속성의 문제는 한층 더 복잡한 지점으로 우리를 이끕니다. 만약 뇌의 뉴런을 한번에 모두 교체하는 것이 아니라, 아주 점진적으로 하나씩 인공 뉴런으로 대체해 나간다면 어떻게 될까요? 뇌의 50퍼센트가 인공 뉴런으로 바뀌었을 때, 여러분께서는 여전히 여러분일까요? 100퍼센트가 모두 교체되었을 때는 어떨까요?[26]

이것은 철학 교과서에나 나오는 단순한 사고 실험이 아닙니다. 뇌-컴퓨터 인터페이스 기술이 빠르게 발전하고 있는 지금, 이러한 선택이 실제로 가능해지는 날이 머지않았습니다. 그날이 오기 전에, 우리 사회는 깊이 있는 철학적·윤리적 논의를 충분히 거쳐 두어야 합니다.

당분간 보다 현실적인 접근은 AI 아바타입니다. 여러분께서 평생 동안 남기신 말씀, 글, 의사 결정의 패턴을 AI가 정밀하게 학습하여, 여러분의 '디지털 유산'으로서 존속하는 것입니다. 여러분께서 세상을 떠나신 이후에도, 가족분들께서 그 AI 아바타와 대화를 나누실 수 있게 됩니다.[27] 이것은 남겨진 분들에게 깊은 위안이 될 수 있습니다. 그러나 동시에, 사랑하는 분을 떠나보내는 자연스러운 애도의 과정을 오히려 방해하거나 지연시킬 수 있다는 점도 신중하게 고려해야 합니다.

4. 자율성과 통제: 누가 결정하는가

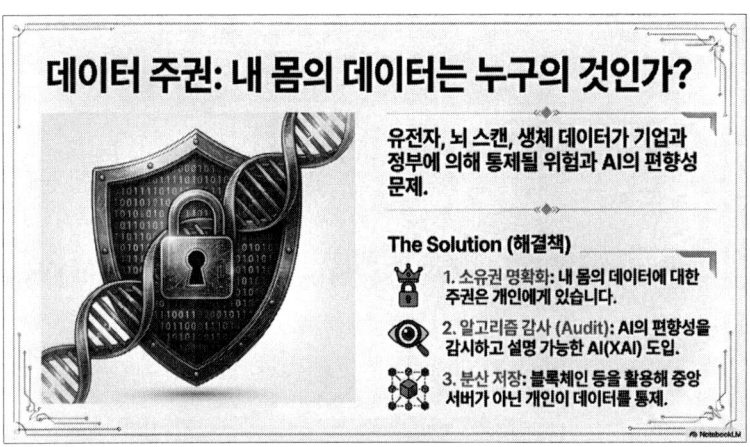

AI의 권고 vs 인간의 선택

AI가 여러분보다 여러분 자신을 더 정확히 파악하고 있을 때, 여러분께서는 여전히 자유로우실까요? AI가 "여러분의 유전자와 건강 데이터를 종합 분석한 결과, 이 치료법이 최적입니다."라고 권고해 드릴 때, 여러분께서는 그것을 거부하실 수 있을까요? 나아가 거부하셔야 하는 것일까요?[28]

여기에는 온정주의(paternalism)의 위험이 도사리고 있습니다. AI와 의료 시스템이 '여러분을 위해서'라는 명목 아래 결정을 내리지만, 정작 여러분의 의사는 반영되지 않는 상황이 벌어질 수 있습니다. 이것은 인간 자율성에 대한 명백한 침해입니다.[29]

반대로, 과도한 선택의 부담이라는 정반대 방향의 문제도 존재합니다. 지나치게 많은 정보와 선택지가 한꺼번에 쏟아지면 오히려 압도당하게 됩니다. 매일 수십 가지의 건강 관련 결정을 직접 내려야 한다면, 그 자체가 상당한 스트레스가 됩니다. 일부 분들께서는 오히려 기꺼이 AI에게 의사 결정을 위임하고 싶어 할 것입니다.[30]

균형점은 정보에 기반한 자율성(informed autonomy)에 있습니다. AI는 최선의 권고와 그 근거를 충실히 제공해 드리되, 최종 결정은 반드시 인간이 내리는 구조입니다. 그리고 원하시는 분께서는 AI에게 더 많은 결정권을 위임하실 수도 있습니다. 다만 핵심적인 전제가 있습니다. 위임하신 권한을 언제든지 되돌릴 수 있어야 한다는 것입니다.[31]

데이터 프라이버시: 나의 몸은 누구의 것인가?

AI 기반 건강 관리는 방대한 규모의 개인 데이터를 필요로 합니다. 유전자 정보, 생활 습관, 위치 데이터, 구매 기록, 심지어 뇌 스캔을 통한 사고 패턴까지. 이 모든 데이터가 실시간으로 수집되고 정밀하게 분석됩니다.

프라이버시의 종말일까요? 일부에서는 그렇게 보십니다. 개인정보 보호는 20세기의 사치였으며, 21세기에는 건강이라는 더 큰 가치를 위해 불가피하게 포기해야 할 것이라는 견해입니다.[32]

그러나 많은 분들께서는 단호하게 반대하십니다. 프라이버시는 양보할 수 없는 기본적 인권이라는 것입니다. 여러분 몸에서 생성되는 데이터는 여러분의 것이며, 누가 어떤 목적으로 사용하는지 통제할 권리가 엄연히 존재합니다.[33]

해결책은 다층적으로 마련되어야 합니다.

첫째, 데이터 소유권의 명확한 확립입니다. 개인의 건강 데이터는 법적으로 해당 개인에게 귀속된다는 원칙을 확고하게 정립해야 합니

다. 기업이든 정부든, 당사자의 명시적 허락 없이는 어떠한 형태로도 사용할 수 없어야 합니다.[34]

둘째, 철저한 투명성과 동의 절차입니다. 데이터가 어떤 경로로 수집되고, 어디에 저장되며, 누가 접근하고, 어떤 방식으로 활용되는지를 빠짐없이 공개해야 합니다. 사용자께서는 언제든지 자유롭게 동의를 철회할 수 있어야 합니다.

셋째, 익명화와 암호화의 적용입니다. 개인을 식별할 수 있는 정보를 철저히 제거하고, 데이터 전체를 강력하게 암호화하여 해킹과 남용의 위험을 원천적으로 차단해야 합니다.[35]

넷째, 분산형 데이터 저장 방식의 도입입니다. 블록체인과 같은 기술을 활용하여 데이터를 중앙 서버가 아닌 분산 네트워크에 저장하는 것입니다. 이렇게 하시면 단일 실패 지점이 사라지고, 개인이 자신의 데이터에 대해 훨씬 더 강력한 통제권을 행사할 수 있게 됩니다.[36]

알고리즘 편향: AI도 차별하는가?

AI는 데이터를 기반으로 학습합니다. 만약 학습에 사용된 데이터 자체에 편향이 내재되어 있다면, AI 역시 편향된 판단을 내리게 됩니다. 실제로 다수의 연구에서 많은 AI 시스템이 인종, 성별, 나이에 따른 편향을 보인다는 사실이 확인되고 있습니다.[37]

의료 분야에서의 AI 편향은 곧바로 생명과 직결되는 문제입니다. 만약 AI가 주로 백인 남성의 데이터로 훈련되었다면, 여성이나 유색인종 환자분들에게는 진단 정확도가 현저히 떨어질 수 있습니다. 실제로 일부 피부암 진단 AI가 어두운 피부 톤에서 정확도가 크게 저하된다는 보고가 이미 나와 있습니다.[38]

이 문제에 대한 해결책 역시 다각적으로 접근해야 합니다.

첫째, 다양한 데이터셋의 구축입니다. AI 훈련에 사용되는 데이터가 인류의 실제 다양성을 온전히 반영해야 합니다. 모든 인종, 성별, 연령대, 지역을 골고루 포함하는 포괄적인 데이터 수집이 선행되어야 합니다.

둘째, 독립적인 알고리즘 감사(algorithm audit)의 시행입니다. 이해관계가 없는 독립적인 제3의 기관이 AI 시스템을 정기적으로 평가하여 편향을 감지하고, 발견 즉시 수정하도록 하는 제도적 장치가 마련되어야 합니다.[39]

셋째, 다양한 배경을 가진 개발 팀의 구성입니다. AI를 설계하고 만드시는 분들의 구성이 다양할수록, 개발 과정에서 더 폭넓은 관점이 자연스럽게 반영됩니다.[40]

넷째, 설명 가능한 AI(Explainable AI)의 구현입니다. AI가 왜 그러한 결정을 내렸는지 인간이 이해할 수 있는 형태로 명확히 설명할 수 있어야 합니다. 내부 작동 원리가 보이지 않는 블랙박스 알고리즘은 편향을 교묘하게 은폐할 수 있기 때문입니다.[41]

5. 의미와 목적: 불멸의 무게

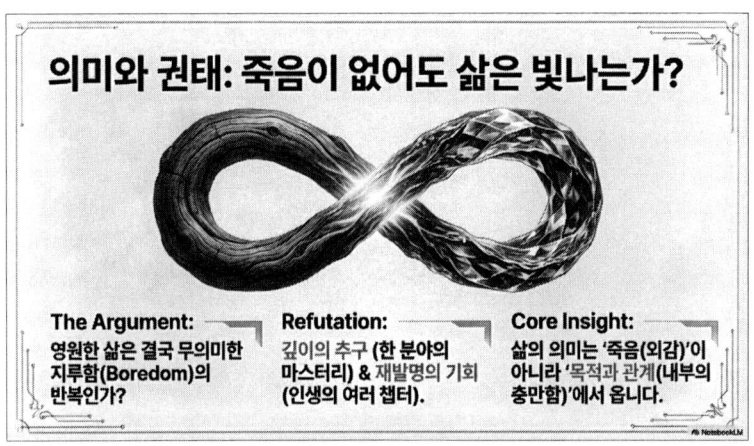

의미와 권태: 죽음이 없어도 삶은 빛나는가?

The Argument:
영원한 삶은 결국 무의미한 지루함(Boredom)의 반복인가?

Refutation:
깊이의 추구 (한 분야의 마스터리) & 재발명의 기회 (인생의 여러 챕터).

Core Insight:
삶의 의미는 '죽음(외감)'이 아니라 '목적과 관계(내부의 충만함)'에서 옵니다.

죽음이 없는 삶의 의미

많은 철학자들은 죽음이야말로 삶에 의미를 부여한다고 주장해 왔습니다. 시간이 한정되어 있기에 우리는 매 순간을 소중히 여기고, 무엇이 진정으로 중요한지 우선순위를 정하며, 후대에 남길 유산을 고민하게 된다는 것입니다.[42]

만약 200세, 300세, 혹은 사실상의 불멸까지 살아가게 된다면 어떻게 될까요? 영원에 가까운 시간이 주어지면, 모든 것을 미룰 수 있게 됩니다. '언젠가 하겠지'라는 말이 정말로 끝없는 '언젠가'가 되어 버리면, 삶의 긴급성이 사라집니다. 이것은 깊은 무기력과 존재론적 무의미감으로 이어질 수 있습니다.[43]

물론 강력한 반론도 존재합니다. 죽음이 삶에 의미를 준다는 주장은, 높은 곳에 달린 포도를 따지 못하자 "어차피 시어서 원하지 않았어."라고 말하는 이솝 우화 속 여우의 논리와 닮아 있다는 것입니다.

사실 우리 대부분은 죽음을 두려워하고 가능한 한 피하려 합니다. 만약 진정한 선택권이 주어진다면, 절대다수의 분들께서는 더 오래 살기를 원하실 것입니다.[44]

핵심은 삶의 의미를 죽음이라는 외부 조건에서 찾는 것이 아니라, 목적과 관계와 성장이라는 내면의 원천에서 발견하는 것입니다. 길어진 수명은 더 풍부한 경험, 더 깊이 있는 인간관계, 더 크고 의미 있는 사회적 기여의 기회를 제공해 줍니다. 우리에게는 이 시간을 진정으로 의미 있게 만들어 가야 할 책임이 있습니다.[45]

지루함의 위험

철학자 버나드 윌리엄스는 그의 유명한 에세이에서 "불멸은 견딜 수 없을 만큼 지루할 것"이라고 주장했습니다.[46] 모든 것을 다 경험해 보고, 모든 것을 다 알게 된 상태에 이르면, 더 이상 새로움도 없고 놀라움도 없으며, 삶은 끝없는 반복이 되어 버린다는 것입니다.

그러나 이에 대한 반박도 충분히 가능합니다. 세상은 끊임없이 변화하며, 새로운 지식과 경험과 인간관계가 쉼 없이 생겨납니다. 음악을 예로 들어 보면, 수천 년의 유구한 역사에도 불구하고 여전히 전에 없던 새로운 곡이 창작되고, 사람들에게 깊은 감동을 선사하고 있지 않습니까.[47]

또한 자기 재발명의 가능성이 열려 있습니다. 제9장에서 논의했듯이, 200세의 인생은 여러 개의 장(章)으로 나뉘어 구성됩니다. 각 단계에서 완전히 새로운 정체성을 탐색하고, 새로운 기술을 익히며, 새로운 목표를 향해 나아갑니다. 50년마다 전혀 다른 사람으로 거듭날 수 있다면, 지루할 틈이 없습니다.[48]

마지막으로 깊이의 추구라는 차원이 있습니다. 단순히 새로운 경험을 양적으로 쌓아 가는 것이 아니라, 이미 가지고 있는 경험과 지식을 한층 더 깊이 이해하고 극한까지 숙달해 나가는 것입니다. 한 분야를 100년에 걸쳐 연구한다면, 그분이 도달하시는 통찰의 깊이는 현재 우리의 상상을 초월하는 수준일 것입니다.[49]

6. 사회적 변화: 200세 시대의 제도

정치와 민주주의

200세 시대에 정치는 어떤 모습으로 변모하게 될까요? 만약 유권자의 절반이 100세 이상이라면, 정책은 노년층의 이해관계에 과도하게 편향될 수 있습니다. 이른바 '노인정치(gerontocracy)'의 위험입니다.[50]

반대로, 젊은 세대에서는 이런 목소리가 나올 수 있습니다.

"앞으로 150년을 더 살아가실 분들이, 왜 단기적 이익만 추구하시는 겁니까?"

흥미롭게도 긴 수명은 오히려 장기적 사고를 촉진할 수 있는 동력이 됩니다. 자신이 앞으로 100년 넘게 더 이 지구 위에서 살아가야 한다는 자각은, 기후 변화와 환경 보존, 지속 가능성에 대한 관심을 자연스럽게 높여 줄 것입니다.[51]

무엇보다 세대 간 사회적 계약을 근본적으로 재협상해야 합니다. 연금, 의료, 교육 시스템은 모두 80년 수명을 전제로 설계된 것입니다. 200세 시대에는 이 모든 제도를 백지에서부터 다시 구상하는 근본적인 재설계가 불가피합니다.[52]

경제와 노동

자동화와 AI가 기존의 수많은 일자리를 빠르게 대체해 나가는 동시에, 수명이 길어진 분들께서는 더 오랜 기간 동안 일하셔야 하는 상황이 펼쳐집니다. 이 두 가지 거대한 추세는 정면으로 충돌합니다.

이에 대한 해결책으로 보편적 기본소득(Universal Basic Income)

이 자주 제시되고 있습니다. 모든 시민에게 조건 없이 기본적인 소득을 보장하여, 일자리를 잃더라도 인간다운 삶을 영위할 수 있도록 하는 것입니다.[53] 이러한 안전망이 갖추어지면, 사람들은 단순한 생계를 위해서가 아니라 진정한 의미와 보람을 위해 일하게 됩니다.

아울러 일 자체에 대한 근본적인 재정의가 필요합니다. 전통적인 의미의 직업이 아니더라도 가족과 이웃을 향한 돌봄, 예술 창작, 자원봉사, 평생에 걸친 학습 활동이 모두 사회적으로 가치 있는 '일'로 정당하게 인정받아야 합니다. 그리고 이러한 활동에 대한 합리적인 보상 체계가 사회적 합의를 통해 마련되어야 합니다.[54]

교육의 혁명

평생 학습이 선택이 아닌 필수가 되시는 시대에, 교육 시스템은 완전히 새로운 패러다임으로 전환되어야 합니다.

먼저, 나이 통합 교육입니다. 20대만 대학에 다니는 것이 아니라, 50세이신 분도, 100세이신 분도 함께 강의실에 앉습니다. 서로 다른 세대가 한 공간에서 섞여 배우면 젊은 세대는 경험에서 우러나온 지혜를 배우고, 연장자 세대는 새로운 시대의 감각과 기술을 익히는 상호 학습이 자연스럽게 이루어집니다.[55]

다음으로, 프로젝트 기반의 실습 중심 교육입니다. 단순한 지식의 암기가 아니라, 실제 문제를 해결하는 능력을 키우는 데 교육의 초점이 맞추어져야 합니다. AI가 거의 모든 지식을 즉각적으로 제공해 주는 시대에, 인간만이 지닌 고유한 가치는 창의성, 비판적 사고력 그리고 감성 지능에 있기 때문입니다.[56]

마지막으로, 완전히 개인화된 학습입니다. AI가 각 학습자분의 학습 속도, 선호하시는 스타일, 관심 분야에 정밀하게 맞춘 맞춤형 커리큘럼을 실시간으로 설계하여 제공해 드립니다. 모든 분에게 동일한 내용을 동일한 방식으로 전달하는 획일적 교육에서 벗어나, 한 분 한 분의 잠재력을 최대한 끌어내는, 완전 개인화 교육으로의 대전환입니다.[57]

7. 인간의 본질: 우리는 무엇으로 정의되는가?

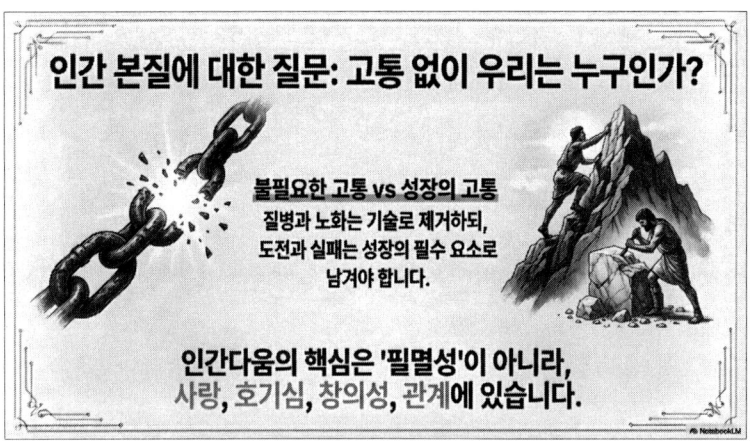

고통과 투쟁의 역할

고통과 질병과 죽음이 사라진 세상은 과연 바람직할까요? 직관적으로는 "당연하지 않습니까?"라고 답하시게 될 것입니다. 그러나 일부 철학자들은 고통이야말로 인간 경험의 필수적인 구성 요소라고 주장합니다.[58]

고통은 우리에게 공감과 연민 그리고 역경을 이겨 내는 회복력을 가르쳐 줍니다. 투쟁은 성장의 원천입니다. 쉽게 얻은 것은 그 가치가 희미하게 느껴지기 마련입니다. 만약 모든 것이 완벽하고 아무런 저항 없이 주어진다면, 우리는 점차 나약해지고 삶의 의미를 상실할 수 있습니다.[59]

그러나 이것은 고통을 지나치게 낭만화한 찬양일 수 있습니다. 암으로 고통받고 있는 어린아이에게 "이 경험이 너를 더 강하게 만들어 줄 거야."라고 말씀하실 수 있겠습니까? 현실에서 대부분의 고통은 아무런 교훈도 남기지 못한 채 인간을 파괴할 뿐입니다.

균형 잡힌 시각은 불필요한 고통은 단호하게 제거하되, 의미 있는 도전은 그대로 유지하는 것입니다. 질병과 조기 사망은 마땅히 정복해야 합니다. 그러나 학습과 성장과 성취를 향한 도전은 남겨 두어야 합니다. 삶을 한없이 쉽게 만드는 것이 목표가 아니라, 무의미한 고통 없이도 충분히 의미 있게 살아갈 수 있는 세상을 만드는 것이 진정한 목표입니다.[60]

한계와 필멸성

인간을 인간으로 정의하는 것은 과연 무엇일까요? 많은 사상가들은 필멸성(mortality)을 그 핵심으로 봅니다. 우리는 죽기에 인간이며, 불멸은 우리를 인간이 아닌 다른 무언가로 변모시킨다는 것입니다.[61]

하이데거는 "죽음으로 향한 존재(Being-toward-death)"만이 진정한 삶을 가능하게 한다고 말하였습니다.[62] 죽음에 대한 의식이 우리를 일상의 무감각에서 각성시키고, 삶에서 본질적인 것에 온전히 집중하도록 이끈다는 통찰입니다.

그러나 이에 대한 반론도 힘이 있습니다. 우리를 인간으로 만드는 것은 죽음이 아니라 사랑하는 능력, 세상을 향한 호기심, 무에서 유를 창조하시는 창의성 그리고 타인과 맺는 깊은 관계라는 것입니다. 이러한 본질적 속성들은 수명이 아무리 길어져서도 충분히 유지될 수 있습니다.[63]

또한 점진적 변화의 성격을 고려해야 합니다. 80세에서 100세로, 100세에서 150세로, 150세에서 200세로 수명이 늘어나는 과정은 급격한 단절이 아니라 연속적인 흐름입니다. 각 단계에서 우리는 여전히 인간입니다. 설령 불멸에 가까운 수명에 도달하더라도, 그것은 인간이라는 존재의 진화이지 인간성과의 단절이 아닙니다.[64]

8. 미래로의 초대: 선택의 순간

우리는 지금 역사의 갈림길에 서 있습니다. 한쪽 길은 AI와 생명공학을 적극적으로 받아들여 200세, 나아가 그 이상의 건강 수명을 추구하는 것입니다. 다른 쪽 길은 이러한 기술을 거부하고 '자연스러운' 삶의 방식을 고수하는 것입니다.

그러나 현실은 이처럼 단순한 이분법이 아닙니다. 우리는 신중하게, 점진적으로, 명확한 윤리적 가이드라인을 갖추고 한 걸음씩 나아갈 수 있습니다. 모든 것을 무조건 받아들일 필요도, 모든 것을 일괄적으로 거부할 필요도 없습니다.

가장 중요한 것은 대화를 멈추지 않는 것입니다. 과학자와 의사, 윤리학자와 정책 입안자 그리고 일반 시민 모두가 한자리에 모여 함께 논의해야 합니다. 우리는 어떤 미래를 원하는가? 무엇이 진정으로 좋은 삶을 구성하는가? 어디까지 나아가야 하고, 어디에서 멈추어야 하는가?

개인의 선택권 또한 마땅히 존중되어야 합니다. 어떤 사람은 가용한 모든 최신 기술을 적극 활용하기를 원할 것이고, 다른 사람은 최소한의 범위에서만 기술을 수용하고 싶어 할 것입니다. 이러한 다양성과 개인의 자율성이 보장되는 사회야말로 진정으로 건강한 사회입니다.[65]

9. 지혜로운 신이 되기

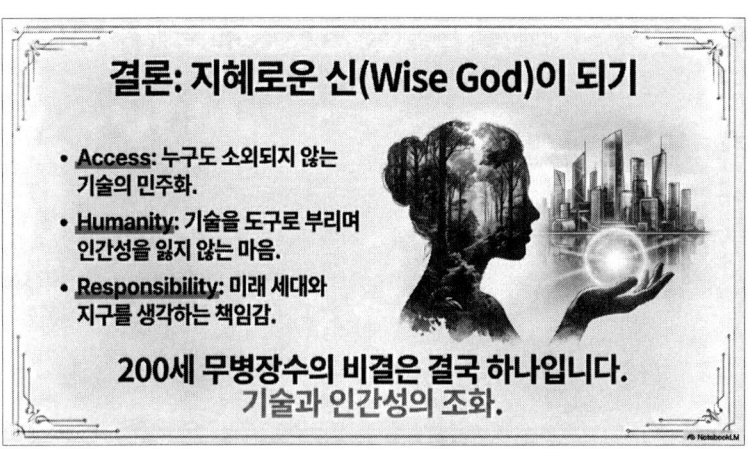

호모 데우스, 신이 된 인간. 이 표현은 인간의 거만함을 드러내는 것일 수도 있고, 무거운 책임에 대한 자각을 의미하는 것일 수도 있습니다.

우리는 이제 생명을 설계하고, 노화를 제어하며, 심지어 의식 자체를 증강할 수 있는 전례 없는 능력을 손에 넣게 되었습니다. 이것은 실로 엄청난 권력입니다. 그리고 영화 〈스파이더맨〉의 벤 삼촌이 남긴 그 유명한 말처럼, "큰 힘에는 큰 책임이 따릅니다."

우리가 짊어져야 할 책임은 분명합니다. 첫째, 접근성의 보장입니다. 소수의 특권이 아니라 모든 분이 장수 기술의 혜택을 공평하게 누릴 수 있도록 해야 합니다. 둘째, 환경의 보호입니다. 아무리 긴 수명도 지속 가능한 지구 위에서만 의미를 지닙니다. 셋째, 인간성의 유지입니다. 기술의 위력에 압도당하지 않고, 인간으로서의 핵심 가치를 끝까지 지켜 나가야 합니다. 넷째, 다음 세대에 대한 배려입니다. 오늘

우리가 내리는 선택이 미래 세대에 어떤 영향을 미치게 될지 깊이 성찰해야 합니다.[66]

200세 장수는 도착하셔야 할 목적지가 아니라 걸어가는 여정입니다. 그 여정을 지혜롭게, 연민 깊게 그리고 책임감 있게 걸어가야 합니다.

기술은 어디까지나 도구일 뿐입니다. 칼은 정성스러운 요리를 만들 수도 있고, 사람을 해칠 수도 있습니다. AI와 생명공학 역시 마찬가지입니다. 우리가 그것을 어떻게 사용하느냐가 모든 것을 결정합니다.

호모 사피엔스는 '지혜로운 인간'을 의미합니다. 호모 데우스가 되고자 한다면, 단순히 강력한 신이 아니라 지혜로운 신이 되어야 합니다.

그리고 그 지혜는 기술이 아니라 인문학에서, 데이터가 아니라 깊은 성찰에서, AI가 아니라 인간의 마음에서 비롯됩니다.

200세 무병장수의 비결은 결국 하나로 귀결됩니다. 기술과 인간성의 조화.

이것이 바로 우리가 함께 걸어가야 할 길입니다.

참고 문헌

1. Harari, Y. N. (2016). Homo Deus: A brief history of tomorrow. Harvill Secker.

2. Daniels, N. (2008). Just health: Meeting health needs fairly. Cambridge University Press.

3. Fukuyama, F. (2002). Our posthuman future: Consequences of the biotechnology revolution. Farrar, Straus and Giroux.

4. Sandel, M. J. (2007). The case against perfection: Ethics in the age of genetic engineering. Harvard University Press.

5. Rawls, J. (1971). A theory of justice. Harvard University Press.

6. Wetterstrand, K. A. (2020). DNA sequencing costs: Data from the NHGRI Genome Sequencing Program. National Human Genome Research Institute.

7. World Health Organization. (2021). Global strategy on digital health 2020-2025. Geneva: World Health Organization.

8. Mazzucato, M. (2018). The value of everything: Making and taking in the global economy. Hachette UK.

9. United Nations. (2019). World population prospects 2019: Highlights. UN Department of Economic and Social Affairs.

10. Statistics Korea. (2024). Population statistics. Korean Statistical Information Service.

11. Lee, R., & Mason, A. (2010). Fertility, human capital, and economic growth over the demographic transition. European Journal of Population, 26(2), 159–182.

12. Musk, E. (2017). Making humans a multiplanetary species. New Space, 5(2), 46–61.

13. Butler, R. N. (1969). Age-ism: Another form of bigotry. The Gerontologist, 9(4), 243–246.

14. Gratton, L., & Scott, A. (2016). The 100-year life: Living and working in an age of longevity. Bloomsbury Publishing.

15. Carstensen, L. L. (2006). The influence of a sense of time on human development. Science, 312(5782), 1913–1915.

16. Kohli, M. (2007). The institutionalization of the life course: Looking back to look ahead. Research in Human Development, 4(3-4), 253–271.

17. Parfit, D. (1984). Reasons and persons. Oxford University Press.

18. Goss, R. J. (1978). The physiology of growth. Academic Press.

19. Shoemaker, S., & Swinburne, R. (1984). Personal identity. Blackwell.

20. Ricoeur, P. (1992). Oneself as another. University of Chicago Press.

21. Nader, K., Schafe, G. E., & Le Doux, J. E. (2000). Fear memories require protein synthesis in the amygdala for reconsolidation after retrieval. Nature, 406(6797), 722–726.

22. President's Council on Bioethics. (2003). Beyond therapy: Biotechnology and the pursuit of happiness. HarperCollins.

23. Rosen, J. (2012). The right to be forgotten. Stanford Law Review Online, 64, 88.

24. Moravec, H. (1988). Mind children: The future of robot and human intelligence. Harvard University Press.

25. Chalmers, D. J. (2010). The singularity: A philosophical analysis. Journal of

Consciousness Studies, 17(9-10), 7–65.

26. Kurzweil, R. (2005). The singularity is near: When humans transcend biology. Penguin.

27. Öhman, C., & Floridi, L. (2017). The political economy of death in the age of information. Minds and Machines, 27(4), 639–662.

28. O'Neill, O. (2002). Autonomy and trust in bioethics. Cambridge University Press.

29. Feinberg, J. (1986). Harm to self: The moral limits of the criminal law. Oxford University Press.

30. Schwartz, B. (2004). The paradox of choice: Why more is less. Harper Perennial.

31. Beauchamp, T. L., & Childress, J. F. (2001). Principles of biomedical ethics (5th ed.). Oxford University Press.

32. Zuboff, S. (2019). The age of surveillance capitalism: The fight for a human future at the new frontier of power. PublicAffairs.

33. Nissenbaum, H. (2009). Privacy in context: Technology, policy, and the integrity of social life. Stanford University Press.

34. European Union. (2016). Regulation (EU) 2016/679 of the European Parliament and of the Council of 27 April 2016 on the protection of natural persons with regard to the processing of personal data and on the free movement of such data, and repealing Directive 95/46/EC (General Data Protection Regulation). Official Journal of the European Union, L119.

35. Schneier, B. (2015). Data and Goliath: The hidden battles to collect your data and control your world. W. W. Norton & Company.

36. Zyskind, G., Nathan, O., & Pentland, A. (2015). Decentralizing privacy: Using blockchain to protect personal data. IEEE Security & Privacy Workshops, 180–184.

37. Obermeyer, Z., Powers, B., Vogeli, C., & Mullainathan, S. (2019). Dissecting racial bias in an algorithm used to manage the health of populations. Science, 366(6464), 447–453.

38. Adamson, A. S., & Smith, A. (2018). Machine learning and health care disparities in dermatology. JAMA Dermatology, 154(11), 1247–1248.

39. Raji, I. D., Smart, A., White, R. N., Mitchell, M., Gebru, T., Hutchinson, B., … & Barnes, P. (2020). Closing the AI accountability gap: Defining an end-to-end framework for internal algorithmic auditing. Proceedings of the 2020 Conference on Fairness, Accountability, and Transparency, 33–44.

40. West, S. M., Whittaker, M., & Crawford, K. (2019). Discriminating systems: Gender, race, and power in AI. AI Now Institute.

41. Doshi-Velez, F., & Kim, B. (2017). Towards a rigorous science of interpretable machine learning. arXiv preprint arXiv:1702.08608.

42. Nagel, T. (1979). Death. Mortal Questions, 1–10. Scheffler, S. (2013). Death and the afterlife. Oxford University Press.

43. Williams, B. (1973). The Makropulos case: Reflections on the tedium of immortality. In Problems of the self (pp. 82–100). Cambridge University Press.

44. Nozick, R. (1989). The examined life: Philosophical meditations. Simon and Schuster.

45. Williams, B. (1973). The Makropulos case: Reflections on the tedium of

immortality. In Problems of the self (pp. 82–100). Cambridge University Press.

46. Smuts, A. (2011). Immortality and significance. Philosophy and Literature, 35(1), 134–149.

47. Frankfurt, H. G. (1988). The importance of what we care about: Philosophical essays. Cambridge University Press.

48. Dreyfus, H. L., & Dreyfus, S. E. (2005). Expertise in real world contexts. Organization Studies, 26(5), 779–792.

49. Achenbaum, W. A. (1978). Old age in the new land: The American experience since 1790. Johns Hopkins University Press.

50. Gardiner, S. M. (2011). A perfect moral storm: The ethical tragedy of climate change. Oxford University Press.

51. World Bank. (2011). The growing danger of non-communicable diseases: Acting now to reverse course. World Bank Report.

52. Van Parijs, P., & Vanderborght, Y. (2017). Basic income: A radical proposal for a free society and a sane economy. Harvard University Press.

53. Srnicek, N., & Williams, A. (2015). Inventing the future: Postcapitalism and a world without work. Verso Books.

54. Tornstam, L. (2005). Gerotranscendence: A developmental theory of positive aging. Springer Publishing Company.

55. Robinson, K. (2011). Out of our minds: Learning to be creative (2nd ed.). John Wiley & Sons.

56. Luckin, R., Holmes, W., Griffiths, M., & Forcier, L. B. (2016). Intelligence unleashed: An argument for AI in education. Pearson.

57. Frankl, V. E. (1959). Man's search for meaning. Beacon Press.

58. Peterson, C., & Seligman, M. E. P. (2004). Character strengths and virtues: A handbook and classification. Oxford University Press.

59. Nussbaum, M. C. (2011). Creating capabilities: The human development approach. Harvard University Press.

60. Heidegger, M. (1962). Being and time (J. Macquarrie & E. Robinson, Trans.). Harper & Row.

61. Heidegger, M. (1962). Being and time (J. Macquarrie & E. Robinson, Trans.). Harper & Row.

62. Singer, P. (2011). Practical ethics (3rd ed.). Cambridge University Press.

63. Bostrom, N. (2005). Transhumanist values. Journal of Philosophical Research, 30(Supplement), 3–14.

64. Sen, A. (1999). Development as freedom. Oxford University Press.

65. Jonas, H. (1984). The imperative of responsibility: In search of an ethics for the technological age. University of Chicago Press.

11장

노화의 새로운 패러다임

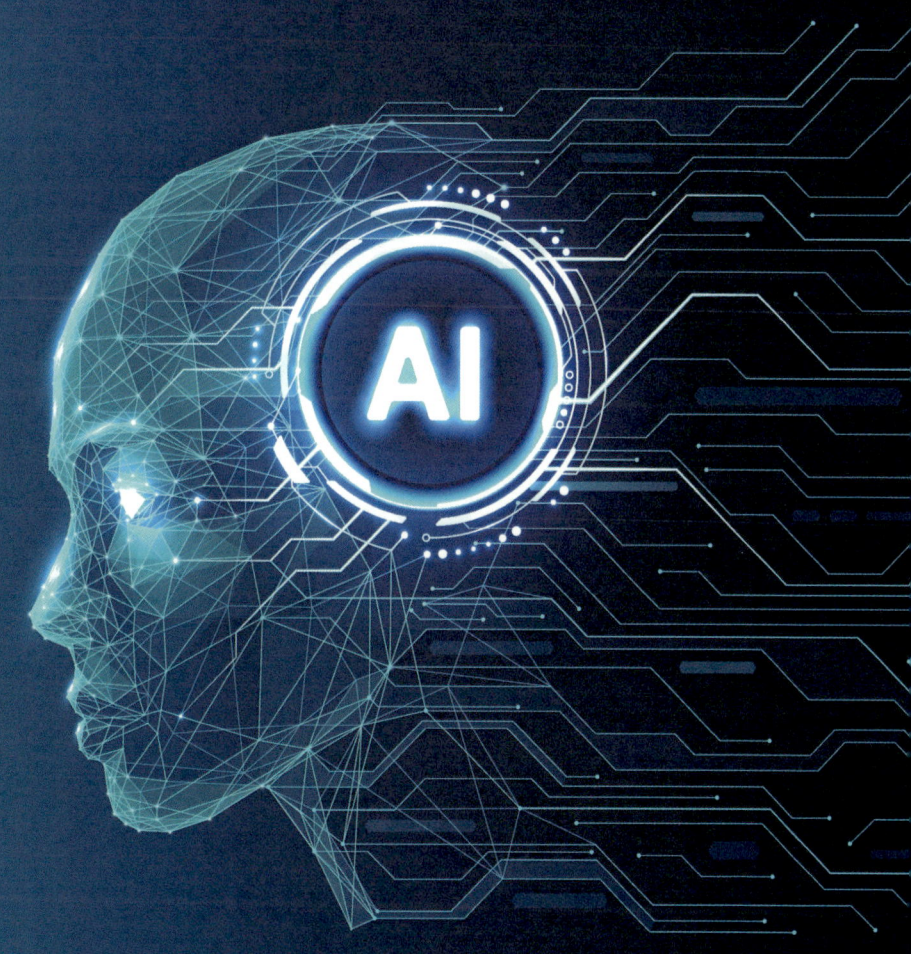

1. 좀비 세포의 발견

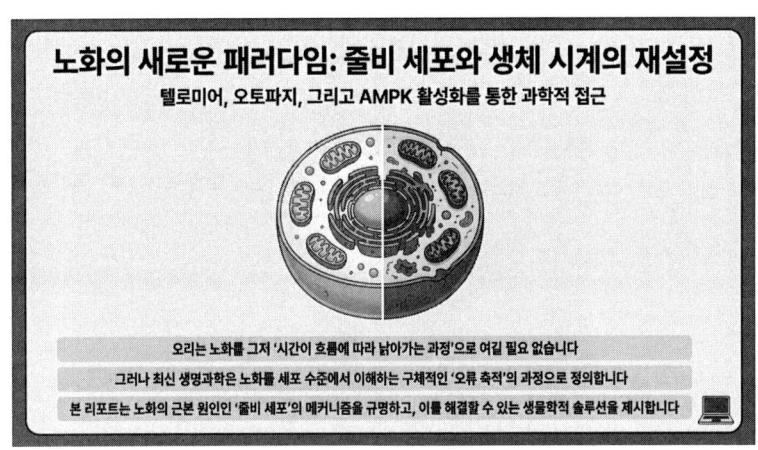

텔로미어 설명의 확장

기존의 텔로미어 개념에 헤이플릭 한계와 노화 세포의 개념을 통합하여 노화의 전체 그림을 제시하는 것을 제안합니다.

'세포의 정년퇴직, 그러나 조용한 은퇴는 없다'라는 소제목으로 시작하면 좋겠습니다. 세포가 50-60회 분열 후 더 이상 복제되지 않는 현상을 '헤이플릭 한계'라고 하는데, 1960년대 레너드 헤이플릭 박사가 발견한 이 생물학적 정년은 텔로미어의 단축과 직접적으로 연결됩니다.

문제는 퇴직한 세포가 조용히 사라지는 대신, 몸속에 남아 주변 조직에 염증 유발 물질(SASP)을 지속적으로 분비한다는 점입니다. 마치 퇴직 후 회사에 남아 불평불만을 퍼뜨리며 현직 직원들의 사기를 떨어뜨리는 것과 같습니다. 이것이 바로 '좀비 세포'라 불리는 노화 세포의 실체입니다.

좀비 세포의 파급 효과

이 좀비 세포들이 전신에 미치는 구체적 영향을 보여 주세요. 피부에서는 콜라겐 분해를 가속화하여 주름과 탄력 저하를 일으키고, 관절에서는 연골 세포를 손상시켜 관절염을 유발합니다. 심혈관계에서는 혈관 벽 염증으로 동맥경화를 촉진하고, 뇌에서는 신경세포 기능을 저하시켜 치매 위험을 높입니다. 근육에서는 근섬유를 약화시켜 근감소증을 진행시킵니다.

세포 청소부의 등장

좀비 세포의 위협을 설명한 직후, 자연스럽게 해결책으로 전환합니다. "다행히 우리 몸에는 청소 시스템이 있습니다."라고 시작하면서, 젊고 건강한 신체는 면역 세포가 노화 세포를 신속하게 제거하는 '자가포식(Autophagy)' 메커니즘을 갖추고 있다고 설명합니다. 2016년 노벨 생리학·의학상을 수상한 오스미 요시노리 교수가 밝혀낸 이 시스템은 세포가 스스로 불필요한 구성 요소를 분해하고 재활용하는 정교한 청소 과정입니다.

문제는 나이가 들면서 이 청소 시스템이 약해진다는 점입니다. 좀비 세포의 생성 속도가 제거 속도를 앞지르기 시작하면 체내 축적이 가속화됩니다.

그렇다면 어떻게 이 청소 시스템을 다시 활성화할 수 있을까요? 첫째는 AMPK 경로의 활성화입니다. AMPK는 세포의 에너지 센서 역할을 하며, 활성화되면 자가포식을 촉진합니다. 전통적으로는 간헐적 단식이나 고강도 운동이 AMPK를 자극하는 방법으로 알려져 있었습니다.

둘째, 최근 연구에서는 특정 천연물 성분이 굶거나 과도하게 운동하지 않아도 AMPK를 활성화할 수 있음이 밝혀지고 있습니다. 예를 들어 액티포닌 같은 성분은 세포 수준에서 에너지 연소 스위치를 켜는 메커니즘으로 작용합니다. 이를 '내 몸속 좀비 세포를 청소하는 특수 부대'라는 개념으로 〈제노시스AI헬스케어〉의 제노바이오핏과 자연스럽게 연결할 수 있습니다.

2. 자연계의 장수 비밀: 모델 생물의 초능력

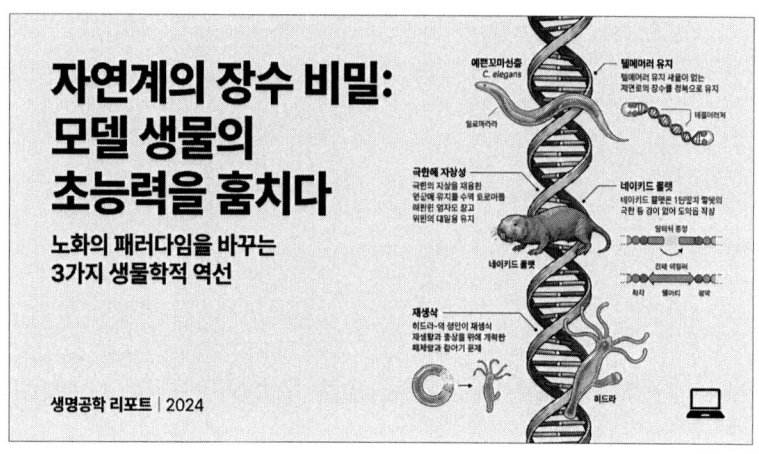

서문에 간략히 언급된 해파리와 상어 이야기를 크게 확장하여, 독자들에게 노화가 불가피한 운명이 아니라 조절 가능한 프로그램임을 각인시키기 위해 유튜브 영상에서 소개된 생물들의 장수 비결을 등장시킵니다.

히드라: 영생의 아이콘

'불멸을 증명한 작은 생명체'라는 제목으로 시작합니다. 담수에 서식하는 히드라는 길이 1cm도 안 되는 작은 생물이지만, 생물학적 불멸성을 가진 놀라운 존재입니다.

히드라 몸의 50% 이상이 줄기세포로 구성되어 있으며, 3-4일마다 체세포 전체를 새것으로 완전히 교체합니다. 마치 자동차 부품을 끊임없이 새것으로 바꾸면서 영원히 달리는 것과 같습니다. 독일 막스 플랑크 연구소의 장기 연구에서 히드라는 4년간 관찰했는데도 시간이 지나도 노화 징후를 보이지 않았으며, 생식 능력과 활동성도 전혀 감소하지 않았습니다.

히드라의 사례는 줄기세포의 지속적 활성화와 체세포 교체가 노화 방지의 핵심임을 보여 줍니다. 물론 인간은 히드라만큼 단순한 생물이 아니지만, 줄기세포 활성화와 세포 재생 촉진은 실현 가능한 전략입니다. "히드라의 재생력은 멀리 있지 않습니다. 우리 몸의 대사 스위치를 어떻게 켜느냐에 달려 있습니다."라며 제노바이오핏이 그 스위치를 켜는 도구임을 강조할 수 있습니다.

벌거숭이두더지쥐: 암과 노화에 대한 무적의 방패

'지하 왕국의 슈퍼히어로'라는 제목으로 시작합니다. 아프리카 동부 지하에 서식하는 벌거숭이두더지쥐는 동급 설치류보다 10배 이상 오래 살며(최대 37년), 거의 암에 걸리지 않는 놀라운 생물입니다.

이들의 비밀은 세 가지입니다. 첫째, 일반 설치류보다 5배 긴 고분자 히알루론산이 세포 간 공간을 촘촘히 채워 암세포의 증식을 물리적으로 차단합니다. 둘째, 단백질 합성과 분해의 균형이 평생 유지되어 노화 관련 단백질 응집체가 축적되지 않습니다. 셋째, p53 유전자 변이로 산소 결핍 환경에서도 생존 가능하며, 이것이 암 억제와도 연결됩니다.

히알루론산 보충과 단백질 항상성 유지는 인간의 항노화 전략에서도 실현 가능한 접근법입니다. 특히 고분자 히알루론산의 세포 보호 효과는 피부 노화 방지를 넘어 전신 건강에 기여할 수 있습니다.

예쁜꼬마선충: 유전자 하나로 수명 두 배

'노화가 프로그램이라는 증거'라는 제목으로 시작합니다. 1mm 길이의 투명한 선충 C. elegans는 노화 연구의 가장 중요한 모델 생물입니다. 1988년 신시아 케넌 교수의 획기적 발견은 노화 과학의 패러다임을 바꿨습니다.

daf-2 유전자(인슐린/IGF-1 수용체) 하나만 변이시키자, 선충의 수명이 2배로 늘어났습니다. 더 놀라운 것은 이들이 단순히 오래 산 것이 아니라, 늙은 나이에도 젊은 개체처럼 활발하게 움직였다는 점입니다.

이 발견은 노화가 단순한 마모가 아니라 유전자에 의해 조절되는 프로그램임을 증명했습니다. 이후 연구에서 FOXO, mTOR, SIRT1 등 '장수 유전자'들이 속속 발견되었습니다. 인간도 이런 장수 유전자를 가지고 있는데, 문제는 이들이 평소에는 '꺼져' 있다는 점입니다. 최근 연구는 식이 조절, 특정 영양소, 약물 등으로 이들 유전자를 '켤' 수 있음을 보여 주고 있습니다.

예쁜꼬마선충의 수명이 유전자 조절로 2배 늘어난 것처럼, 제노바이오핏이 추구하는 인체 데이터 번역과 맞춤형 솔루션이 어떻게 개인의 수명 지도를 바꿀 수 있는지 언급할 수 있습니다.

자연계의 세 가지 교훈

히드라처럼 줄기세포 활성화와 세포 재생을 촉진하고, 벌거숭이두더지쥐처럼 세포 보호 시스템을 강화하며, 예쁜꼬마선충처럼 장수 유전자를 활성화하는 것. 이 세 가지 원칙을 일상에 통합하면, 인간도 자연계의 장수 생물들이 가진 메커니즘의 일부를 활용할 수 있습니다.

3. 노화의 생화학: 에너지 대사와 미토콘드리아

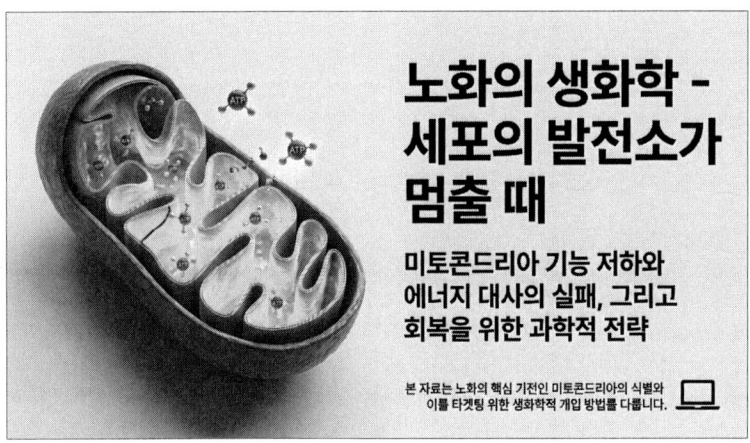

미토콘드리아는 세포의 발전소로, 우리가 먹는 음식을 ATP(에너지 화폐)로 전환합니다. 그런데 나이가 들면서 이 발전소가 고장 나기 시작합니다.

미토콘드리아 노화의 악순환을 설명하세요. 미토콘드리아는 자체 DNA를 가지고 있는데, 핵 DNA보다 손상에 취약합니다. 고장 난 미토콘드리아는 에너지 대신 독성 활성 산소를 과도하게 생성하고, ATP 생산이 감소하면서 세포 기능 전반이 저하됩니다. 결국 에너지 부족과 산화 스트레스가 세포를 좀비 상태로 몰아갑니다.

미토콘드리아 기능 회복의 핵심은 '미토콘드리아 생합성' 촉진입니다. 운동, 특히 고강도 인터벌 트레이닝은 PGC-1α를 활성화하여 새로운 미토콘드리아 생성을 촉진합니다. NAD+는 미토콘드리아 기능에 필수적인 조효소인데, 나이가 들면 감소하므로 NMN, NR 같은 전구체 보충이 도움이 될 수 있습니다. 글루타치온, 코큐텐, α-리포산 등이 미토콘드리아를 산화 스트레스로부터 보호합니다.

4. 현대 과학의 공격적 접근: 노화와의 전면전

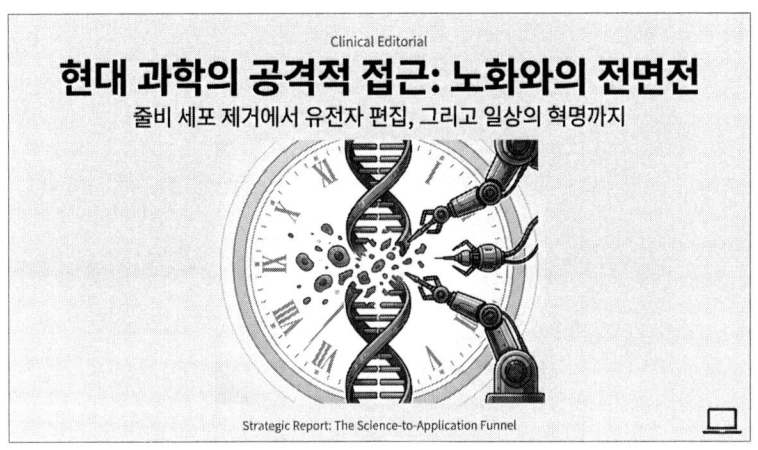

세놀리틱스: 좀비 세포 제거 약물

'선택적 암살자의 등장'이라는 제목으로 시작합니다. 2015년 제임스 커클랜드 박사팀이 개발한 세놀리틱스는 축적된 좀비 세포만을 선택적으로 제거하는 혁명적 약물입니다.

노화 세포는 정상 세포와 달리 세포 사멸에 저항하는 특성이 있습니다. 세놀리틱스는 이 '생존 경로'를 차단하여 노화 세포만 선택적으로 제거합니다.

대표적인 세놀리틱 약물로는 다사티닙(백혈병 치료제)과 쿼르세틴 (천연 플라보노이드)의 조합이 있는데, 초기 임상에서 폐섬유증 환자의 신체 기능 개선이 확인되었습니다. 피세틴은 딸기에서 추출한 천연 플라보노이드로 동물 실험에서 수명 연장과 건강 지표 개선이 확인되었습니다.

현재 다수의 임상시험이 진행 중이며, 향후 5-10년 내 일부 세놀리틱 약물이 승인될 것으로 예상됩니다. 승인된 약물이 나오기 전까지 천연 세놀리틱 성분을 식이로 보충하고, 좀비 세포 축적을 최소화하는 생활 습관이 중요합니다.

개체 병합: 젊은 피의 수수께끼

'뱀파이어 전설의 과학적 근거?'라는 제목으로 시작합니다. 유튜브에서 나온 것처럼 2005년 토마스 랜도 교수팀의 충격적 실험에서 젊은 쥐와 늙은 쥐의 혈액 순환을 연결하자, 늙은 쥐의 근육과 뇌가 회춘했습니다.

연구진들은 젊은 피 속 어떤 인자가 회춘을 유도하는지 추적했습니다. GDF11은 근육 재생과 뇌 신경세포 생성을 촉진하지만, 후속 연구에서 효과 논란이 있습니다. 옥시토신은 근육 줄기세포 재생을 촉진하는데, 흥미롭게도 사회적 유대감 호르몬이 노화 방지와 연결됩니다. TIMP2는 해마의 시냅스 가소성을 향상시켜 인지 기능을 개선합니다.

현재로서는 윤리적 문제와 효과 재현성 논란이 있어, 특정 인자를 분리하여 투여하는 방향으로 연구가 진행 중입니다. 일상에서는 운동, 사회적 교류, 충분한 수면이 이런 젊음 인자들의 자연적 분비를 촉진합니다. 특히 옥시토신은 스킨십, 깊은 대화 등으로 증가합니다.

유전자 가위(CRISPR): 생명의 편집기

'노화 프로그램을 다시 쓰다'라는 제목으로 시작합니다. 2012년 개발된 CRISPR-Cas9은 DNA를 정밀하게 편집할 수 있는 분자 가위입니다. 2020년 노벨 화학상을 수상한 이 기술은 노화 관련 유전자 교정의 가능성을 열었습니다.

2021년 중국 연구진이 프로게리아(조로증) 유발 유전자 변이를 CRISPR로 교정하여 실험동물의 수명을 30% 연장시켰습니다. 스페인 마리아 블라스코 박사팀은 CRISPR로 텔로미어를 연장하여 실험동물의 건강 수명을 늘렸습니다.

향후 10-20년 내 특정 노화 관련 질환에 CRISPR 치료가 승인될 것으로 보이지만, 일반적인 노화 방지 적용은 더 먼 미래의 일입니다.

실험실에서 일상으로

세놀리틱스, 개체 병합, 유전자 편집은 아직 대부분 실험 단계입니다. 그렇다면 지금 우리가 할 수 있는 것은 무엇일까요?

천연 세놀리틱 성분인 퀘르세틴, 피세틴 등은 이미 식이보충제로 사용 가능하며, 약한 세놀리틱 효과를 나타냅니다. AMPK 활성화는 자가포식을 촉진하여 노화 세포 축적을 줄입니다. 간헐적 단식이 대표적이지만, 최근에는 굶지 않고도 이를 달성할 수 있는 방법들이 연구되고 있습니다. NAD+ 전구체, 코큐텐, PQQ 등으로 미토콘드리아 기능을 지원할 수 있습니다.

여기서 제노바이오핏을 자연스럽게 연결합니다. 단순한 다이어트 보조제가 아니라, AMPK 활성화를 통한 세포 대사 촉진, 자가포식 유도로 노화 물질 제거, 근육은 보존하면서 지방만 선택적 감소시키는 종합적 접근법이라고 설명합니다.

임상 데이터를 제시하세요. 텔로미어 연령 평균 12년 역전(20명 대상, 6개월 복용), 체지방 감소와 동시에 근육량 유지, 아마존 글로벌 다이어트 보조제 부문 1위라는 검증된 효과 등입니다.

기존 체중 감량 약물(위고비 등)의 문제점과 대비시킵니다. 위고비는 근육 손실을 동반하고(평균 25% 이상), 섭식 억제로 인한 영양 불균형, 중단 시 심각한 요요 현상이 있습니다. 반면 스마트한 대안은 근육은 유지하고 지방만 태우는 선택적 접근, 세포 수준의 대사 개선으로 장기적 효과, 좀비 세포 증가가 아닌 감소 효과를 가져옵니다.

5. 노화의 역설과 진화론적 관점

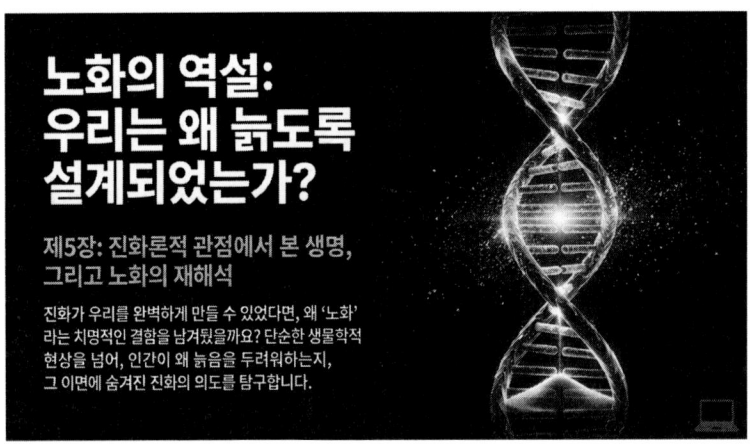

노화에 대한 막연한 두려움을 걷어내고, 인간이 노화를 두려워하는 근원적 이유와 노화가 품은 역설적 가치를 함께 탐구하며 삶의 본질에 한 걸음 더 가까이 다가갑니다.

"왜 우리는 늙도록 설계되었는가?"라는 물음에서 출발합니다. 진화가 인간을 보다 완전한 존재로 빚어낼 수 있었다면, 어째서 노화라는 균열을 그대로 남겨 두었을까요? 진화가 우리를 완벽하게 만들 수 있었다면, 왜 노화라는 결함을 남겨 두었을까요?

리처드 도킨스의 저서 『이기적 유전자』 이론에 따르면, 생명체는 유전자의 생존 기계일 뿐이고, 유전자의 목표는 다음 세대로의 복제입니다. 번식 후 개체의 생존은 유전자에게 우선순위가 낮습니다. 즉, 진화는 우리가 번식 연령까지 건강하게 사는 것에는 관심이 있지만, 그 이후의 장수에는 별 관심이 없습니다. 유전자가 새 세대로 갈아타기 위해 번식 후의 노화와 죽음을 방치하거나 유도했을 가능성을 다룹니다.

노화 세포가 무조건 해로운 것은 아니라는 점도 명시합니다. 상처 치유 과정에서 손상 부위에 일시적 노화 세포가 생성되어 회복 신호를 전달하고, 배아 발달 시 특정 시기에 노화 세포가 조직 형성을 돕습니다. 또한 손상된 세포가 계속 분열하는 것을 막아 암을 예방합니다.

문제의 핵심은 젊을 때는 면역 체계가 역할을 다한 노화 세포를 신속히 제거하지만, 나이가 들면서 이 청소 능력이 약해진다는 것입니다. 면역 체계가 이들을 제때 청소하지 못해 쌓이는 것이 문제라는 노화의 역설을 설명하면 독자의 이해도가 높아집니다.

진화가 우리에게 노화를 부여했다면, 우리는 진화의 의도를 거스를 권리가 있을까요? 철학적으로는 논쟁의 여지가 있지만, 실용적 답은 명확합니다. 우리는 건강한 삶의 질을 연장하려는 것이지 단순히 수명만 늘리려는 것이 아닙니다. 키워드는 '건강 수명'입니다. 노쇠하고 병든 상태로 오래 사는 것이 아니라, 활기차고 독립적인 삶을 더 오래 유지하는 것입니다.

'매일 아침 세포를 리셋하는 즐거움'이라는 메시지로 마무리합니다. 노화는 피할 수 없는 운명이 아닙니다. 하루하루 우리가 선택하는 식사, 운동, 수면, 스트레스 관리가 세포 수준에서 쌓여 노화 속도를 결정합니다. 죽음을 기다리는 것이 아니라, 매일 아침 세포를 리셋하고 몸을 새롭게 만드는 적극적 행위, 그것이 현대적 장수의 의미입니다.

6. 2026 최적의 무병장수 루틴

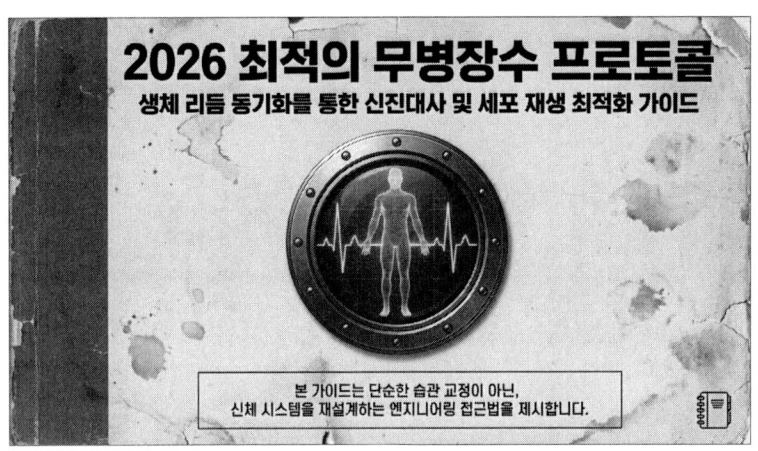

독자들이 즉시 실천할 수 있는 구체적인 일일 가이드를 제공합니다.

아침 루틴으로는 기상 직후 미지근한 물 500ml로 세포에 수분을 공급하고 신진대사를 시동합니다. 제노바이오핏 1회 복용으로 AMPK를 활성화하여 하루의 에너지 대사를 시작하고, 10분 명상이나 가벼운 스트레칭으로 코티솔을 조절합니다. 단백질 중심 아침 식사로 계란, 그릭요거트, 견과류, 베리류를 먹습니다. 오전에는 햇빛을 20-30분 노출하여 비타민D를 합성하고, 일주기 리듬을 조절합니다.

점심은 채소를 다량으로, 양질의 단백질, 복합 탄수화물을 적정량 그리고 발효 식품을 포함한 균형 잡힌 식사를 합니다. 오후에는 운동을 하는데, 월·수·금은 고강도 인터벌 20분과 근력 운동 30분, 화·목은 유산소 40분, 주말은 활동적 휴식을 취합니다.

저녁 식사는 가장 가볍게 하며, 단백질과 채소 중심으로, 복합 탄수화물은 최소화합니다. 식사 후 3시간 이후에 취침하여 소화를 완료시킵니다. 저녁 9시부터는 디지털 디톡스를 시작하여 블루라이트를 차단하고, 가벼운 독서나 스트레칭, 가족 대화를 합니다. 밤 10시 30분에는 취침하여 7-8시간 수면을 확보합니다. 수면 중 자가포식이 가장 활발히 일어납니다.

주간 루틴으로는 월 1회 혈압, 혈당, 체성분 측정으로 변화를 추적하고, 분기 1회 종합 혈액 검사로 염증 지표, 호르몬, 비타민 수치를 확인하며, 반기 1회 전문의 상담으로 개인별 맞춤 조정을 합니다. 연간으로는 텔로미어 검사로 노화 속도를 객관적으로 측정하고, 전문적 건강 검진을 받으며, 개인 건강 데이터를 분석하여 전략을 수정합니다.

에필로그:
저자의 200세 여정 - 죽음의 문턱에서 되찾은 삶

2022년 3월, 죽음을 마주하다

제 이름은 이희원입니다. 당시 64세, IT 기업의 대표를 맡고 있었습니다.

그날은 아무런 예고도 없는 평범한 월요일 아침이었습니다. 출근 준비를 하던 중 갑자기 온몸이 떨리기 시작하더니 식은땀이 쏟아졌습니다. 불안한 마음에 혈당 측정기를 꺼내 들었습니다.

공복 혈당: 504 mg/dL

정상 수치가 100 이하입니다. 저는 그 다섯 배에 달하는 수치를 눈앞에서 확인해야 했습니다.

급히 병원으로 달려갔습니다. 혈압: 158/122. 의사 선생님의 표정이 순간적으로 굳어지셨습니다.

"즉시 입원하셔야 합니다. 정밀 검진이 필요합니다."

일주일 후, 검사 결과를 받아 들었습니다.

"대장에서 1기 직전 단계의 종양이 발견되었습니다. 폐와 신장에도 혹이 확인되었고요. 전신 염증 수치가 심각한 수준입니다. 즉시 수술과 항암 치료를 시작하셔야 합니다."

그 순간, 세상이 무너지는 것 같았습니다. 64세. 아직 하고 싶은 일이 너무나 많은데. 가족들은 어떻게 되는 것인지. 회사는 누가 이끌어 가는 것인지. 머릿속이 하얗게 비어 버렸습니다.

나를 죽음으로 몰고 간 것들

돌이켜 보니, 저는 제 몸을 오랜 세월에 걸쳐 학대하고 있었습니다.

식습관부터 처참했습니다. 아침은 편의점 빵 하나에 커피 한 잔으로 때웠고, 점심은 짜장면 아니면 짬뽕을 번갈아 가며 배달시켜 먹었습니다. 저녁은 회식 자리에서 과로하고, 그마저도 없는 날에는 과자 몇 봉지로 대충 넘겼습니다. 야식으로는 라면이나 치킨이 어김없이 등장했습니다. 탄수화물 폭탄, 당 폭탄, 염증 폭탄을 매일 제 몸속으로 투하하고 있었던 것입니다.

운동은 사실상 전무했습니다. 자동차로 출퇴근하고, 엘리베이터만 이용하며, 사무실 의자에 하루 12시간 이상 앉아 있었습니다. 스트레스는 끊이지 않았습니다. 회사 경영의 압박, 거래처와의 마찰, 직원 관리의 부담까지, 매일이 전쟁터와 다름없었습니다. 수면은 4시간에서 5시간이 고작이었고, 그마저도 술을 마시고 기절하듯 잠이 드는 것이었습니다.

저는 매일 조금씩 스스로를 파괴하고 있었습니다. 그것을 깨닫지 못한 채.

나는 의사의 처방을 거부하였습니다

의사 선생님께서는 수술과 항암 치료를 강력히 권고하셨습니다.

그러나 저는 다른 길을 택하였습니다.

왜였을까요? 항암 치료의 부작용, 수술 이후 급격히 떨어질 삶의 질에 대한 두려움이 있었습니다. 그리고 그보다 더 깊은 곳에서 하나의 깨달음이 찾아왔습니다.

"이것은 내 몸이 나에게 보내는 마지막 경고다."

저는 3년짜리 프로젝트를 시작하였습니다. 프로젝트의 이름은 단 하나, '나를 살리기'였습니다.

1단계는 식습관의 완전한 재설계였습니다. 모든 가공식품을 중단했습니다. 콩, 두부, 렌틸 등 식물성 단백질을 중심으로 식단을 전환하고, 소화가 용이한 수육으로 동물성 단백질을 보충했습니다. 매 끼니마다 다섯 가지 이상의 채소를 반드시 포함하고, 정제된 탄수화물 대신 현미와 귀리, 퀴노아로 바꾸었습니다.

2단계는 운동이었으며, 이것만큼은 어떤 상황에서도 협상의 여지가 없었습니다. 주 4회 이상, 마치 중요한 약속처럼 반드시 지켰습니다. 근력 운동과 유산소 운동을 균형 있게 혼합하고, 매일 아침 30분 걷기를 하루도 빠뜨리지 않았습니다.

3단계는 스트레스 관리였습니다. 매일 아침 10분간의 명상을 시작했고, 저녁 8시 이후에는 어떤 업무도 하지 않는 원칙을 세웠습니다. 주말은 온전한 휴식에 할애했습니다.

4단계는 보완 치료였습니다. 세포 배양 치료를 받고, 면역 프로토콜 주사를 병행하였으며, AI가 설계한 맞춤형 건강기능식품을 섭취하기 시작했습니다.

그리고 운명적 만남: 제노바이오핏

2023년 말, 저는 제노시스 AI 헬스케어에서 개발한 제노바이오핏을 알게 되었습니다.

처음에는 솔직히 회의적이었습니다.

"또 하나의 다이어트 식품이겠지. 광고 문구만 요란한 그런 류의 제품이겠지.”

그러나 성분 분석 보고서를 직접 살펴보고 적잖은 충격을 받았습니다.

제노시스 연구팀은 본래 다이어트 보조제를 개발하고 있었습니다. 그런데 임상 과정에서 전혀 예상하지 못했던 발견을 하게 됩니다. 핵심 성분인 액티포닌(Actiponin)이 AMP(Adenosine Monophosphate)를 강력하게 활성화한다는 사실이었습니다.

이것이 무엇을 의미하는지 아시겠습니까? AMP 활성화는 곧 세포 에너지 대사의 혁명입니다. 그 효과는 다층적으로 나타납니다. 근육 단백질 합성이 증가하면서 근력이 상승하고, 장 운동성이 개선되면서 변비가 예방됩니다. 지방 연소가 가속화되면서 체지방이 감소하고, 포도당 흡수가 조절되면서 당이 차단됩니다. 특히 주목하셔야 할 점은 암 예방 효과입니다. 암세포는 포도당을 주된 연료로 삼아 증식합니다. 당을 차단하면 암세포를 굶기는 효과가 나타나는 것입니다.

이것은 단순한 다이어트 제품이 아니었습니다. 세포 수준에서 작동하는 본격적인 항노화 솔루션이었습니다.

1년의 기적: 텔로미어가 증명하다

2023년 11월, 제노바이오핏 복용을 시작하기 전에 텔로미어 검사를 받았습니다. 결과는 +6년. 실제 나이 64세에 생물학적 나이가 70세라는 뜻이었습니다.

“이대로라면 정말 일찍 세상을 떠나겠구나…”

깊은 절망이 밀려왔습니다.

그날부터 제노바이오핏 복용을 시작했습니다. 매일 아침과 저녁,

하루도 거르지 않았습니다. 식습관 개선과 규칙적인 운동, 스트레스 관리 그리고 제노바이오핏. 이 모든 요소가 결합되었을 때 만들어질 시너지 효과를 기대했습니다.

2024년 11월, 정확히 1년 후 다시 텔로미어 검사를 받았습니다. 결과는 -6년. 총 12년의 역전이 일어난 것입니다. +6에서 -6으로, 12년이 젊어졌습니다. 실제 나이 66세에 생물학적 나이 54세. 결과지를 손에 든 채, 저는 눈물을 흘렸습니다.

다른 지표들의 변화도 놀라웠습니다. 체지방은 복용 전 28퍼센트에서 복용 후 21퍼센트로, 7퍼센트 포인트가 감소하며 약 2.5킬로그램이 빠졌습니다. 혈당은 복용 전 공복 기준 150에서 180 사이를 오가며 혈당 조절 약물을 복용하고 있었는데, 복용 후에는 공복 혈당이 95에서 105 수준으로 안정되며 약을 중단할 수 있었습니다. 혈압은 복용 전 145/95로 역시 약물에 의존하고 있었으나, 복용 후 125/80으로 정상화되며 혈압약도 끊었습니다. 변비는 복용 전 3일에서 4일에 한 번, 고통스러운 배변이었는데, 복용 후에는 매일 아침 자연스럽게 해결되었습니다. 에너지 수준은 복용 전 오후만 되면 탈진 상태에 빠졌으나, 복용 후에는 하루 종일 넘치는 활력을 느끼며 피곤이라는 감각 자체를 잊게 되었습니다.

부작용은 어떠했을까요? 단언컨대 전혀 없었습니다. 시중에 유통되는 많은 다이어트 제품들은 심장 두근거림, 불면증, 설사, 탈수, 전해질 불균형 등의 부작용으로 악명이 높습니다. 저는 1년간 제노바이오핏을 복용하면서 단 한 번도 이러한 부작용을 경험하지 않았습니다. 오히려 수면의 질이 개선되고, 소화가 원활해지며, 피부가 좋아지고, 전반적인 컨디션이 눈에 띄게 상승했습니다. 복용하면 할수록 상태가 좋아졌습니다.

아마존 1년 연속 판매 1위의 비밀

제노바이오핏의 핵심 성분인 액티포닌(Actiponin)은 미국 아마존에서 건강기능식품 부문 1년 연속 판매 1위를 유지했습니다. 참고로 말씀드리면, 한국에서는 '제노바이오핏'이라는 이름으로, 미국 아마존에서는 '액티포닌(Actipony)'이라는 이름으로 판매되고 있습니다. 같은 성분, 같은 효과입니다.

그 비결은 무엇이었을까요? 바로 재구매율입니다. 한 번 드셔 보신 분의 85퍼센트 이상이 재구매하고 계십니다. 이유는 단순합니다. 효과가 확실하기 때문입니다. 화려한 광고나 마케팅 전략이 아니라, 실제 사용자분들의 체감 경험이 자연스러운 입소문을 만들어 냈습니다. 저 역시 그 수많은 분들 중 한 명입니다.

2025년 11월 당시, 저는 나이 68세, 생물학적 나이 48세, 신체 상태는 40대 수준입니다.

아침에 눈을 뜨면 몸이 가볍습니다. 상쾌합니다. 다가올 하루가 기대됩니다. 하루를 보내면서 회의를 열 건 연속으로 진행해도 끄떡없습니다. 오후 5시에도 아침과 동일한 에너지를 유지합니다. 저녁에 운동을 마치고 나면 지치기는커녕 오히려 기운이 솟습니다. 밤에 잠자리에 들 때면 감사한 마음이 가슴 가득 차오릅니다. 내일이 기다려집니다. 200세까지 살아갈 수 있으리라는 확신이 듭니다.

대장의 종양은 사라졌습니다. 폐와 신장의 혹은 크기가 감소하거나 소실되었습니다. 심각했던 염증 수치는 정상 범위로 돌아왔습니다.

담당 의사 선생님께서 말씀하셨습니다.

"기적입니다. 도대체 어떻게 하신 겁니까?"

저는 이렇게 대답하였습니다.

"제가 저를 살렸습니다."

당신에게 전하고 싶은 것

이 책을 읽고 계시는 여러분께 여쭙겠습니다.

혹시 여러분께서도 저처럼 건강을 방치하고 계시지는 않으십니까?

"나는 아직 괜찮아. 나는 건강해."

저도 그렇게 굳게 믿고 있었습니다. 혈당 측정기에 504라는 숫자가
뜨기 전까지는.

우리는 모두 다릅니다. 사람마다 유전자가 다르고, 체질이 다르며,
식습관이 다르고, 생활 환경이 다릅니다. 정답은 하나가 아닙니다. 저
에게 효과적이었던 것이 여러분께도 백 퍼센트 똑같이 작용하지 않을
수 있습니다.

그러나 변하지 않는 원칙은 있습니다.

"나 자신에게 얼마나 투자하고, 얼마나 정성껏 관리하느냐가 내 인
생의 미래를 결정한다."

아이러니: 우리는 무엇에 투자하는가

우리가 기꺼이 투자하는 것들을 한번 살펴보십시오. 부동산에 수억
에서 수십억 원을 씁니다. 주식에 수천만에서 수억 원을 투입합니다.
자동차에 수천만 원을 지불하고, 명품에 수백만 원을 소비합니다. 최
신 스마트폰은 매년 150만 원씩 들여 교체합니다.

그런데 우리가 좀처럼 투자하지 않는 것이 하나 있습니다. 바로 나

의 건강입니다.

건강에 월 10만 원을 쓰시는 것도 아까워합니다.

"건강기능식품? 그거 다 사기 아냐?"

"운동? 시간 없어. 바빠."

"정밀 검진? 괜히 돈만 나가."

이런 말들을 습관처럼 하고 계시지 않으십니까?

그러다가 병이 찾아오시면 어떻게 됩니까? 그때부터 필사적으로 발버둥 치게 됩니다. 병원 열 곳을 돌아다니며 검사를 받는 데 수백만 원. 수술비 수천만 원. 항암 치료에 수천만에서 수억 원. 한방 치료에 수백만 원. 대체 의학에 또 수백만 원. 살고 싶은 마음에 돈 쓸 곳을 찾아 헤매게 됩니다.

예방 vs 치료: 비용 비교

저의 3년간 예방 투자를 정리해 보겠습니다. 건강한 식단에 월 50만 원씩 36개월, 1,800만 원. 헬스장 이용에 월 10만 원씩 36개월, 360만 원. 제노바이오핏을 포함한 건강기능식품에 월 30만 원씩 36개월, 1,080만 원. 정밀 검진에 연 100만 원씩 3년, 300만 원. 세포 및 면역 치료에 총 500만 원. 합계 약 4,040만 원입니다.

만약 제가 의사 선생님의 권고대로 수술과 항암 치료를 선택했다면 어떠했을까요? 대장암 수술에 500만에서 1,000만 원. 폐와 신장 혹 제거 수술에 각각 300만에서 500만 원. 항암 치료 6개월에서 1년에 3,000만에서 1억 원. 부작용 관리 의료비에 1,000만 원. 회복 기간 동안의 소득 손실에 수천만 원. 재발 방지를 위한 지속적 치료비까지. 총비용은 최소 5,000만 원에서 2억 원 이상으로 추산됩니다.

그러나 비용보다 더 중요한 것이 있습니다. 수술과 항암 이후의 삶의 질입니다. 만성 피로에 시달리고, 면역력이 저하되며, 다양한 후유증에 고통받고, 재발에 대한 공포 속에서 살아가게 됩니다. 정상적인 생활로 복귀하기까지 1년에서 2년이라는 긴 시간이 필요합니다.

저는 지금 40대처럼 뛰어다니고 있습니다. 매일 활력이 넘칩니다. 미래가 기대됩니다. 200세를 진심으로 꿈꾸고 있습니다.

AI 시대, 당신의 선택

우리는 AI 시대에 살고 있습니다. AI는 우리에게 200세까지 건강하게 살아가실 수 있는 강력한 도구를 제공해 주고 있습니다. AI 맞춤 영양 설계, AI 운동 코칭, AI 건강 모니터링, AI 질병 예측 그리고 제노바이오핏과 같은 AI 기반 건강기능식품이 그것입니다.

그러나 AI가 여러분을 대신하여 건강하게 만들어 주지는 않습니다. 결국 실행은 여러분의 몫입니다.

세 가지 질문을 드리겠습니다.

질문 하나, 여러분께서는 몇 세까지 살고 싶으십니까? 그냥 살아가는 것이 아닙니다. 건강하게, 활력 있게, 행복하게 사는 것입니다.

질문 둘, 여러분께서는 지금 이 순간, 그 목표를 향해 가고 계십니까? 현재의 식습관으로, 현재의 운동 습관으로, 현재의 스트레스 관리 방식으로 과연 가능하겠습니까?

질문 셋, 여러분께서는 오늘 무엇을 하실 것입니까? 내일부터 하시겠습니까? 다음 주부터 시작하시겠습니까? 언젠가 하시겠습니까? 아니면 오늘, 지금, 바로 이 순간부터 시작하시겠습니까?

제노바이오핏: 제가 추천드리는 이유

저는 제노시스 AI 헬스케어의 직원도 아니고, 관계자도 아닙니다. 단지 한 명의 사용자일 뿐입니다.

그런데 왜 이토록 강력하게 추천드리는 것일까요?

첫째, 과학에 기반하고 있기 때문입니다. 명확한 액티포닌 AMP 활성화 메커니즘이 규명되어 있고, 임상 데이터를 보유하고 있으며, 각 성분 간의 시너지 효과가 체계적으로 설계되어 있습니다.

둘째, 실제 효과를 몸소 체험했기 때문입니다. 제 텔로미어 12년 역전, 체지방 2.5킬로그램 감소, 혈당과 혈압의 정상화 그리고 40대 수준으로 회복된 에너지가 그 증거입니다.

셋째, 안전성이 확인되었기 때문입니다. 1년간 부작용이 단 한 건도 없었고, 자연 성분에 기반하고 있으며, 장기 복용이 가능합니다.

넷째, 전 세계적으로 검증이 이루어졌기 때문입니다. 미국 아마존에서 액티포닌(Actipony)이라는 이름으로 1년 연속 판매 1위를 기록했으며, 재구매율 85퍼센트 이상, 수만 명의 실제 사용 후기가 이를 뒷받침하고 있습니다.

그러나 반드시 명심해 주십시오. 제노바이오핏은 마법의 알약이 아닙니다. 이것만 드시고 치킨을 드시며 소파에 누워 계시면 효과를 기대하기 어렵습니다.

제노바이오핏은 여러분의 노력을 몇 배로 증폭시켜 드리는 촉매입니다. 건강한 식습관에 제노바이오핏을 더하시면 시너지가 만들어지고, 규칙적인 운동에 제노바이오핏을 더하시면 효과가 가속화되며, 스트레스 관리에 제노바이오핏을 더하시면 전체적인 최적화가 이루어집니다.

저의 현재 루틴(2026년)

아침 6시에 기상하여 미지근한 물 500밀리리터를 마십니다. 제노바이오핏을 1회 복용하고, 30분간 걷기 또는 가벼운 조깅을 합니다.

아침 7시에 아침 식사를 합니다. 귀리에 베리류와 견과류, 그릭요거트를 곁들이고, 오메가3와 비타민D를 보충합니다.

낮 12시에 점심을 먹습니다. 채소 위주의 식단에 양질의 단백질을 함께 섭취하고, 식후 10분간 가볍게 걷습니다.

오후 6시에 저녁을 가볍게 먹고, 제노바이오핏을 1회 복용합니다.

저녁 7시에는 운동을 합니다. 주 4회, 근력 운동과 유산소 운동을 병행합니다.

밤 10시에 10분간 명상을 하고, 감사 일기를 쓴 뒤 잠자리에 듭니다.

주말에는 산이나 숲, 바다 등 자연 속에서 3시간을 보내며, 디지털 기기로부터 완전히 벗어나는 디톡스 시간을 가집니다.

마지막으로

이 책을 끝까지 읽어 주신 여러분께 간곡히 부탁드립니다.

오늘부터 시작해 주십시오.

작은 것부터 시작하면 됩니다. 오늘 저녁 채소 한 접시를 더 드시는 것, 오늘 밤 30분만 더 일찍 주무시는 것, 오늘 엘리베이터 대신 계단을 걸으시는 것, 오늘 하루 물 2리터를 마시는 것. 이 작은 실천 하나가 200년의 첫걸음이 됩니다.

그리고 스스로에게 투자해 주십시오. 좋은 음식을 드시고, 규칙적으로 운동하시며, 스트레스를 관리하시고, 제노바이오핏과 같은 검증된 건강기능식품을 섭취해 주십시오.

여러분의 몸은 평생 여러분과 함께할 유일한 집입니다. 부동산은 팔 수 있습니다. 주식은 갈아탈 수 있습니다. 자동차는 새로 구입할 수 있습니다. 그러나 몸은 단 하나뿐입니다. 교체가 불가능합니다. 평생을 함께해야 할 동반자입니다.

3년 전 스스로에게 던졌던 질문이 있었습니다.

"200세까지 산다면, 그것은 축복일까, 저주일까?"

지금 저의 대답은 이것입니다.

"건강하게 200세를 살아간다면, 그것은 우주가 우리에게 주는 가장 큰 선물입니다."

저는 이제 66세입니다. 앞으로 134년이 남아 있습니다. 그 134년을 활력 있게, 의미 있게, 사랑하는 사람들과 함께, 끊임없이 새로운 것을 배우며, 세상에 기여하며, 매일 웃으며 살아갈 것입니다.

여러분께서도 그리하실 수 있습니다. 여러분께서도 그리하셔야 합니다. 여러분께서도 반드시 그렇게 되실 것입니다.

200세에서 만나요

이 책의 마지막 장을 덮으시는 여러분. 여러분의 여정이 오늘부터 시작되기를 진심으로 바랍니다.

134년 후, 200세가 된 저와 200세가 되신 여러분께서 만나는 날을 상상해 봅니다. 우리는 함께 미소를 나누며 이렇게 말할 것입니다.

"우리, 정말 잘 살아왔네요."

"건강은 선택입니다. 매일, 매 순간의 선택이 여러분의 200년을 만들어 갑니다."

이희원, 68세, 생물학적 나이 54세.

여러분의 200세 여정에 행운이 함께하기를 빕니다. 그리고 꼭 기억해 주십시오. 가장 좋은 시작 시점은 바로 지금, 이 순간입니다.

부록:
운동 없이도 AMPK 스위치를 활성화시키는
제노바이오핏

AMPK: 세포의 대사 마스터 스위치

AMPK(AMP-activated protein kinase)는 우리 몸의 에너지 대사를 조절하는 핵심 효소입니다. 이것을 '대사의 마스터 스위치'라고 부르는 이유는 활성화되면 지방 연소를 촉진하고, 혈당을 조절하며, 세포 노화를 늦추는 등 다양한 긍정적 효과를 내기 때문입니다.

전통적으로 AMPK를 활성화하는 방법은 운동과 칼로리 제한이었습니다. 격렬한 운동을 하거나 음식 섭취를 줄이면 세포의 에너지가 부족해지고, 이때 AMPK가 활성화되어 지방을 분해하여 에너지를 만들어 냅니다. 이것이 운동과 단식이 다이어트에 효과적인 생화학적 이유입니다.

하지만 모든 사람이 격렬한 운동을 할 수 있는 것은 아닙니다. 관절 문제, 시간 부족, 체력 저하 등 다양한 이유로 운동이 어려운 분들도 많습니다.

제노바이오핏: 자연 유래 AMPK 활성화제

제노바이오핏은 운동 없이도 AMPK를 활성화할 수 있도록 설계된 혁신적인 건강기능식품입니다. 주요 성분으로는 베르베린, 케르세틴, 레스베라트롤 등 자연에서 추출한 식물성 화합물들이 포함되어 있습니다.

베르베린은 황련과 같은 약용 식물에서 추출되며, 수천 년간 전통 의학에서 사용되어 왔습니다. 현대 연구에서 베르베린은 메트포르민 (당뇨병 치료제)과 유사한 방식으로 AMPK를 활성화하여 혈당을 낮추고 지방 대사를 개선하는 것으로 밝혀졌습니다.

케르세틴은 양파, 사과, 녹차 등에 함유된 플라보노이드로, 강력한 항산화 효과와 함께 AMPK 활성화를 통해 미토콘드리아 기능을 향상 시킵니다. 이것은 세포의 에너지 공장인 미토콘드리아를 최적화하여 더 효율적인 지방 연소를 가능하게 합니다.

레스베라트롤은 포도 껍질에 풍부한 폴리페놀로, 장수 유전자로 알려진 시르투인(Sirtuin)을 활성화하면서 동시에 AMPK 경로도 자극합니다. 이 이중 작용은 체중 감량뿐 아니라 전반적인 건강 수명 연장에도 기여합니다.

제노바이오핏의 작용 원리

제노바이오핏을 복용하면 이러한 활성 성분들이 체내에 흡수되어 AMPK를 활성화합니다. 마치 운동을 한 것처럼 세포는 '에너지가 필요하다'는 신호를 받게 되고, 저장된 지방을 분해하여 에너지로 전환하기 시작합니다.

구체적으로는,
- 간에서 포도당 생성을 억제하여 혈당 수치를 안정화
- 근육 세포의 포도당 흡수를 증가시켜 인슐린 감수성 개선
- 지방 조직에서 지방 분해(lipolysis)를 촉진
- 새로운 지방 합성(lipogenesis)을 억제

- 미토콘드리아 생성(mitochondrial biogenesis)을 자극하여 대사율 향상

사용 방법과 기대 효과

제노바이오핏은 하루 2회, 식사 30분 전에 복용하는 것이 권장됩니다. 공복 상태에서 복용하면 흡수율이 높아지고, 식사 전 복용은 식후 혈당 상승을 완화하는 데 도움이 됩니다.

대부분의 사용자들은 4주 정도부터 체중 감소, 에너지 증가, 식욕 조절 개선 등의 효과를 경험합니다. 특히 복부 지방 감소가 눈에 띄게 나타나는 경우가 많습니다.

주의 사항

제노바이오핏은 건강기능식품이지 의약품이 아닙니다. 심각한 질병이 있거나 약물을 복용 중인 경우, 특히 혈당 강하제나 혈압약을 복용 중이라면 반드시 의사와 상담 후 사용해야 합니다.

또한 건강기능식품은 건강한 식단과 생활 습관을 대체하는 것이 아니라 보완하는 것입니다. 최상의 결과를 위해서는 균형 잡힌 영양 섭취와 함께 가능한 범위 내에서 신체 활동을 병행하는 것이 좋습니다.

제노바이오핏은 운동이 어려운 분들에게 대사 건강을 개선하고 체중 관리를 지원하는 과학적 솔루션을 제공합니다. 200세 건강 장수를 위한 여정에서, 이러한 혁신적인 도구들을 현명하게 활용하는 것도 중요한 전략입니다.

매일 섭취해야 할 핵심 장수 식품

200세 건강 장수를 위해서는 올바른 음식 선택이 필수적입니다. 다음은 과학적 연구를 통해 수명 연장과 건강 증진 효과가 입증된 식품들입니다.

채소류

십자화과 채소(브로콜리, 케일, 양배추, 콜리플라워)는 설포라판이라는 강력한 항산화 물질을 함유하여 암 예방과 해독 작용을 돕습니다. 매일 1-2컵 섭취를 권장합니다.

잎채소(시금치, 근대, 루콜라, 상추)는 엽산, 비타민 K, 마그네슘이 풍부하여 뇌 건강과 혈관 건강에 탁월합니다. 하루 2-3컵의 생잎채소 또는 1컵의 조리한 잎채소를 섭취하세요.

마늘과 양파는 알리신 성분이 혈압을 낮추고, 면역 체계를 강화하며, 항암 효과를 나타냅니다. 매일 마늘 1-2쪽 또는 양파 반개 이상을 음식에 활용하세요.

과일류

베리류(블루베리, 라즈베리, 딸기, 아사이베리)는 안토시아닌이 풍부하여 뇌 기능을 보호하고 산화 스트레스를 줄입니다. 매일 1컵 정도 섭취하세요.

석류는 폴리페놀 함량이 매우 높아 심혈관 건강과 항염증 효과가 뛰어납니다. 석류 주스 1/2컵 또는 석류씨 1/4컵이 적당합니다.

아보카도는 건강한 단일불포화지방산과 비타민 E가 풍부하여 뇌 건강과 피부 건강에 좋습니다. 하루 반 개 정도가 이상적입니다.

견과류와 씨앗류

호두는 오메가3 지방산이 풍부하여 뇌 건강과 심장 건강을 동시에 지킵니다. 하루 한 줌(약 30g)이 적당합니다.

아몬드는 비타민E와 마그네슘이 풍부하여 혈당 조절과 콜레스테롤 개선에 도움이 됩니다. 하루 20-25알 정도 섭취하세요.

치아씨드와 아마씨는 오메가3와 섬유질이 매우 풍부합니다. 하루 1-2 테이블스푼을 스무디나 요거트에 섞어 드세요.

단백질 공급원

지방이 많은 생선(연어, 고등어, 정어리, 멸치)은 오메가3 DHA와 EPA가 풍부하여 뇌 건강과 염증 감소에 탁월합니다. 일주일에 2-3회, 1회 100-150g 섭취를 권장합니다.

콩류(검은콩, 병아리콩, 렌틸콩)는 식물성 단백질과 섬유질이 풍부하며 혈당을 안정화시킵니다. 매일 1/2-1컵 섭취하세요.

그릭요거트는 프로바이오틱스가 장 건강을 개선하고 단백질 공급원으로 우수합니다. 하루 1컵, 무가당 제품을 선택하세요.

곡물류

귀리는 베타글루칸 섬유질이 콜레스테롤을 낮추고 혈당을 안정화시킵니다. 아침 식사로 1컵 정도가 적당합니다.

퀴노아는 완전 단백질 공급원이며 미네랄이 풍부합니다. 일주일에 3-4회, 1회 1/2-1컵 섭취하세요.

현미는 백미보다 섬유질과 영양소가 훨씬 풍부합니다. 하루 1-2공기를 다른 곡물과 혼합하여 드세요.

음료류

녹차는 카테킨과 EGCG가 강력한 항산화 작용을 하며 대사를 촉진합니다. 하루 2-3컵이 이상적입니다.

커피(적당량)는 폴리페놀이 풍부하여 신경 보호 효과가 있습니다. 하루 1-3잔, 오후 2시 이전에 마시세요.

물은 모든 세포 기능의 기본입니다. 체중(kg)×30ml를 기준으로 하루 2-3리터를 마시세요.

향신료와 허브

강황은 커큐민 성분이 강력한 항염증 효과를 나타냅니다. 하루 1/2-1 티스푼을 음식에 추가하세요. 후추와 함께 섭취하면 흡수율이 높아집니다.

생강은 소화 촉진과 항염증 효과가 있습니다. 신선한 생강 1-2cm 조각 또는 분말 1/2 티스푼을 차나 요리에 활용하세요.

시나몬은 혈당 조절에 도움을 줍니다. 하루 1/2-1 티스푼을 오트밀이나 스무디에 추가하세요.

발효 식품

김치와 사우어크라우트는 프로바이오틱스가 풍부하여 장 건강을 개선합니다. 매일 1/4-1/2컵 섭취하세요.

낫토는 비타민 K2가 풍부하여 뼈 건강과 심혈관 건강에 좋습니다. 일주일에 2-3회 섭취를 권장합니다.

피해야 할 식품

반대로 수명을 단축시키는 식품들도 있습니다.

- 가공육(햄, 소시지, 베이컨)
- 정제 설탕과 첨가당이 많은 식품
- 트랜스 지방(마가린, 쇼트닝)
- 초가공 식품(인스턴트, 과자)
- 과도한 알코올

실천 팁

다양성이 핵심입니다. 매주 30가지 이상의 다른 식물성 식품을 섭취하는 것을 목표로 하세요. 이것이 장내 미생물 다양성을 높이고 전반적인 건강을 개선합니다.

색깔로 먹으세요. 빨강, 주황, 노랑, 초록, 보라 등 다양한 색의 채소와 과일을 매일 섭취하면 각각 다른 파이토케미컬의 혜택을 받을 수 있습니다.

유기농을 우선하세요. 특히 '더티 더즌(Dirty Dozen)'으로 알려진 농약 잔류가 많은 식품(딸기, 시금치, 케일 등)은 가능한 한 유기농을 선택하세요.

이 장수 식품 리스트를 일상에 통합하면, 200세 건강 장수를 위한 영양 기반을 마련할 수 있습니다.

200세를 위한 평생 운동 프로그램

운동은 장수를 위한 가장 강력한 단일 개입입니다. 다음은 연령대별, 목적별로 설계된 실천 가능한 운동 루틴입니다.

기본 원칙: 4가지 운동 유형의 균형

유산소 운동: 심폐 건강과 지구력 근력 운동: 근육량과 골밀도 유지 유연성 운동: 관절 가동 범위와 부상 예방 균형 운동: 낙상 방지와 신경근 조정력

주간 운동 스케줄(40-60대)

월요일: 전신 근력 운동(45분)

- 워밍업: 5분 가벼운 걷기
- 스쿼트: 3세트×12회
- 푸시업(또는 무릎 푸시업): 3세트×10-15회
- 데드리프트 (덤벨 또는 케틀벨): 3세트×10회
- 플랭크: 3세트×30-60초
- 런지: 각 다리 3세트×10회
- 쿨다운: 5분 스트레칭

화요일: 중강도 유산소(30-40분)

- 빠른 걷기, 조깅, 자전거, 수영 중 선택

- 목표 심박수: 최대 심박수의 60-75%

- 최대 심박수 계산: 220-나이

수요일: 요가 또는 필라테스(45분)

- 유연성과 코어 강화에 집중

- 호흡과 마음챙김 통합

- 온라인 클래스 또는 스튜디오 참여

목요일: 상체 근력+코어(40분)

- 덤벨 숄더 프레스: 3세트×12회

- 로우(등 운동): 3세트×12회

- 바이셉 컬: 3세트×12회

- 트라이셉 딥스: 3세트×10회

- 러시안 트위스트: 3세트×20회(각 방향 10회)

- 버드독: 3세트×각 방향 10회

금요일: 인터벌 트레이닝(25분)

- 워밍업: 5분

- 고강도 1분+저강도 2분을 5-6회 반복

- 예: 빠른 달리기/걷기, 자전거 스프린트/천천히

- 쿨다운: 5분

토요일: 하체 근력+균형(40분)

- 싱글 레그 스쿼트: 각 다리 3세트×8회

- 스텝업: 각 다리 3세트×10회

- 카프 레이즈: 3세트×15회

- 한 발로 서기: 각 발 3세트×30-60초

- 사이드 레그 레이즈: 각 다리 3세트×15회

일요일: 액티브 회복(30-60분)

- 가벼운 산책, 느린 수영, 부드러운 요가

- 또는 완전 휴식(몸의 신호에 따라)

주간 운동 스케줄(60-80대)

월/수/금: 기능적 근력 운동(30분)

- 의자에서 일어서기: 3세트×10회

- 벽 푸시업: 3세트×10회

- 가벼운 덤벨 들기: 3세트×12회

- 의자 잡고 스쿼트: 3세트×10회

- 앉아서 다리 들기: 3세트×10회

화/목/토: 걷기+균형(25분)

- 15-20분 편안한 속도로 걷기

- 5-10분 균형 운동 (한 발 서기, 뒤꿈치-발끝 걷기)

매일: 스트레칭(10분)

- 아침이나 저녁, 편한 시간에

- 목, 어깨, 허리, 다리 주요 근육군 스트레칭

주간 운동 스케줄(80세 이상)

매일: 간단한 움직임(총 20-30분)

- 아침 침대 운동: 5분(누워서 팔다리 움직이기)
- 의자 운동: 10분(앉아서 팔 들기, 다리 들기)
- 실내 걷기: 10분(보행기 사용 가능)
- 균형 연습: 5분(의자나 벽 잡고)

주 3회: 가벼운 저항 운동

- 탄력 밴드나 매우 가벼운 덤벨 사용
- 각 운동 1-2세트, 8-10회

운동 강도 조절 가이드

너무 쉬운 신호

- 운동 중 노래를 부를 수 있음
- 전혀 땀이 나지 않음
- 운동 후 전혀 피로하지 않음 → 강도를 높이세요

적절한 강도 신호

- 대화는 가능하지만 노래는 어려움
- 가볍게 땀이 남
- 운동 후 기분 좋은 피로감 → 현재 강도를 유지하세요

너무 힘든 신호

- 대화가 불가능함

- 심하게 숨이 참
- 다음 날까지 극심한 통증 → 강도를 낮추세요

안전 수칙

운동 전 확인 사항

- 충분한 수분 섭취
- 최소 1-2시간 전 가벼운 식사
- 적절한 운동복과 신발 착용
- 만성 질환이 있다면 의사와 상담

운동 중 주의 사항

- 통증이 있으면 즉시 중단
- 호흡을 멈추지 말고 자연스럽게
- 갑작스러운 움직임 피하기
- 현기증이나 가슴 통증 시 즉시 멈추고 휴식

운동 후 관리

- 5-10분 쿨다운과 스트레칭
- 30분 이내 단백질 섭취(예: 그릭요거트, 견과류)
- 충분한 수면으로 회복

진행과 적응

4주마다 평가

- 현재 루틴이 너무 쉬워졌다면 강도 증가

- 반복 횟수를 늘리거나 무게를 추가
- 새로운 운동 동작을 추가

몸의 신호 듣기

- 지속적인 통증이 있다면 휴식
- 피로가 누적되면 강도 조절
- 병후나 부상 후에는 천천히 재시작

장기적 관점

- 완벽함보다 일관성이 중요
- 하루 쉬어도 괜찮음, 다음 날 재개
- 평생 지속 가능한 루틴 구축

동기 부여 팁

목표 설정

- 단기 목표: 4주 후 플랭크 10초 더 버티기
- 중기 목표: 3개월 후 5kg 더 무거운 덤벨 사용
- 장기 목표: 1년 후 10km 걷기 완주

진행 기록

- 운동 일지 작성(종이나 앱)
- 매월 사진 촬영으로 변화 확인
- 체력 측정(얼마나 오래 플랭크를 버티는지 등)

사회적 지원

- 운동 친구 만들기
- 온라인 커뮤니티 가입
- 가족과 함께 운동하기

이 운동 루틴은 당신의 200세 여정을 지탱할 강력한 기반을 만들어 줍니다. 오늘부터 시작하세요. 완벽하지 않아도 괜찮습니다. 시작하는 것, 그리고 계속하는 것이 가장 중요합니다.

건강 추적 체크리스트

200세 장수를 위한 일일/주간/월간 체크리스트

건강은 측정할 수 있을 때 관리할 수 있습니다. 다음은 당신의 건강을 체계적으로 추적하고 최적화하기 위한 실용적 체크리스트입니다.

매일 체크리스트

아침 루틴(기상 후 30분 이내)

☐ 체중 측정(같은 시간, 화장실 다녀온 후) ☐ 심박 변이도(HRV) 측정(웨어러블 기기 사용) ☐ 수면 품질 기록(총시간, 깊은 수면, 중간 각성 횟수) ☐ 기상 시 컨디션 평가(1-10점 척도) ☐ 물 500ml 마시기

영양 체크

□ 아침 식사: 단백질 포함 여부 □ 점심 식사: 채소 2컵 이상 섭취 □ 저녁 식사: 오후 8시 전 완료 □ 총 물 섭취량: 2-3리터 □ 보충제 복용(비타민D, 오메가3, 멀티비타민 등) □ 카페인 섭취: 오후 2시 이전 제한 □ 알코올: 하루 1잔 이하 또는 금주 □ 가공식품/설탕 섭취 최소화

신체 활동

□ 운동 완료(유형과 시간 기록) □ 걸음 수: 최소 7,000-10,000보 □ 30분 이상 앉아 있지 않기(매 30분마다 일어나 스트레칭) □ 자세 점검(어깨 펴기, 턱 당기기)

정신 건강

□ 명상 또는 호흡 운동: 최소 5-10분 □ 감사 일기: 3가지 적기 □ 스크린 타임 제한(특히 취침 2시간 전) □ 긍정적 사회적 상호 작용 최소 1회

저녁 루틴(취침 전)

□ 마지막 식사 후 3시간 경과 확인 □ 전자 기기 끄기(취침 1시간 전) □ 침실 온도 조절(18-20도) □ 취침 시간 일관성 유지(±30분 이내) □ 내일 계획 간단히 정리

주간 체크리스트

일요일: 주간 리뷰 및 계획

□ 지난주 체중 변화 확인(평균값) □ 운동 목표 달성 여부(주 150분 이상) □ 영양 목표 달성률(채소, 단백질, 물) □ 수면 패턴 분석(평균 수면 시간, 질) □ 스트레스 수준 평가(1-10점) □ 다음 주 식단 계획 및 장보기 리스트 □ 다음 주 운동 스케줄 설정 □ 사회적 활동 계획(친구/가족 만남)

체력 테스트(격주)

□ 플랭크 버티기 시간 측정 □ 푸시업 최대 개수 □ 1분간 스쿼트 개수 □ 한 발로 서기(눈 감고) 시간 □ 유연성 테스트(앉아서 발 끝 닿기)

월간 체크리스트

신체 측정(매월 1일)

□ 체중 및 체지방률 □ 허리둘레, 엉덩이 둘레, 허벅지 둘레 □ 혈압 측정(아침, 저녁 각 3회 평균) □ 안정 시 심박수 □ 전신사진 촬영(진행 상황 기록)

건강 마커 점검

□ 에너지 수준 평가(지난달 대비) □ 소화 건강(변 상태, 복부 불편감) □ 피부 상태(발진, 건조함, 노화 징후) □ 관절 통증 또는 뻣뻣함 여부 □ 기억력 및 집중력 자가 평가 □ 기분 및 정서 상태

생활 습관 감사

☐ 평균 수면 시간 및 질(지난 30일) ☐ 운동 일수 및 총시간 ☐ 음주 빈도 및 양 ☐ 흡연 또는 기타 유해 습관 여부 ☐ 스크린 타임 (하루 평균) ☐ 사회적 교류 빈도

목표 설정 및 조정

☐ 지난달 목표 달성 여부 평가 ☐ 새로운 월간 목표 3가지 설정 ☐ 필요시 운동 루틴 조정 ☐ 필요시 식단 계획 수정 ☐ 새로운 건강 습관 추가 계획

분기별 체크리스트(3개월마다)

전문 검진 및 테스트

☐ 혈액 검사(기본 건강 패널)

- 공복 혈당, HbA1c
- 총콜레스테롤, LDL, HDL, 중성지방
- 간 기능(AST, ALT)
- 신장 기능(크레아티닌, BUN)
- 갑상선 기능(TSH)
- 비타민D 수치

염증 지표(CRP)

☐ 생물학적 나이 평가(가능한 경우) ☐ 체성분 분석(DEXA 스캔 또는 InBody) ☐ 심혈관 건강 검진(심전도, 혈압 모니터링) ☐ 치과 검진 및 스케일링 ☐ 안과 검진(40세 이상) ☐ 피부과 검진(피부암 스크리닝)

라이프스타일 심층 분석

□ 스트레스 원인 파악 및 대처 전략 수립 □ 인간관계 만족도 평가 □ 커리어/은퇴 계획 검토 □ 재정 건강 점검 □ 주거 환경 개선 필요 사항 확인

연간 체크리스트

종합 건강 검진

□ 전체 신체 검사(의사 상담 포함) □ 암 스크리닝(연령 및 위험도에 따라)

- 대장 내시경(50세 이상)
- 유방 촬영(여성 40세 이상)
- 자궁경부암 검사(여성)
- 전립선 검사(남성 50세 이상) □ 골밀도 검사(여성 65세 이상, 남성 70세 이상) □ 심장 초음파 또는 운동 부하 검사(고위험군) □ 뇌 건강 평가(인지 기능 테스트)

유전자 및 고급 검사(선택)

□ 전장 유전체 시퀀싱(처음 1회) □ 텔로미어 길이 측정 □ 장내 미생물 분석 □ 영양소 결핍 종합 검사 □ 호르몬 패널(성호르몬, 코르티솔 등) □ 중금속 독성 검사

연간 목표 설정

□ 지난 1년 건강 여정 회고 □ 주요 성취와 개선 영역 파악 □ 내년 3대 건강 목표 설정 □ 필요시 전문가 도움 계획(영양사, 트레이

너, 코치) □ 새로운 건강 기술이나 웨어러블 도입 검토

추적 도구 활용
디지털 도구

- 웨어러블: 오라 링, 애플 워치, 핏빗
- 앱: MyFitnessPal(영양), Strong(운동), Sleep Cycle(수면)
- 스프레드시트: 구글 시트나 엑셀로 커스텀 추적

아날로그 도구

- 건강 일지: 매일 간단한 메모
- 체크리스트 프린트: 벽에 붙여 시각적 리마인더
- 달력 표시: 운동한 날 체크

실천 팁

- 습관화가 핵심: 완벽을 추구하지 말고, 80% 일관성을 목표로 하세요.
- 데이터 해석: 단기 변동에 집착하지 말고 장기 추세를 보세요.
- 맞춤화: 이 리스트를 당신의 상황에 맞게 조정하세요. 모든 항목이 모두에게 필요한 것은 아닙니다.
- 전문가 활용: 의문점이나 이상 징후가 있으면 주저 없이 의료 전문가와 상담하세요.

건강 추적은 당신의 200세 여정을 위한 나침반입니다. 꾸준히 기록하고, 패턴을 발견하며, 지속적으로 개선하세요.

〈제노시스AI헬스케어〉 사용자

제노바이오핏 200세 프로젝트 실천가

2026년 3월, 서울에서

저자 이희원

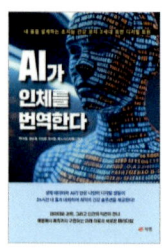

AI가 인체를 번역한다

박상철, 권순용, 이희원, 강시철, 제노시스AI헬스케어 | 18,000원 | 308쪽 | 북랩

생체 데이터와 AI가 만든 나만의 디지털 쌍둥이
24시간 내 몸과 대화하며 최적의 건강 솔루션을 제공한다!

데이터와 과학, 그리고 인간의 직관이 만나
예방에서 예측까지 구현하는 미래 의료의 새로운 패러다임

질병을 치료하는 시대가 끝나고
예방하고 예측하는 미래 의료의 문이 열렸다!

국내 최고 의료진과 AI 헬스케어 연구진이 제시하는
초지능 건강 코치 'HDT '의 모든 것

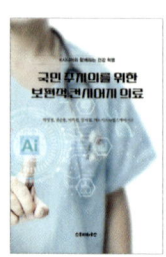

국민 주치의를 위한 보편적 컨시어지 의료

박상철, 권순용, 이희원, 강시철, 제노시스AI헬스케어 저자(글) | 19,800원 | 416쪽 | 스토리하우스

죄의 자리에서 구원의 자리로, 회개의 눈물에서 은혜의 빛으로, 믿음의 길은 언제나 낮은 곳에서 시작된다!
낮은 곳의 슬픔을 안고, 하늘의 문을 향해 걷는 이들을 위한 따뜻한 묵상